Ⅰ 救急医療と精神障害	
Ⅱ 救急医療における精神科必須薬 10	A 総論
	B 各論
Ⅲ 救急外来編 マスト 30	A 精神症状編
	B 中枢神経症状編
	C 腹部症状編
	D 呼吸・循環器系症状編
	E その他
Ⅳ 救急病棟編 マスト 10	A 精神障害編
	B 副作用編
Ⅴ 救急医療における精神障害 Q & A	

JN278134

精神障害のある救急患者対応マニュアル

必須薬10と治療パターン40

監修 宮岡 等 北里大学教授・精神科学
執筆 上條吉人 北里大学講師・救命救急医学

医学書院

【監修者紹介】
宮岡　等(みやおか・ひとし)
北里大学医学部精神科学主任教授。1974年に土佐高校(高知県)，1981年に慶應義塾大学医学部，1988年に同大学院博士課程を卒業し，東京都済生会中央病院精神神経科，昭和大学医学部精神科講師，助教授を経て1999年5月より現職。2006年4月より北里大学東病院副院長を兼務。著書に『内科医のための精神症状の見方と対応』(医学書院，1995)，『よくわかるうつ病のすべて─早期発見から治療まで─』(共編著，永井書店，2003)，『精神科必須薬をさぐる』(編著，中外医学社，2004)など。

【著者紹介】
上條吉人(かみじょう・よしと)
北里大学教授・救命救急医学(北里大学メディカルセンター)。精神科をサブスペシャリティとする救急医(日本救急医学会指導医，日本総合病院精神医学会指導医，精神保健指定医)。1982年東京工業大学理学部化学科卒，1988年東京医科歯科大学医学部卒。精神科医としての研鑽を積んだ後に1992年より北里大学医学部救命救急医学講座に所属，現在に至る。仕事の後はフットサルやテニスで汗を流し，週末は毒のある生物を求めて，沖釣り，キノコ狩り，山菜狩りなどのアウトドアに興じている。著書に『臨床中毒学』(医学書院，2009)，『急性中毒診療レジデントマニュアル』第2版(医学書院，2012)。

精神障害のある救急患者対応マニュアル

発　行	2007年 8月15日	第1版第1刷©
	2015年12月15日	第1版第6刷
監　修	宮岡　等	
執　筆	上條吉人	
発行者	株式会社　医学書院	
	代表取締役　金原　優	
	〒113-8719　東京都文京区本郷1-28-23	
	電話　03-3817-5600(社内案内)	
印刷/製本	大日本法令印刷	

本書の複製権・翻訳権・上映権・譲渡権・公衆送信権(送信可能化権を含む)は㈱医学書院が保有します．

ISBN978-4-260-00496-1

本書を無断で複製する行為(複写，スキャン，デジタルデータ化など)は，「私的使用のための複製」など著作権法上の限られた例外を除き禁じられています．大学，病院，診療所，企業などにおいて，業務上使用する目的(診療，研究活動を含む)で上記の行為を行うことは，その使用範囲が内部的であっても，私的使用には該当せず，違法です．また私的使用に該当する場合であっても，代行業者等の第三者に依頼して上記の行為を行うことは違法となります．

JCOPY 〈出版者著作権管理機構　委託出版物〉
本書の無断複製は著作権法上での例外を除き禁じられています．複製される場合は，そのつど事前に，出版者著作権管理機構(電話 03-3513-6969，FAX 03-3513-6979，info@jcopy.or.jp)の許諾を得てください．

監修にあたって

　北里大学病院救命救急センターは，大学病院としては比較的大きな規模の精神科病棟(129床)を有する北里大学東病院から，700メートルの距離にあります。救命救急センターと精神科は，身体疾患の治療を終えた後に精神面の治療が必要な患者さんへの対応や精神科で治療中の方の身体合併症などで，密接な連携があります。精神保健指定医の資格を持ち，精神科医から救急医に転身するというユニークな経歴を歩んだ上條吉人氏は，救命救急センターと精神科の診療における連携の中心的な存在となっています。

　救命救急センターをローテートした研修医はとても満足して戻ってきます。第1の理由は，上條氏という精神医学のわかる救急医がいることです。彼は，救命救急センターで自らの得意とする急性中毒や外傷など，幅広い救急疾患の初期治療から経皮的心肺補助装置や急性血液浄化法などによる集中治療の指揮まで執っています。同時に精神科からの研修医に対しては，最終的に「精神科医になる医師に必要な救命救急医学」という視点を持って教えてくれています。第2に，救命救急センターでは自殺をはじめとして，精神疾患や向精神薬が関係した急性中毒，水中毒，けいれん，呼吸循環器系疾患などが少なくありません。このような精神疾患が関係する病態に対して戸惑ったり，何か一般の医療に比べて治療意欲が弱いようにすらみえる救急医に出会うことは少なくありません。しかし上條氏が治療に加わると，彼の人柄，精神疾患患者に対する意識，そして精神医学に関する豊富な知識によって，救急医の戸惑いや偏見が一掃されるようです。

　本書は，救命救急医学を専門とする医師が精神疾患患者や向精神薬が関係する病態の治療にあたる時，とても役立つと思います。精神科医が書いた身体科の医師向けの本は，著者がわかりやすく書いたつもりでも，読者には難しいことが少なくありません。日常臨床で救急医に接している上條氏ですから当然のことでしょうが，どのように救急医に説明したら理解してもらえるかを心得ているようです。精神医学の複雑な部分も，簡潔に明日からの診療にすぐ役立つようにまとめてくれました。精神科医である私からみても，正確な

精神医学の知識に基づいてわかりやすく書かれていると思います。精神医学が一般医学の中にうまく溶け込んでいくことを願っている私としてはこのような本を書き上げた上條氏に感謝したいという思いです。一方，本書は精神科医にも有用です。精神疾患患者の身体合併症における初期治療は自分でしないといけないのですから，とりあえずすべきこと，早急に専門医に委ねるべきことがよくわかります。

リエゾン精神医学の臨床では，身体科の医師も少しは精神医学の知識を持ち，精神科医もその身体領域についてある程度の知識を持って，両方の科の医師が共通の土俵で議論を展開し，双方の判断や治療に厳しい意見を述べ合う姿勢が不可欠です。精神科医も身体科の医師も，相手に対して「先生の判断，あるいは治療のこの部分はこれでよいのだろうか」という問いかけができないといけません。このような考えをあらかじめ著者と話したわけではありませんが，同じ問題意識があったのでしょうか，両方の立場の医師が一緒に勉強しやすい見事な本を作り上げてくれました。

本書は精神障害が関係する救急患者に偏見なく最良の医療を提供してほしいという思いを込めて，上條氏が豊富な体験をもとに執筆したものです。本書が救急医療やリエゾン精神医学に携わっておられるすべてのスタッフの方々のよき道標となれば，監修者としてはこの上ない喜びです。

2007 年 8 月吉日

　　　　　　　　　　北里大学医学部精神科学主任教授　宮岡　等

序

　私は医学部卒業後に出身大学の附属病院精神神経科を出発点として精神医学を研鑽していたのですが，出向先の総合病院で受け持ち患者さんが飛び降り自殺をしてしまいました。患者さんが運ばれた同病院の救急外来蘇生室に駆けつけたものの何もできず，ただ立ちすくんでいるだけでした。私はこの患者さんの心も体も救えなかったのです。この悲痛な体験をきっかけに救急医療の研修を決意して北里大学病院救命救急センターの門をたたきました。

　救命救急センターでの研修を始めてとにかく驚いたのは，「精神障害のある救急患者はこんなに多いのか！」ということでした。救命救急センターに搬送される救急患者の10〜15%は自殺企図患者で，そのほとんどに精神障害がありました。身体合併症によって救命救急センターに搬送される精神障害者もいました。せん妄や脳外傷後精神障害（急性期）など入院後に発症する精神障害もありました。三次救急施設で加療される救急患者の30%前後に何らかの精神障害があるといわれているゆえんです。ところがその一方で，救急医療現場には精神障害に対する偏見がはびこっていました。研修をさせてもらっている立場にある私は何ももの申すことができず，悔しい思いを何度もしました。

　当初は半年ほど救急医療を研修した後に精神科に戻る予定でしたが，次第に身体管理の魅力に惹かれると同時に，精神科をサブスペシャリティとする救急医としての存在意義も十分にあると考えるようになり，北里大学医学部救命救急医学講座に移籍して救急医に転身する決意をしました。やがて臨床研修医や各科からのローテーターなどの若い医師を指導する立場のスタッフの一員に加わり，急性中毒を一つの専門領域として診療にあたるようになりました。

　救命救急センターに搬送される自殺企図患者のおよそ半数は急性中毒によるもので，私は身体管理をするばかりでなく，精神障害の診断・治療にあたり，さらにはその後のトリアージをしてきました。この「心も体も救う」という役割は，もともと救急医療の研修を志した経緯からして私のまさに望むところでした。その他に，水

中毒などの精神障害者に特有にみられる身体合併症や悪性症候群などの向精神薬による重篤な副作用といった精神障害関連疾患の治療も担当するようになりました。

精神障害のある救急患者さんの治療は，驚きの連続でした。たとえば，抗精神病薬で治療されているだけなのに25℃を下回る重症低体温症をきたしたり，逆に悪性症候群によって40℃を上回る高体温をきたしたり…。また，水中毒によって血清ナトリウム値が100 mEq/Lを下回ったかと思えば，逆にリチウム誘発性腎性尿崩症によって170 mEq/Lを上回るなど…。私は精神障害のある救急患者さんが呈する通常では体験できない病態から多くのことを学び，新たな知見も得ました。精神障害のある救急患者さんは，私にとっては臨床のみならず研究の"師"でもあったのです。

そこで，彼らが救急医療現場で偏見にさらされずに身体合併症や精神障害の診療をきちんと受けられる手助けになればと考え，本書を執筆することにしました。精神障害のある救急患者さんとのさまざまな貴重な出会いや私の研究成果がこの1冊に結実したわけです。

最後に，本書の執筆にあたり精神医学的観点からさまざまなアドバイスをいただいた北里大学医学部精神科学講座の宮岡等教授，および前作の「急性中毒診療ハンドブック」に引き続き，企画，構成，執筆にわたって多大なるご尽力をたまわりました医学書院医学書籍編集部の西村僚一氏，制作部の栩兼拓磨氏に心からの感謝を捧げたいと思います。

2007年8月吉日

北里大学講師・救命救急医学　上條吉人

目次

I 救急医療と精神障害　　1

1. 救急医療で遭遇する精神障害 ……………… 2
2. 救急外来と精神障害 ………………………… 2
3. 救急病棟と精神障害 ………………………… 3

II 救急医療における精神科必須薬　　11

A ● 総論　　12

1. 抗精神病薬 …………………………………… 12
2. 抗うつ薬 ……………………………………… 17
3. 抗不安薬・睡眠薬 …………………………… 21
4. 抗パーキンソン薬 …………………………… 24

B ● 各論　　27

1. ハロペリドール ……………………………… 27
2. レボメプロマジン …………………………… 29
3. プロペリシアジン …………………………… 29
4. リスペリドン ………………………………… 31
5. パロキセチン ………………………………… 32
6. ミルナシプラン ……………………………… 34
7. ジアゼパム …………………………………… 35
8. フルニトラゼパム …………………………… 37
9. ミダゾラム …………………………………… 39
10. ビペリデン …………………………………… 40

III 救急外来編マスト 30　　43

A● 精神症状編　　44

❶ 身体疾患で搬送され，著しい精神病症状のある患者
　　幻覚・妄想，精神運動興奮 …………… 44

❷ 昏睡状態のふれこみで搬送された患者(1)
　　緊張病性昏迷 ………………………………… 54

❸ 昏睡状態のふれこみで搬送された患者(2)
　　解離性昏迷 …………………………………… 59

❹ 痙攣発作のふれこみで搬送された患者
　　解離性痙攣 …………………………………… 64

❺ 息苦しさを主訴に搬送された患者
　　パニック障害 ………………………………… 69

❻ 入院を要さないリストカットや薬物の過量服用で搬送された患者 境界型パーソナリティ障害 …… 73

B● 中枢神経症状編　　77

❼ 著しい交感神経症状を伴う精神運動興奮で発見された患者
　　急性覚醒剤中毒 ……………………………… 77

❽ 痙攣発作や昏睡状態で発見された精神障害者
　　水中毒による急性低ナトリウム血症 ……… 84

❾ 痙攣発作や昏睡状態で発見された慢性精神障害者
　　水中毒による慢性低ナトリウム血症 ……… 89

❿ 痙攣発作で発見されたうつ病の患者
　　急性アモキサピン，四環系抗うつ薬中毒
　　（マプロチリン，ミアンセリン中毒） ……… 93

⓫ 痙攣発作や意識障害で発見された躁うつ病の患者
　　慢性リチウム中毒 …………………………… 98

⓬ 痙攣発作をきたしたアルコール依存症の患者
　　アルコール離脱痙攣 ………………………… 103

⑬ 昏睡状態で発見された統合失調症の患者
　　低体温症 ……………………………………………………… 110

⑭ 意識障害で発見された統合失調症の患者
　　抗精神病薬による糖尿病性ケトアシドーシス ……… 117

⑮ 高熱および意識障害で発見された統合失調症の患者
　　悪性症候群 …………………………………………………… 122

⑯ 意識障害で発見された躁うつ病の患者
　　リチウム誘発性腎性尿崩症 ……………………………… 128

⑰ 昏睡状態で搬送された精神障害者
　　急性向精神薬中毒（環系抗うつ薬以外） ……………… 133

C● 腹部症状編　　　　　　　　　　　　　　　　　　144

⑱ 急性腹症で来院した摂食障害の患者
　　急性胃拡張 …………………………………………………… 144

⑲ 急性腹症で搬送された精神障害者（1）
　　向精神薬による麻痺性イレウス ………………………… 148

⑳ 急性腹症で搬送された精神障害者（2）
　　向精神薬による尿閉 ……………………………………… 153

㉑ 悪心・嘔吐，腹痛で搬送されたアルコール依存症の患者
　　アルコール性ケトアシドーシス ………………………… 158

D● 呼吸・循環器症状編　　　　　　　　　　　　　　162

㉒ 過呼吸状態で発見されたうつ状態の患者
　　過換気症候群 ………………………………………………… 162

㉓ 失調性の呼吸をきたした精神障害者
　　呼吸性ジスキネジア ……………………………………… 166

㉔ 突然の呼吸困難，胸痛，失神，心肺機能停止をきたした
　　精神障害者　抗精神病薬による急性肺動脈血栓塞栓症 …… 171

㉕ 突然の呼吸困難とチアノーゼをきたした精神障害者
　　薬剤性パーキンソン症候群に合併した誤嚥による
　　上気道狭窄・閉塞 ………………………………………… 177

㉖ めまいや失神を起こした躁うつ病，側頭葉てんかんの患者
カルバマゼピン誘発性徐脈性不整脈（完全房室ブロック） …… 181

㉗ 失神や心肺機能停止を起こした精神障害者
QTc 時間の延長，房室ブロック，torsade de pointes …… 185

㉘ 失神や心肺機能停止を起こしたうつ病患者
急性三環系抗うつ薬中毒 ……………………………………… 189

E● その他　　195

㉙ ワルファリンを服用中に出血をきたしたうつ病の患者
抗うつ薬による薬物相互作用 ………………………………… 195

㉚ 神経・筋障害をきたした精神障害者
非外傷性コンパートメント症候群 …………………………… 200

IV　救急病棟編マスト 10　　205

A● 精神障害編　　206

❶ わけのわからないことを言って不穏になった入院患者
せん妄 …………………………………………………………… 206

❷ 意識障害改善の一方で，衝動性，攻撃性，暴力行為が出現した脳外傷患者　脳外傷後精神障害（急性期） ………… 215

❸ 入院後にわけのわからないことを言って不穏になった，アルコールの慢性かつ大量摂取歴のある患者
大離脱（アルコール離脱せん妄・振戦せん妄） …………… 222

❹ 幻覚・妄想，精神運動興奮の症状を認めた，覚醒剤乱用のある自殺企図患者　アンフェタミン精神病 ……………… 229

❺ 幻覚・妄想，精神運動興奮の症状を認めた自殺企図患者
統合失調症 ……………………………………………………… 236

❻ 抑うつ気分や希死念慮の症状を認めた自殺企図患者
うつ病 …………………………………………………………… 244

❼ 受傷場面を再体験し，イライラや不眠を訴えた外傷患者
外傷後ストレス障害（PTSD） ………………………………… 251

B● 副作用編　　255

8 抗精神病薬を投与され筋緊張の異常をきたした患者
　　 急性ジストニア ………………………………………… 255
9 抗精神病薬を投与され落ち着かずじっとして
　　 いられなくなった患者　アカシジア ………………… 260
10 抗精神病薬を投与され無動・緘黙となった患者
　　 薬剤性パーキンソン症候群 …………………………… 263

V　救急医療における精神障害 Q & A　　267

1 「自殺企図患者を救命する必要はあるのか？」………… 268
2 「自殺企図患者が罹患していることの多い
　　 精神障害は？」…………………………………………… 272
3 「精神科医は大量服薬を繰り返す患者を
　　 ちゃんと治療しているのか？」………………………… 274
4 「精神障害者はなぜ身体合併症を重症になるまで
　　 放っておくのか？」……………………………………… 276
5 「抗精神病薬を服用している精神障害者の
　　 突然死の原因は？」……………………………………… 279
6 「交通外傷による PTSD の発症率は？」………………… 282

索引 ……………………………………………………………… 284

ご注意

- 本書に記載されている診断・対応・治療などに関して，発行時点の最新の情報に基づいて正確を期するように，著者，監修者ならびに出版社は最善の努力を払っています。しかし，医学，医療の進歩によって，記載された内容があらゆる点において正確かつ完全であると保証するものではありません。
- したがって本書に記載されている診断・対応・治療などを個々の患者に適用するときには，読者ご自身の責任で判断されるようお願いいたします。
- 本書に記載されている診断・対応・治療などによる不測の事故に対して，著者，監修者ならびに出版社はその任を負いかねます。
- 本書で解説した症例は，著者がこれまでに蓄えた経験・知見および画像・心電図などを元にして，書籍用に再構成したものです。したがって，守秘義務の観点から実際の症例を掲載したものではありません。

株式会社　医学書院

Ⅰ 救急医療と精神障害

1 救急医療で遭遇する精神障害

　精神障害の国際的分類にはWHO（世界保健機構）が定めているICD（国際疾病分類）とアメリカ精神医学会が刊行しているDSM（精神障害の診断と統計の手引き）の2つが存在する。本書が主に参考にしているICDは，精神障害を含めたあらゆる疾患を分類している。1990年に現行の第10版が刊行されたが，この中では伝統的な精神病と神経症の区別は原則的に廃止され，すべての精神障害はF0～F9の10群に分類されている。表1に示すように救急医療でしばしば遭遇する精神障害のほとんどはF0～F6の7群に分類される。

2 救急外来と精神障害

　表2に救急外来を受診する精神障害を示した。精神障害による症状を身体疾患と判断されて受診に至る場合，精神障害者に特有な身体合併症によって受診に至る場合，向精神薬の副作用によって受診に至る場合などがある。

❶ 身体疾患と判断されて受診する精神障害

　実際は精神障害による症状であるが，家族または救急隊によって身体疾患と判断されて救急外来を受診することがある。

- 意識は清明であるにもかかわらず外的刺激にまったく反応せず，自発的な運動や発語がない状態が昏迷状態であるが，昏迷状態を重度の意識障害である昏睡状態と誤って判断されることがある。緊張型をはじめとした統合失調症などに由来している**緊張病性昏迷**や，ストレス負荷の強い出来事，あるいは対人関係上の問題などが心因となって生じる**解離性昏迷**などがある。
- 解離性昏迷と同様にストレス負荷の強い出来事，あるいは対人関係上の問題などが心因となって生じる痙攣様発作が**解離性痙攣**で，痙攣発作と判断されることがある。解離性昏迷も解離性痙攣も若い女性に多く，**解離性障害**やパーソナリティ障害などの精神障害に由来していることが多い。
- **パニック障害**に由来していることが多い**パニック発作**を身体疾患と判断されることがある。パニック発作は，なんら誘因なく「このまま死んでしまう」などの強い不安や恐怖を伴った，胸痛や窒

表1　救急医療で遭遇する代表的な精神障害

F0	症状性または器質性精神障害，認知症	せん妄，脳外傷後精神障害（急性期）
F1	アルコール，精神作用物質による精神障害	アルコール依存症，アルコール離脱痙攣，せん妄，振戦せん妄，アンフェタミン精神病
F2	統合失調症，統合失調型障害および妄想性障害	統合失調症
F3	気分障害（感情障害）	うつ病，双極性障害（躁うつ病）
F4	神経症性障害，ストレス関連障害および身体表現性障害	解離性障害，パニック障害，心的外傷後ストレス障害（PTSD）
F5	生理的障害および身体的要因に関連した行動症候群	摂食障害（神経性無食欲症，神経性過食症）
F6	パーソナリティ障害	境界型パーソナリティ障害

〔分類は ICD-10（国際疾病分類第 10 版）による〕

息感などの症状が突然に生じる発作である。症状のピークは 10 分以内で，たいていは 20〜30 分以内におさまってしまうため，病院に到着した時にはすでに症状が消失していることが多い。

❷ 身体合併症により受診する精神障害

精神障害者に特有な身体合併症によって救急外来を受診することがある。

- まずあげられるのは自殺企図によるものである。急性中毒によるもの，高所からの墜落によるもの，刺創・切創によるもの，縊首によるもの，熱傷によるものなどがある。ちなみに北里大学病院救命救急センター（以下，当院）に搬送されるすべての患者の 10〜15% は自殺企図患者である。そのうち約半数は急性中毒によるもので，高所からの墜落によるものや刺創・切創によるものがそれに次いで多い。
- 自殺企図患者のほとんどは精神障害に罹患しているが，境界型パーソナリティ障害に罹患している自殺企図患者はリストカットや大量服薬などの救命率の高い手段（柔らかい手段）によることが多い。そのため救急病棟への入院の必要がなく，救急外来のみで対応できることがある。
- 統合失調症などに罹患している患者が病的多飲水などによって水

表2 救急外来と精神障害

受診の理由	症状または疾患	精神障害
❶ 身体疾患を疑われて	昏迷状態（☞ p 54, 59）	**統合失調症，解離性障害など**
	痙攣様発作（☞ p 64）	**解離性障害など**
	胸痛，窒息感など（☞ p 69）	**パニック障害**
❷ 身体合併症	自殺企図（急性薬物中毒を含む）（☞ p 73, 93, 133, 189）	**うつ病，統合失調症，アルコール依存症，アンフェタミン精神病，境界型パーソナリティ障害など**
	水中毒による低ナトリウム血症（☞ p 84, 89）	**統合失調症など**
	小離脱（アルコール離脱痙攣）（☞ p 103）	**アルコール依存症**
	アルコール性ケトアシドーシス（☞ p 158）	**アルコール依存症**
	過換気症候群（☞ p 162）	**解離性障害など**
	急性胃拡張（☞ p 144）	**摂食障害（神経性無食欲症，神経性過食症）など**
❸ 向精神薬の副作用	悪性症候群（☞ p 122），食物の誤嚥による上気道狭窄・閉塞（☞ p 177, 279），呼吸性ジスキネジア（☞ p 166），糖尿病性ケトアシドーシス（☞ p 117），低体温症（☞ p 110），急性肺動脈血栓塞栓症（☞ p 171），不整脈（☞ p 181, 185），麻痺性イレウス（☞ p 148, 153），尿閉，慢性リチウム中毒（☞ p 98），リチウム誘発性腎性尿崩症（☞ p 128），薬物の相互作用（出血など）（☞ p 195），非外傷性コンパートメント症候群（☞ p 200）	**統合失調症，うつ病，双極性障害など**

中毒をきたすことがある。水中毒によって著しい低ナトリウム血症が生じると，痙攣発作が起きたり昏睡状態になったりすることがある。

- アルコール依存症に罹患している患者がなんらかの理由でアルコールの摂取を中止し**離脱痙攣**をきたすことがある。また，アルコール依存症に罹患している患者が，飲酒量が増えた後に**アルコール性ケトアシドーシス**をきたして悪心・嘔吐，腹痛を訴えることがある。
- 解離性障害や不安障害などに罹患している患者が精神的ストレスを引き金に**過換気症候群**をきたすことがある。
- 過食と嘔吐を繰り返す**神経性過食症**や過食のエピソードのある**神経性無食欲症**などの**摂食障害**に罹患している患者が大量の食事や水を胃に詰め込んだ結果，**急性胃拡張**をきたすことがある。

❸ 向精神薬の副作用により受診する精神障害

精神障害の治療のために投与されている向精神薬の副作用によって救急外来を受診することがある。表2に生命を脅かしたり，重篤な後遺症を残す可能性のあるものを示した。

- 抗精神病薬の致死的な副作用としては**悪性症候群**が有名である。以前は死亡率が30%ともいわれていたが，早期の発見と全身管理の啓蒙によって現在は10%以下となっている。
- 抗精神病薬の副作用として知られている錐体外路症状の1つに**薬剤性パーキンソン症候群**があるが，薬剤性パーキンソン症候群の重篤な合併症が嚥下障害で，食物の誤嚥によって**上気道狭窄・閉塞**や**誤嚥性肺炎**をきたすことがある。
- 抗精神病薬の慢性投与によって，やはり錐体外路症状の1つであるが，口をモグモグするような咀嚼様運動，舌を突出させたり舌なめずりしたりする運動，唇をすぼめる運動などが認められる**遅発性ジスキネジア**が生じることがある。遅発性ジスキネジアが呼吸筋群に生じるのが**呼吸性ジスキネジア**で呼吸筋の異常な不随意運動により呼吸困難をきたすことがある。
- セロトニン・ドパミン拮抗薬（SDA）であるリスペリドンなどの非定型抗精神病薬は，錐体外路症状が少ないこともあり現在広く用いられている。しかし，**高血糖**や**体重増加**などの副作用もあるので注意が必要である。高血糖による口渇・多飲がペットボトル症候群を誘発して**糖尿病性ケトアシドーシス**をきたすことがある。
- 抗精神病薬を服用している精神障害者が**低体温症**をきたすことが

ある。フェノチアジン誘導体のもつ末梢性 α_1 アドレナリン受容体遮断作用による(熱を産生して体温上昇を促すメカニズムである)悪寒(shivering)の阻害や,すべての抗精神病薬が共通にもつ中枢性ドパミン D_2 受容体遮断作用による中枢性体温調節機能への影響や,SDA であるリスペリドンなどの非定型抗精神病薬がもつ中枢性セロトニン $5-HT_2$ 受容体遮断作用による中枢性体温調節機能への影響などの関与が疑われている。

- 抗精神病薬を服用している患者が,**急性肺動脈血栓塞栓症**をきたすことがある。近年,抗精神病薬は肺動脈血栓塞栓症や深部静脈血栓症などの静脈血栓塞栓症の危険因子であるというエビデンスが示されたが,メカニズムは不明である。
- 抗精神病薬を服用している患者が,**QTc 時間の延長,房室ブロック,torsade de pointes などの心室性不整脈**をきたすことがある。フェノチアジン誘導体を主とした抗精神病薬のもつ膜興奮抑制(キニジン様)作用が原因と考えられている。肺動脈血栓塞栓症や torsade de pointes などの心室性不整脈は抗精神病薬を服用している患者の突然死の原因の1つである。
- 双極性障害などでカルバマゼピンを服用している高齢の女性患者が**徐脈性不整脈**をきたすことがある。カルバマゼピンは三環系抗うつ薬と化学構造が類似していて,膜興奮抑制(キニジン様)作用をもつためと考えられている。
- 強いムスカリン受容体遮断作用のあるフェノチアジン誘導体や三環系抗うつ薬を服用していたり,抗精神病薬の副作用である錐体外路症状の予防や治療の目的でムスカリン受容体遮断作用のある抗コリン薬などを服用していたりすると,**麻痺性イレウス**や**尿閉**をきたすことがある。
- 双極性障害などで抗躁薬である炭酸リチウムを服用している患者が,リチウムの服用量の増加や,脱水状態を契機に**慢性リチウム中毒**となり,痙攣や昏睡などをきたすことがある。
- 炭酸リチウムを長期にわたって服用している患者が**リチウム誘発性腎性尿崩症**を発症し,保護室への隔離などによる水分制限を契機に高ナトリウム血症および高浸透圧脳症による意識障害などをきたすことがある。
- 身体疾患の治療薬と向精神薬との**薬物相互作用**が思わぬ結果をも

表3 救急病棟と精神障害

治療の理由	背景	治療を要する精神障害や症状
❶ 救急病棟入院時に活発な精神症状がある精神障害	自殺企図患者（☞ p 229, 236, 244）	**アンフェタミン精神病, 統合失調症, うつ病など**
❷ 救急病棟入院後に生じる精神障害	高齢者など（☞ p 206）	**せん妄**
	アルコール依存症（☞ p 222）	**大離脱（アルコール離脱せん妄, アルコール離脱振戦せん妄）**
	頭部外傷（☞ p 215）	**脳外傷後精神障害（急性期）**
	交通外傷など（☞ p 251）	**心的外傷後ストレス障害（PTSD）**
❸ 向精神薬の副作用	精神障害に対する薬物療法	**錐体外路症状〔急性ジストニア（☞ p 255）, アカシジア（☞ p 260）, 薬剤性パーキンソン症候群（☞ p 263）〕, 離脱症状, セロトニン症候群など**

たらすことがある。特にワルファリンと抗うつ薬の組み合わせには注意が必要で，薬物相互作用によってワルファリンの効果が増強して出血をきたすことがある。

- 抗精神病薬をはじめとした向精神薬ばかりでなく，精神病症状によって睡眠時の体位変換や寝返り（protective sleep reflex）が困難になり，長時間の圧迫によって挫滅した筋肉が筋膜の中で腫脹し，上昇した筋膜内圧による血行障害から神経・筋障害を生じる**非外傷性コンパートメント症候群**をきたすことがある。

3 救急病棟と精神障害

表3に救急病棟で薬物療法を中心とした治療を開始することが必要な精神障害を示した。もともと精神障害に罹患している患者では，救急病棟への入院後に精神障害の治療が必要となる。ただし，すでに前医で治療されていて精神症状が安定している場合は，基本的には前医での薬物療法を継続すればよい。入院後に生じる精神障害もある。この他にも精神障害の治療のために投与されていた向精

神薬の副作用に対応することが必要となることがあるが,特に抗精神病薬による錐体外路症状は重要である。

❶ 救急病棟入院時に活発な精神症状がある精神障害

- 自殺企図患者のほとんどはうつ病,統合失調症,アルコールや薬物などの乱用や依存,境界型パーソナリティ障害などの精神障害に罹患しているが,特にうつ病,統合失調症,アンフェタミン精神病などの精神障害に罹患している自殺企図患者は,活発な精神症状を呈していることが多く,速やかに薬物療法を主体とした治療を開始することが必要となる。

❷ 救急病棟入院後に生じる精神障害

- 救急病棟入院後に生じる精神障害としてまずあげられるのはせん妄である。せん妄は,高齢などの準備因子,薬物や臓器障害などの直接因子,睡眠障害や感覚遮断などの誘発因子といった複数の要因が重なりあって生じるが,不穏や興奮が著しいタイプは身体治療や身体管理を困難とする。
- 救急病棟には脳外傷によってさまざまな程度の意識障害をきたした患者が入院するが,脳外傷による意識障害からの回復過程において,**脳外傷後精神障害(急性期)**をきたすことがある。特に,著しい衝動性,攻撃性,暴力行為などの激しい症状が目立つタイプは身体管理を困難にし,患者の安全を脅かすだけでなく,スタッフや他の患者に多大なストレスをもたらす。
- アルコール依存症の患者が救急病棟への入院によってアルコールの摂取が中止されて**アルコール離脱せん妄やアルコール離脱振戦せん妄**をきたすことがある。特に,せん妄の症状に発熱や高血圧などの著しい自律神経症状および体の各部位の激しい振戦を伴うアルコール離脱振戦せん妄の死亡率は15〜30%とされ,重篤になると死の転帰をとる。
- 交通事故などによって生死にかかわる衝撃的な出来事を体験した患者が**急性ストレス障害(ASD)**や**心的外傷後ストレス障害(PTSD)**をきたし,受傷時の体験が蘇ったり,救急車の音などに敏感となったりして急激な不安症状をきたすことがある。

❸ 向精神薬の副作用

- 救急病棟で,統合失調症などによる精神病症状にドパミンD_2受容体遮断作用のある抗精神病薬を用いると,錐体外路症状が出現

することがある。特に，筋緊張の異常により舌突出や痙性斜頸などをきたす**急性ジストニア**や，じっとしていられず，立ち上がって歩き回りたいという強い欲求（静座不能）が生じる**アカシジア**は患者にとっては大変不快で，恐怖を及ぼすため，苦痛が強く自殺企図を誘発することもある。また，振戦，（鉛管様または歯車様）筋強剛，仮面様顔貌，oily face，前屈姿勢，突進歩行，運動緩慢，流涎などを認める**薬剤性パーキンソン症候群**をきたすこともある。この他に鎮静などの目的でベンゾジアゼピン系薬物を投与すると薬物の投与中止後に離脱症状が生じたり，抗うつ薬として選択的セロトニン再取り込み阻害薬（SSRI）やセロトニン・ノルエピネフリン再取り込み阻害薬（SNRI）を投与するとセロトニン症候群が生じたり，SNRIを投与すると排尿困難が生じることがある。

Ⅱ 救急医療における精神科必須薬 10

 総論

　精神機能や行動に影響を与える薬物は**向精神薬**と総称されている。向精神薬にはLSDなどの**催幻覚薬**やメタンフェタミンなどの**中枢神経興奮薬**も含まれる。向精神薬のうち精神障害の治療に用いられるのが**精神治療薬**で，数多くの薬物がある。しかし，精神科が併設されている施設でない限り，救急医療現場で多くの精神治療薬を使い分けることは困難である。そこで，「これらの薬物さえあれば救急医療におけるたいていの精神科的問題に対応できる」というコンセプトで10薬物を厳選した。

　選択の基準は以下のとおりである。

- 救急医療においては身体状態によって**経口**または**経腸投与**ができないことが多く，生命の危険の及ぶ精神運動興奮などには**速効性**であることが必要なので，**注射薬**がある薬物。
- 身体状態に影響を及ぼす**副作用**が少ない薬物。
- 身体治療の目的でさまざまな薬物が投与されているので**薬剤相互作用**が少ない薬物。
- 退院後も服用を継続することが多いので，特に自殺企図によって治療されている患者では，**大量服用されても生命の危険が少ない**薬物。

　上記を考慮して**表4**に示したように精神治療薬である抗精神病薬，抗うつ薬，抗不安薬・睡眠薬から9薬物と抗精神病薬の副作用である錐体外路症状に対処するための1薬物を選択した。

1 抗精神病薬

　抗精神病薬は統合失調症などの精神病性障害の治療に用いられ，ブチロフェノン誘導体，フェノチアジン誘導体，セロトニン・ドパミン拮抗薬（SDA）などに分けられる。

❶ 統合失調症の病因のメカニズム

　統合失調症の病因のメカニズムとしては以下のような仮説がある。「統合失調症の患者では高次精神機能や情緒，認知に関与する**中脳-辺縁系のドパミンD_2機能亢進**により幻覚・妄想や緊張病性

表4 救急医療における必須薬10
　　　―この薬物でたいていの精神科的問題に対応可能

精神治療薬	抗精神病薬	ブチロフェノン誘導体	❶ ハロペリドール(☞p27) （セレネース®，リントン®）
		フェノチアジン誘導体	❷ レボメプロマジン(☞p29) （ヒルナミン®，レボトミン®）
			❸ プロペリシアジン(☞p29) （ニューレプチル®）
		SDA	❹ リスペリドン(☞p31) （リスパダール®）
	抗うつ薬	SSRI	❺ パロキセチン(☞p32) （パキシル®）
		SNRI	❻ ミルナシプラン(☞p34) （トレドミン®）
	抗不安薬・睡眠薬	ベンゾジアゼピン誘導体	❼ ジアゼパム(☞p35) （ホリゾン®，セルシン®）
			❽ フルニトラゼパム(☞p37) （ロヒプノール®，サイレース®）
			❾ ミダゾラム(☞p39) （ドルミカム®）
抗パーキンソン薬			❿ ビペリデン(☞p40) （アキネトン®，タスモリン®）

昏迷などの陽性症状が発現する」というものである（統合失調症のドパミン仮説）。一方，「意欲低下や感情鈍麻などの陰性症状には中脳-皮質系のドパミン機能低下が関与している」と考えられている（図1）。

❷ 抗精神病薬の作用機序

抗精神病薬はいずれも**ドパミン D_2 受容体遮断作用**をもち，幻覚・妄想や緊張病性昏迷などの陽性症状には明らかに有効である。フェノチアジン誘導体はヒスタミン H_1 受容体遮断作用をもち，**鎮静・催眠作用**を発揮する。セロトニン $5-HT_2$ 作用はドパミン機能に拮抗的に作用するとされているが，SDAは**セロトニン $5-HT_2$ 受容体遮断作用**をもち，錐体外路症状を軽減するだけでなく，中脳-皮質系のドパミン機能を亢進させることによって**陰性症状の賦活・改善作用**があると推測されている。

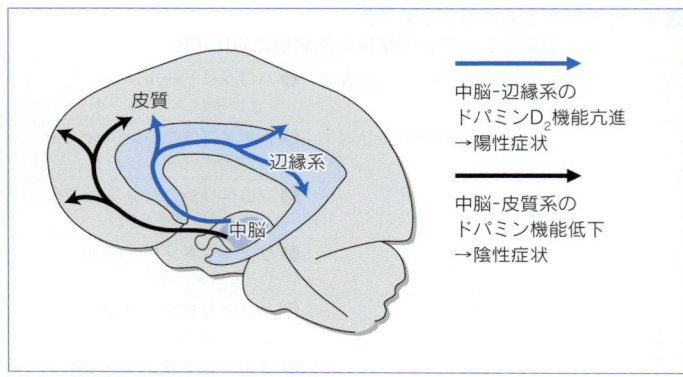

図1 統合失調症のドパミン仮説

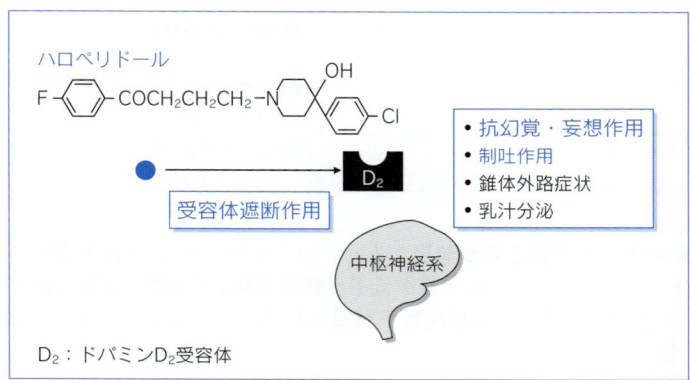

図2 ブチロフェノン誘導体によるドパミンD_2受容体遮断作用

❸ ブチロフェノン誘導体

ハロペリドールなどのブチロフェノン誘導体は図2に示すように選択性の高い強いドパミンD_2受容体遮断作用をもつ。陽性症状に対して強力な抑制効果を示すうえに，(特に幻覚・妄想を伴う)精神運動興奮にも抑制効果を示す。錐体外路症状や悪性症候群の発現率は高い。

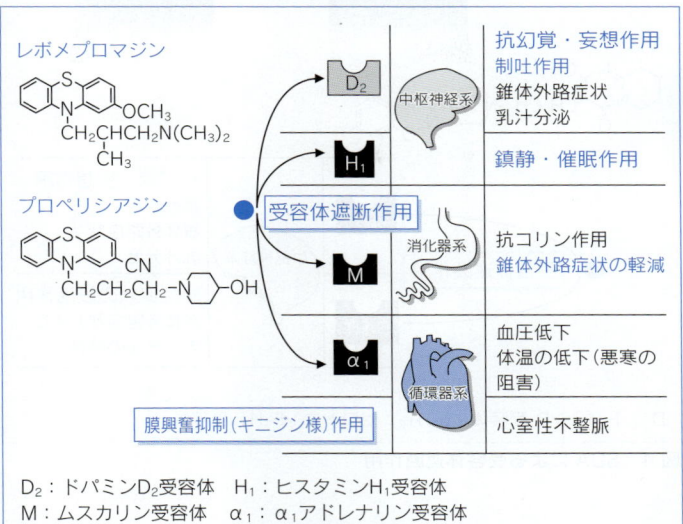

図3 フェノチアジン誘導体の受容体遮断作用

❹ フェノチアジン誘導体

レボメプロマジンやプロペリシアジンなどのフェノチアジン誘導体は図3に示すようにドパミン D_2 受容体遮断作用だけでなく、強いヒスタミン H_1 受容体遮断作用、ムスカリン受容体遮断作用、α_1 アドレナリン受容体遮断作用をもつ。ドパミン D_2 受容体遮断作用はブチロフェノン誘導体に比べて弱く、陽性症状に対する抑制効果はそれほど期待できないが、強い**ヒスタミン H_1 受容体遮断作用**により精神運動興奮などに対して強力な**鎮静・催眠作用**を発揮するのが大きな特徴である。また、強い**ムスカリン受容体遮断作用**により錐体外路症状の発現頻度は少ない。ただし、ムスカリン受容体遮断作用による**口渇、便秘、麻痺性イレウス、排尿障害**など、強い α_1 **アドレナリン受容体遮断作用**による**血圧低下**や〔生理的な熱産生のメカニズムである悪寒(shivering)の阻害による〕**体温の低下**などの副作用も生じやすい。

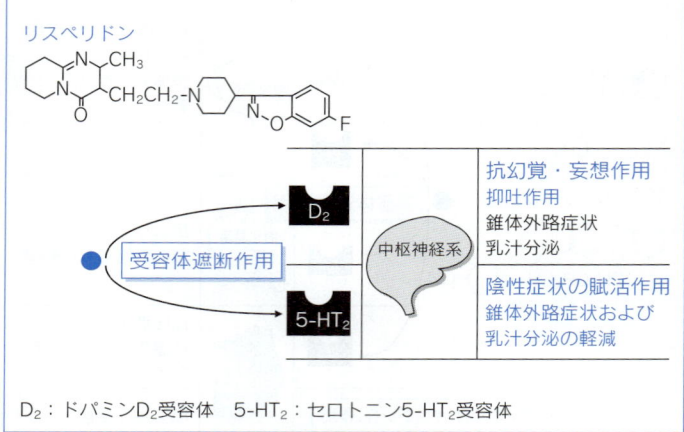

図4 SDA による受容体遮断作用

❺ セロトニン・ドパミン拮抗薬(SDA)

リスペリドンなどの SDA は図4に示すように強いドパミン D_2 受容体遮断作用のみならず強いセロトニン 5-HT_2 受容体遮断作用をもつ。陽性症状に対して強力な抑制効果を示すが，錐体外路症状の発現頻度が少ないことが特徴である。また，意欲低下や感情鈍麻などの陰性症状の賦活・改善作用も発揮すると推測されている。ただし，副作用として体重増加や高血糖をきたすことがある。糖尿病性ケトアシドーシスの報告もある。

❻ 抗精神病薬の臨床効果

以上に述べた3種類の抗精神病薬の臨床効果をまとめた(図5)。幻覚・妄想や緊張病性昏迷などの陽性症状に対しては強いドパミン D_2 受容体遮断作用をもつ，ブチロフェノン誘導体や SDA が有効である。精神運動興奮に対しては強いヒスタミン H_1 受容体遮断作用をもつフェノチアジン誘導体が有効である。また，特に幻覚・妄想を伴う精神運動興奮にはブチロフェノン誘導体も有効である。意欲低下や感情鈍麻などの陰性症状に対しては強いセロトニン 5-HT_2 受容体遮断作用をもつ SDA が有効な可能性がある。

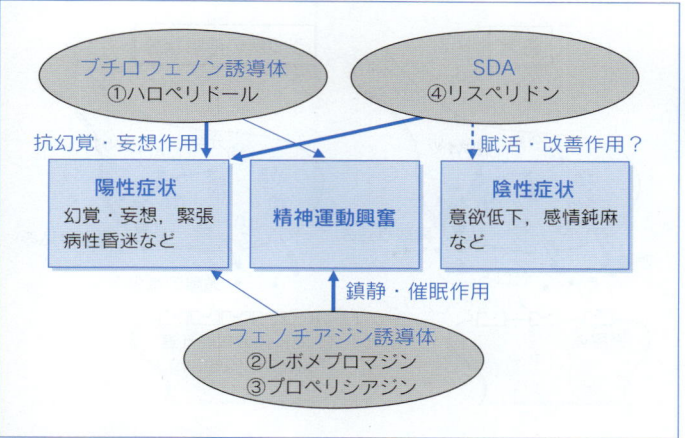

図5　抗精神病薬の臨床効果

❼ 抗精神病薬の必須薬

これらの中から救急医療における必須薬を選択した。**陽性症状**に対しては、強い抑制効果があり、錐体外路症状の出現の少ないSDAが第１選択となる。中でも**液剤**があり経管チューブからの投与や口腔内投与が容易である**リスペリドン**は必須薬である。ただし、SDAには注射薬がなく、経口または経腸投与ができない患者や即効性が望まれる患者では注射薬のあるブチロフェノン誘導体を用いる。中でも静脈内投与を含めてあらゆる経路から投与できる**ハロペリドール**は必須薬である。**精神運動興奮**に対しては鎮静・催眠作用の強いフェノチアジン誘導体が第１選択となる。中でも注射薬があり効果の発現の早い筋注が可能である**レボメプロマジン**は必須薬である。また、救急医療における筆者の個人的な治療経験から**感情調整作用**や**抗攻撃性**があり**脳外傷後精神障害（急性期）**には非常に有効である**プロペリシアジン**も必須薬に加えた。

2 抗うつ薬

抗うつ薬はうつ病などの気分（感情）障害のみならず、パニック障害などの不安障害、強迫性障害などの治療で用いられ、三環系抗う

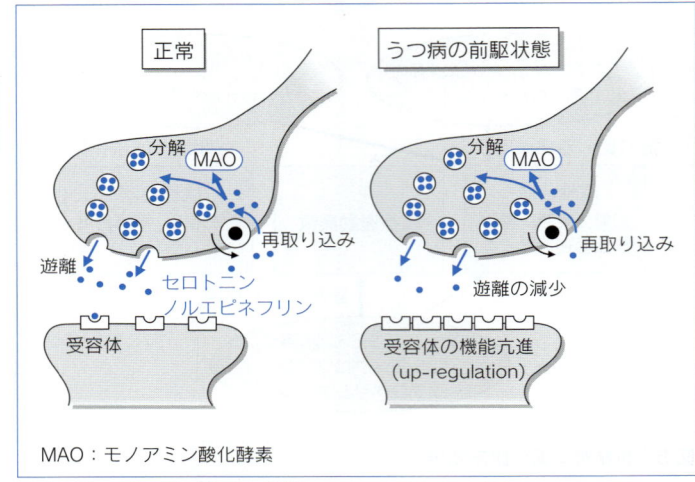

図6 うつ病のモノアミン仮説

つ薬，モノアミン酸化酵素阻害薬，選択的セロトニン再取り込み阻害薬（SSRI），セロトニン・ノルエピネフリン再取り込み阻害薬（SNRI）などに分けられる。

❶ うつ病の病因のメカニズム

うつ病の病因のメカニズムとして以下のような仮説がある（図6）。セロトニンやノルエピネフリンなどのモノアミン伝達物質は前シナプスからシナプス間隙に遊離されて後シナプスにある受容体と結合し，その後に前シナプスに再取り込みされ，モノアミン酸化酵素（MAO）によって分解されるが，「うつ病の前駆状態にある患者ではセロトニンなどのモノアミン伝達物質の遊離が抑制され，これに伴い受容体の機能亢進（up-regulation）が生じる。この状態で患者にストレスが加わり大量のモノアミン伝達物質が遊離されると過剰な反応を引き起こしうつ病を発症する」というものである（うつ病のモノアミン仮説）。

❷ 抗うつ薬の作用機序

抗うつ薬の治療効果の発現に10日～2週間はかかることから，「抗うつ薬はシナプス間隙のモノアミン伝達物質の量を増加させ，

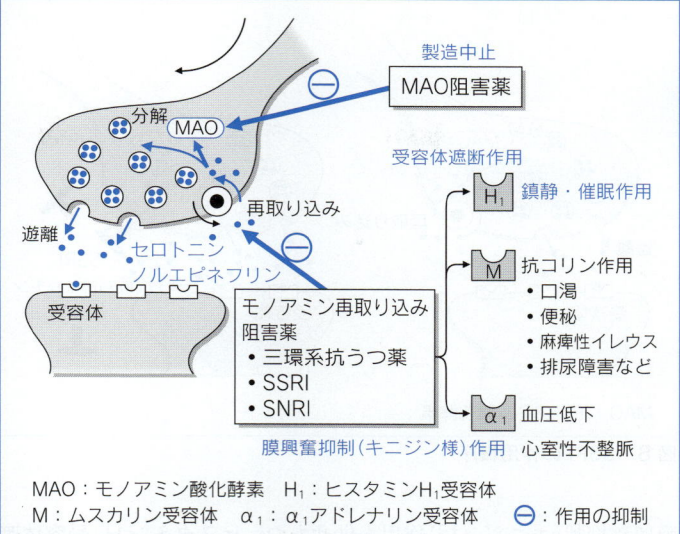

図7 抗うつ薬の作用機序

受容体の機能亢進を改善（down-regulation）する働きがある」と考えられている。抗うつ薬は大きく**モノアミン酸化酵素阻害薬（MAO阻害薬）**と**モノアミン再取り込み阻害薬**とに分けられる。図7に示したように，MAO阻害薬はモノアミン酸化酵素によるモノアミン伝達物質の分解を阻害することによってシナプス間隙のモノアミン伝達物質の量を増加させる。モノアミン再取り込み阻害薬はモノアミン伝達物質の再取り込みを阻害することによってシナプス間隙のモノアミン伝達物質の量を増加させる。ただし，MAO阻害薬の中には致死的な副作用が出現するものがあり，現在わが国で使用できる薬剤はない。

❸ 三環系抗うつ薬

モノアミン再取り込み阻害薬としてはイミプラミンなどの**三環系抗うつ薬**がかつては主流であった。ただし，三環系抗うつ薬はモノアミン再取り込み阻害作用のみならずヒスタミンH_1受容体遮断作用，ムスカリン受容体遮断作用，α_1アドレナリン受容体遮断作用，

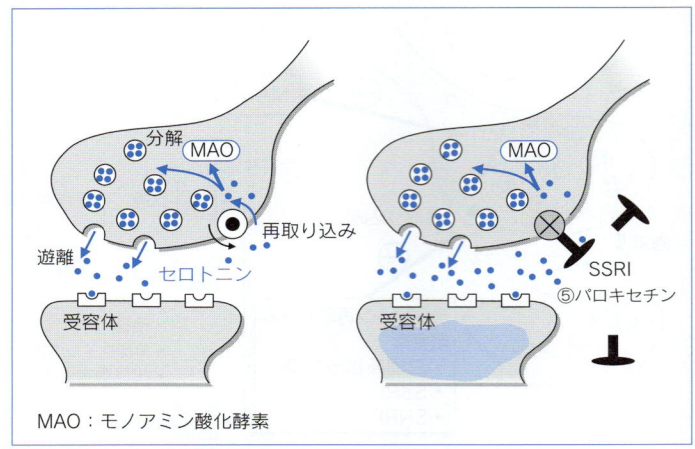

図8 SSRIの作用機序

膜興奮抑制(キニジン様)作用も併せもつ。ヒスタミン H_1 受容体遮断作用は鎮静・催眠作用を発現するため,就寝前に処方すれば睡眠薬が不要となる可能性もある。しかし,ムスカリン受容体遮断作用によって口渇,便秘,麻痺性イレウス,排尿障害,目の調節障害(霧視),眼圧の上昇などの副作用をきたすことがある。また,α_1 アドレナリン受容体遮断作用によって血圧低下をきたすことがある。さらに,膜興奮抑制(キニジン様)作用によって大量服用では心室性不整脈をきたすことがある。したがって,治療歴のある患者で過去に有効かつ副作用が出にくかった薬物でなければ救急医療での投与は控えるべきである。

❹ SSRIとSNRI

近年,モノアミン再取り込み阻害作用以外の作用の少ない**選択的セロトニン再取り込み阻害薬(SSRI)やセロトニン・ノルエピネフリン再取り込み阻害薬(SNRI)**が開発されてきた。これらはヒスタミン H_1 受容体遮断作用,ムスカリン受容体遮断作用,α_1 アドレナリン受容体遮断作用が弱いため,**重篤な副作用がほとんどなく,大量服用によって死に至る可能性がほとんどない**。

図8に示すようにSSRIは文字どおり選択的にセロトニンの再取

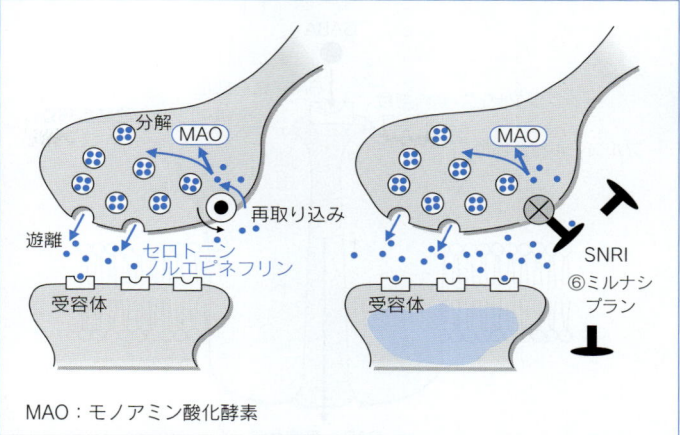

図9 SNRIの作用機序

り込みを阻害してシナプス間隙のセロトニンの量を増加させる。

SNRIはセロトニンのみならずノルエピネフリンの再取り込みを阻害しシナプス間隙のセロトニンおよびノルエピネフリンの量を増加させる(図9)。

❺ 抗うつ薬の必須薬

抗うつ薬の中ではSSRIとSNRIはいずれも有害副作用が少なく救急医療では第1選択となる。救急医療における筆者の治療経験から前者では**パロキセチン**を後者では**ミルナシプラン**を必須薬とした。中でもミルナシプランは**排尿障害**をきたすことはあるが**薬物相互作用**がなく投与しやすい。

「抗うつ薬の投与は精神科に転科してからでもよいのでは」と考える救急医療スタッフは多い。しかしながら,抗うつ薬は治療効果の発現に時間を要すうえに,SSRIやSNRIは有害副作用が少なく救急医療でも安心して投与できる。少しでも早くうつ病による患者の精神的苦痛をやわらげるために,救急医療から抗うつ薬が投与されることが望ましいと筆者は考えている。

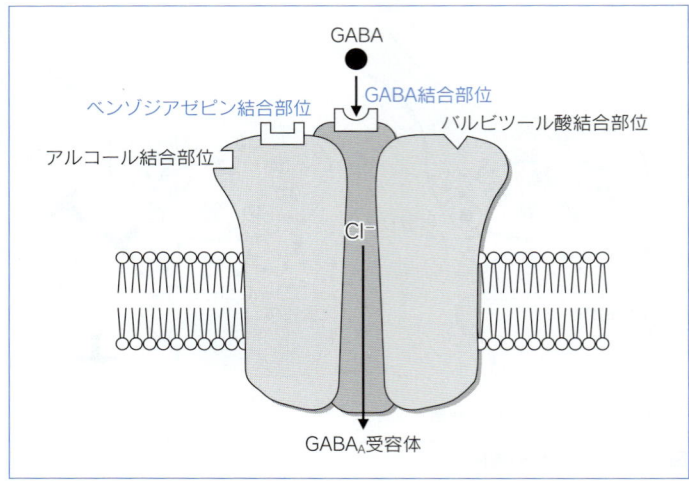

図10 GABA$_A$受容体

3 抗不安薬・睡眠薬

不安,緊張,不眠などに対して有効な薬物である。現在この目的で用いられている薬物のほとんどはベンゾジアゼピン系薬物である。以前はバルビツール酸も用いられていたが,知的機能障害や認知機能障害,耐性,依存形成,離脱症状,大量服用による生命の危険が大きい,などの理由で用いられなくなった。

❶ GABA$_A$受容体

図10に示すように,脳内のGABA$_A$受容体にはGABA結合部位のみならずベンゾジアゼピン結合部位,バルビツール酸結合部位,アルコール結合部位がある。抑制性伝達物質であるGABAがGABA結合部位と結合すると,Cl$^-$チャネルが開いてCl$^-$が細胞内に流入して過分極が生じ,細胞の興奮を抑制する。

❷ ベンゾジアゼピン系薬物の作用機序

ベンゾジアゼピン系薬物がGABA$_A$受容体にあるベンゾジアゼピン結合部位と結合するとGABA結合部位のGABAに対する親和性が高まるため,GABAはGABA結合部位に容易に結合するよう

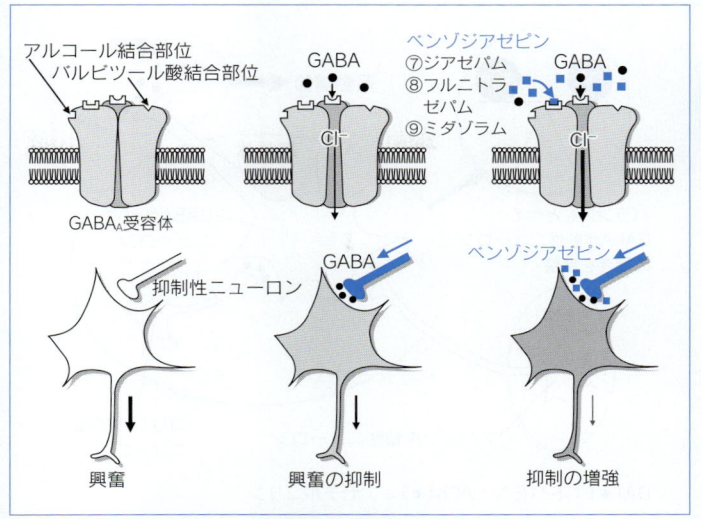

図11 ベンゾジアゼピン系薬物の作用機序

になる。したがって，図11に示すようにGABAによる細胞の興奮の抑制が増強されるのである。また，バルビツール酸やエタノールはそれぞれの結合部位に結合するとGABA結合部位のGABAへの親和性を高めたり，高濃度ではGABAとは独立してCl⁻チャネルを開放したりする。このため，ベンゾジアゼピンはエタノールやバルビツール酸と（たとえばお酒と一緒に睡眠薬を飲むと効き過ぎるといった）薬理学的相乗作用や，（たとえば酒飲みには睡眠薬が効きづらいといった）交叉耐性を生じる。

ベンゾジアゼピン系薬物には**抗不安作用，催眠作用，抗痙攣作用，筋弛緩作用**といった4大薬理作用があり，それぞれの薬物によってこれらの作用の強さが異なっている。他の薬理作用に比べて抗不安作用の強いものが抗不安薬に，催眠作用の強いものが睡眠薬として用いられている。

❸ 抗不安薬・睡眠薬の必須薬

抗不安薬・睡眠薬の中ではベンゾジアゼピン系薬物が第1選択となる。中でも救急医療においては投与経路および速効性を考慮する

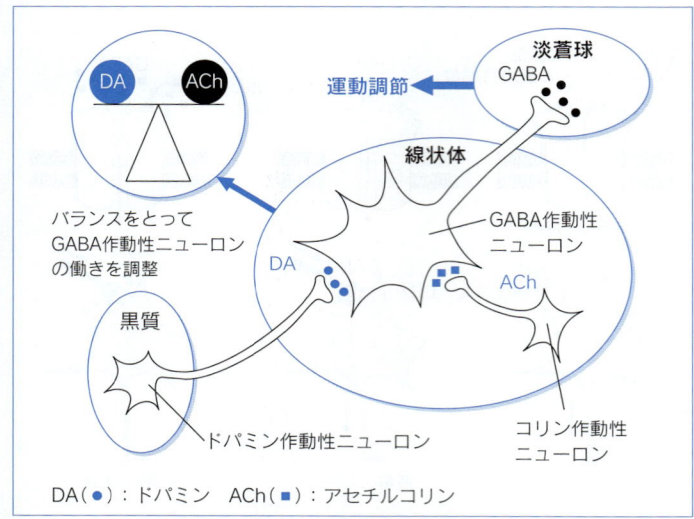

図12 錐体外路系運動調節

と注射薬があるジアゼパム，フルニトラゼパム，ミダゾラムは必須薬である．特にミダゾラムは半減期が短く持続投与が可能なため，救急医療における使用頻度は極めて高い．

4 抗パーキンソン薬

抗パーキンソン薬は抗精神病薬によって生じる副作用である**錐体外路症状**の治療に用いられる．

❶ 錐体外路系

図12に示すように黒質・線状体ではドパミン作動性ニューロンとコリン作動性ニューロンがバランスをとってGABA作動性ニューロンの働きを調整することによって錐体外路系の運動調節をおこなっている．

❷ 錐体外路症状の発症機序

図13の中央で示すようにドパミン D_2 受容体遮断作用のある抗精神病薬によって黒質・線状体のドパミン作動性神経系の活性が抑

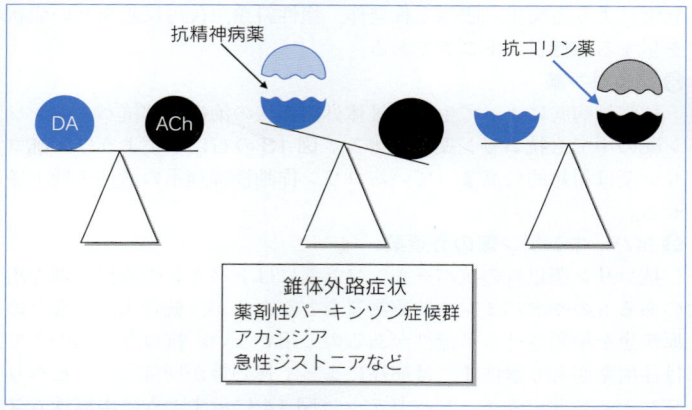

図 13 錐体外路症状の発生機序

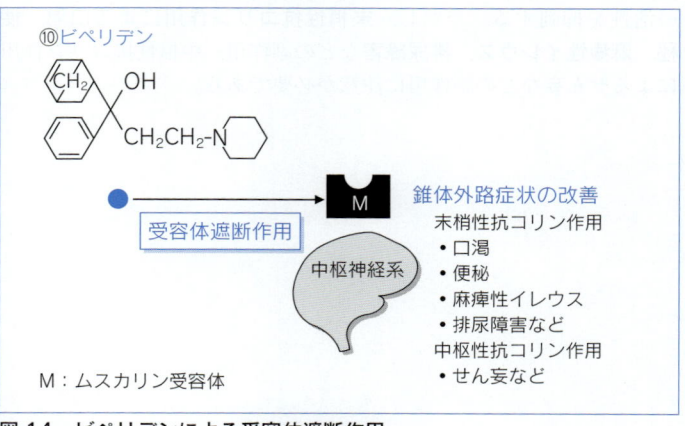

図 14 ビペリデンによる受容体遮断作用

制されると相対的にコリン作動性神経系の活性が高まって**錐体外路症状**が生じる。救急医療で問題になるのは急性に生じる錐体外路症状で，筋強剛，手指振戦，無動・寡動，前屈姿勢や小刻み歩行などの姿勢・歩行障害などの症状を呈する**薬剤性パーキンソン症候群**，下肢がムズムズしてじっとしていられなくなる**アカシジア**，筋緊張

異常により舌突出，眼球上転発作，痙性斜頸，後弓反張などの症状を呈する**急性ジストニア**である。

❸ 抗コリン薬

抗精神病薬によって生じる錐体外路症状の治療には抗パーキンソン薬の中でも**抗コリン薬**を用いる。図13の右に示すように，抗コリン薬は相対的に高まっているコリン作動性神経系の活性を低下させる。

❹ 抗パーキンソン薬の必須薬

抗コリン薬以外の抗パーキンソン薬にはドパミンの放出促進作用のあるものやドパミンの前駆物質などがあるが，統合失調症などの原疾患を増悪させる可能性があるので用いない。抗コリン薬の中では注射薬があり静注または筋注によって速効性が期待できる**ビペリデン**が必須薬である。ビペリデンは図14に示すように**中枢性ムスカリン受容体遮断作用**によって黒質・線状体のコリン作動性神経系の活性を抑制する。ただし，**末梢性抗コリン作用**による**口渇，便秘，麻痺性イレウス，排尿障害**などの副作用，中枢性抗コリン作用による**せん妄**などの副作用に注意が必要である。

B 各論

1 ハロペリドール

製品名
- セレネース®(細粒,錠剤,液剤,注射)
- リントン®(細粒,錠剤,注射)

薬理学的特徴
- ドパミン D_2 受容体に対して選択性が高く,強い遮断作用をもつ。
- ヒスタミン H_1 受容体遮断作用,ムスカリン受容体遮断作用,α_1 アドレナリン受容体遮断作用は弱い。

長所
- 抗幻覚・妄想作用が極めて強い。
- (特に幻覚・妄想を伴う)精神運動興奮にも有効である。
- 注射薬(静注および筋注可)があり,あらゆる経路から投与できる。
- 呼吸・循環器系に及ぼす影響が少ない。

短所
- 薬剤性パーキンソン症候群,急性ジストニア,アカシジアなどの錐体外路症状の発現頻度は高い。
- 悪性症候群の発現頻度が高い。

投与する症状・疾患
- 各種精神障害による幻覚・妄想,精神運動興奮などの重症な精神症状
- 統合失調症による緊張病性昏迷
- せん妄など

Do & Don't

- 定期的に心電図検査を施行し QTc 時間が 450 msec 以上に延長したり，投与前より 25% 以上延長したら心電図の持続モニター，投与量の減量または中止を考慮する。
- 悪性症候群が疑われたらただちに中止する。

実践投与量

【幻覚・妄想を伴う精神運動興奮が著しく緊急の鎮静を要する】
- 1 回 5 mg(1 A) を 1 日 1〜2 回筋肉内または静脈内投与(症状により適宜増量)

【重症な精神症状】
- 1 回 5〜20 mg(1〜4 A) を 1 日 1〜2 回静脈内投与

【せん妄】
- 初期量：1 回 1〜2 mg〔5 mg(1 A) を生理食塩水で計 5 mL として 1〜2 mL〕を 2〜4 時間ごとに静脈内投与(症状により適宜増量)

2 レボメプロマジン
3 プロペリシアジン

製品名
【レボメプロマジン】
- レボトミン®（散剤，顆粒，錠剤，注射）
- ヒルナミン®（散剤，細粒，錠剤，注射）

【プロペリシアジン】
- ニューレプチル®（細粒，錠剤，液剤）

薬理学的特徴
- ドパミン D_2 受容体遮断作用をもつが，ブチロフェノン誘導体や SDA に比べて弱い。
- ヒスタミン H_1 受容体遮断作用，ムスカリン受容体遮断作用，α_1 アドレナリン受容体遮断作用が強い。

長所
- 鎮静・催眠作用が極めて強い。
- 薬剤性パーキンソン症候群，急性ジストニア，アカシジアなどの錐体外路症状の発現頻度が低い。
- プロペリシアジンは感情調整作用，抗攻撃性が強く脳外傷後精神障害（急性期）に有効である。

短所
- 血圧低下（特にレボメプロマジン），不整脈，低体温を生じやすい。
- 末梢性抗コリン作用により口渇，便秘，麻痺性イレウス，排尿障害などの副作用を生じやすい。

投与する症状・疾患
- 各種精神障害による精神運動興奮，攻撃性，暴力行為，易怒・易刺激性，著しい不安・焦燥，気分易変性など

Do & Don't

- 定期的に心電図検査を施行し QTc 時間が 450 msec 以上に延長したり，投与前より 25% 以上延長したら心電図の持続モニター，投与量の減量または中止を考慮する。
- 不整脈，血圧低下などの出現に注意する。
- **悪性症候群**が疑われたらただちに中止する。

実践投与量

【レボメプロマジン】
- 精神運動興奮などが著しく緊急の鎮静を要する：
  1 回 25〜50 mg(1〜2 A)を適宜筋肉内投与
- 統合失調症などによる精神運動興奮：
  1 日 25〜200 mg を 2〜4 回に分割経口投与

【プロペリシアジン】
- 脳外傷後精神障害(急性期)：
  1 日 10〜60 mg を 2〜4 回に分割経口投与

4 リスペリドン

製品名
- リスパダール®(細粒,錠剤,液剤)

薬理学的特徴
- ドパミン D_2 受容体遮断作用と,強いセロトニン 5-HT_2 受容体遮断作用を併せもつ。

長所
- 抗幻覚・妄想作用が極めて強い。
- 薬剤性パーキンソン症候群,急性ジストニア,アカシジアなどの錐体外路症状の発現頻度が低い。
- 液剤があり経管チューブからの投与や口腔内投与が容易である。

短所
- 高用量では錐体外路症状の発現頻度は高くなる。
- 注射薬がなく投与経路に制限がある。
- 体重増加や高血糖をきたすことがある。

投与する症状・疾患
- 各種精神障害による幻覚・妄想などの重症な精神症状
- 統合失調症による緊張病性昏迷など

Do & Don't
- 体重および血糖値を適宜検査する。
- 悪性症候群が疑われたらただちに中止する。

実践投与量
【重症な精神症状】
- 初期量:1回1mgを1日2回経口投与(症状により適宜増量)
- 維持量:1回2〜4mgを1日2回経口投与(適宜増量,最大1日12mg)

5 パロキセチン

製品名
- パキシル®(錠剤)

薬理学的特徴
- セロトニンのシナプス前膜への再取り込みを強力かつ選択的に阻害する。
- 弱いムスカリン受容体遮断作用がある。
- CYP2D6阻害作用がある。

長所
- 重篤な副作用がほとんどない。
- 大量服用によって死に至ることはまれである。

短所
- 若年成人の服用患者において有意に自殺が増加した(自殺念慮の賦活)という報告がある。
- 悪心・嘔吐や性機能障害(勃起不全,射精遅延,無オーガズムなど)などのSSRIに共通の副作用を生じることがある。
- 他のSSRIに比べてムスカリン受容体遮断作用による口渇,便秘を生じやすい。
- 抗不整脈薬(CYP2D6阻害作用),β遮断薬(CYP2D6阻害作用),ワルファリン(蛋白結合の置換,CYP2C9阻害作用?)などと薬物相互作用がある。

投与する症状・疾患
- 気分(感情)障害:うつ病,うつ状態
- パニック障害など

Do & Don't
- 薬物相互作用により抗不整脈薬やβ遮断薬の濃度を上昇させて

効果を増強させることがあるので、併用する際には注意深く監視する。
- 薬物相互作用により**ワルファリンの効果を増強**するので、併用する際には注意深く監視する。
- 自殺念慮の賦活には十分注意する。

実践投与量

【気分（感情）障害：うつ病，うつ状態】
- 初期量：1回 10 mg または 20 mg を 1 日 1 回夕食後に経口投与（1 週ごとに 10 mg 増量，2〜3 週後に有効性を評価）
- 維持量：1回 20〜40 mg を 1 日 1 回夕食後に経口投与

【パニック障害】
- 初期量：1回 10 mg を 1 日 1 回夕食後に経口投与（1 週ごとに 10 mg/日増量，2〜3 週後に有効性を評価）
- 維持量：1回 10〜30 mg を 1 日 1 回夕食後に経口投与

6 ミルナシプラン

製品名
- トレドミン®（錠剤）

薬理学的特徴
- セロトニンおよびノルエピネフリンのシナプス前膜への再取り込みを強力かつ選択的に阻害する。
- CYP 阻害作用がない。

長所
- 重篤な副作用がほとんどない。
- 大量服用による危険が少ない。
- 有害な薬物相互作用はほとんどない。

短所
- 悪心・嘔吐や性機能障害（たとえば勃起不全，射精遅延，無オーガズム）などの SSRI と同様の副作用を生じることがある。
- ノルエピネフリン作用により特に中年男性に排尿障害を生じることがある。

投与する症状・疾患
- 気分（感情障害）：うつ病，うつ状態

Do & Don't
- 自殺念慮の賦活には十分注意する。
- 前立腺肥大などにより尿閉のある患者には投与しない。

実践投与量
【気分（感情障害）：うつ病，うつ状態】
- 初期量：1 回 25 mg を 1 日 2 回経口投与
- 1～2 週後：1 回 50 mg を 1 日 2 回経口投与（効果不十分なら適宜増量，最大 1 日 200 mg）

7 ジアゼパム

製品名
- セルシン®(散剤,錠剤,シロップ,注射)
- ホリゾン®(散剤,錠剤,注射)
- ダイアップ坐薬®

薬理学的特徴
- 中等度の抗不安作用に加えて**催眠作用,抗痙攣作用**,筋弛緩作用がある。
- 長時間型活性代謝物(デスメチルジアゼパム)がある。
- **低力価長時間作用型**である。

長所
- 作用の発現が速やかである。
- 重篤な副作用はほとんどない。
- 治療係数(LD_{50}/ED_{50})が大きく,大量服用で死に至ることはまれである。
- 注射薬(静注および筋注可)のみならず坐薬やシロップがあり,あらゆる経路から投与できる。
- **痙攣発作に対しては第1選択**である。
- ベンゾジアゼピン受容体拮抗薬であるフルマゼニルがある。

短所
- 長期投与により依存,耐性を生じることがある。
- 中枢神経抑制作用のある薬と併用すると抑制効果が増強する。
- 急速投与で**呼吸抑制**が生じることがある。

投与する症状・疾患
- 不安症状
- アカシジア
- 痙攣発作

- アルコール離脱症状
- 急性覚醒剤中毒など

Do & Don't
- 肺疾患のある患者では注意深く使用する。
- 緑内障や重症筋無力症の患者には投与しない。

実践投与量
【不安症状】
- 1回2〜5 mgを1日2〜4回経口投与

【アカシジア】
- 1回5〜10 mg(5 mg注を1〜2 A)をできるだけ緩徐に静注

【痙攣発作】
- 1回5〜10 mg(5 mg注を1〜2 A)を静注。発作が消失するまで5〜10分ごとに繰り返す

【アルコール離脱症状】
- 軽症〜中等症：1回10〜20 mg(5 mg注を2〜4 A)を1〜4時間ごとにできるだけ緩徐に筋注または静注

【急性覚醒剤中毒】
- 1回5〜10 mg(5 mg注を1〜2 A)を5〜10分ごとに静注

8 フルニトラゼパム

製品名
- ロヒプノール®(錠剤,注射)
- サイレース®(錠剤,注射)

薬理学的特徴
- 催眠作用が強い。
- 中時間作用型である。

長所
- 不眠の治療効果に優れている。
- 入眠効果の発現が速やかである。
- 重篤な副作用はほとんどない。
- 治療係数(LD_{50}/ED_{50})が大きく大量服用で死に至ることはまれである。
- 注射薬(静注および筋注可)があり,あらゆる経路から投与できる。
- ベンゾジアゼピン受容体拮抗薬であるフルマゼニルがある。

短所
- 長期投与により依存,耐性を生じることがある。
- 中枢神経抑制作用のある薬と併用すると抑制効果が増強する。
- 急速投与で呼吸抑制が生じることがある。
- 第二種向精神薬であり,取り扱いに特別な注意が必要である。

投与する症状・疾患
- 不眠症
- 精神運動興奮など

Do & Don't
- 肺疾患のある患者では注意深く使用する。

- 緑内障や重症筋無力症の患者には投与しない。

実践投与量

【不眠症】
- 1回 0.5〜2 mg を1日1回就寝前経口投与
- 1回 2 mg（1 A）を 20〜100 mL の注射用水または生理食塩水で希釈してできるだけ緩徐に静注する

9 ミダゾラム

製品名
- ドルミカム®(注射)

薬理学的特徴
- 催眠作用が強い。
- 超短時間作用型である。

長所
- 効果の発現が速やかである。
- 重篤な副作用はほとんどない。
- 治療係数(LD_{50}/ED_{50})が大きい。
- 注射薬(静注および筋注可)がある。
- ベンゾジアゼピン受容体拮抗薬であるフルマゼニルがある。

短所
- 長期投与により依存,耐性を生じることがある。
- 中枢神経抑制作用のある薬と併用すると抑制効果が増強する。
- 急速投与で**呼吸抑制**が生じることがある。

投与する症状・疾患
- 不穏,興奮
- 痙攣重積発作
- アルコール離脱せん妄,アルコール離脱振戦せん妄
- 悪性症候群
- 急性覚醒剤中毒など

Do & Don't
- 肺疾患のある患者では注意深く使用する。
- 緑内障や重症筋無力症の患者には投与しない。

実践投与量
- 3～20 mg/時〔20 mg(2 A)を生理食塩水で計 20 mL として 3～20 mL/時〕で持続静注

10 ビペリデン

製品名
- アキネトン®(細粒, 錠剤, 注射)
- タスモリン®(散剤, 錠剤, 注射)

薬理学的特徴
- 中枢性ムスカリン受容体遮断作用によって黒質・線状体のコリン作動性神経系の活性を抑制する。

長所
- 効果の発現が速やかである。
- 注射薬(静注および筋注可)があり、あらゆる経路から投与できる。

短所
- 末梢性抗コリン作用により口渇, 便秘, 麻痺性イレウス, 排尿障害などの副作用が生じることがある。
- 中枢性抗コリン作用によりせん妄などの精神症状が生じることがある。
- 依存が生じることがある。

投与する症状・疾患
- 薬剤性パーキンソン症候群
- アカシジア
- 急性ジストニア

Do & Don't
- 緑内障や重症筋無力症の患者には投与しない。

実践投与量

【薬剤性パーキンソン症候群】
- 初期量：1回1 mg を1日2回経口投与
- 維持量：1回1〜2 mg を1日2〜3回経口投与

【アカシジア，急性ジストニア】
- 1回5〜10 mg（1〜2 A）を筋注

Ⅲ 救急外来編マスト30

A 精神症状編

1 身体疾患で搬送され，著しい精神病症状のある患者

幻覚・妄想，精神運動興奮

要諦

- 身体疾患由来のもの，薬物由来のものを鑑別する。
- 身体疾患が重症ではなく救急外来のみで対応可能であれば，その後の精神科病床への入院の際に必要な患者本人の同意や精神保健指定医による診察を妨げる薬物を投与しない。
- 危険な行為が予測されれば警察官に応援を要請する。
- 患者の転送をスムーズにするためには，精神科救急施設と普段からギブアンドテイクの良好な関係を構築することが重要である。

CASE 1

【患者】 35歳，男性

【現病歴】

5日前より職探しの目的で友人宅に滞在していた。2日前より「換気口に盗聴器が仕掛けられている」「ヤクザに狙われている」など友人に訴え落ち着かなくなった。包丁を持ち出して，路上で意味不明なことをぶつぶつ呟いて興奮していたが，突然自分の左第5指を包丁で切断したのを通行人に目撃されて救急要請となった。

【来院時現症】

意識レベル：JCS 0
瞳孔：4.5 mm 同大，対光反射迅速
血圧：130/86 mmHg，心拍数 110/分
呼吸数：20/分，体温：36.7℃

ベッド上で安静が保てず，周囲を盛んに気にしていた。指の切断については「ヤクザの『指を詰めろ』という声に命令された」と話していた。

表5 「精神保健及び精神障害者福祉に関する法律」第24条

(警察官の通報)
第24条 警察官は,職務を執行するに当たり,異常な挙動その他周囲の事情から判断して,精神障害のために自身を傷つけ又は他人に害を及ぼすおそれがあると認められる者を発見したときは,直ちに,その旨を,もよりの保健所長を経て都道府県知事に通報しなければならない。

【来院時検査所見】
　動脈血ガス:異常なし
　末梢血:異常なし
　血液生化学:異常なし
　胸部単純X線:異常なし
　心電図:異常なし

【来院後の経過】
　来院時は「やつらが見張ってる」「ここにも盗聴器が仕掛けられてる」などと訴えてきょろきょろと周囲を見渡すなど,安静が保てなかった。ハロペリドール10 mg静注したところやや落ち着いたが,切断指の再接着は困難と判断して外来で局所麻酔にて断端形成術を施行した。その後に突然点滴を自己抜去して起き上がり「俺に触るな」「殺す気か」などと興奮状態となり,医療者に殴りかかろうとした。説得もまったく無効であり,暴力行為が切迫していると判断して**警察官に応援を要請**した。総勢8名で取り囲んだところ戦意を喪失してややおとなしくなったタイミングで取り押さえた。**自傷・他害の危険が切迫している**と判断して**警察官より通報**してもらい(「精神保健及び精神障害者福祉に関する法律」第24条,表5),指定された精神科病院に警察官によって転送となった。その後2名の精神保健指定医の診断結果に基づき**措置入院**となった。

解説

　救急には身体疾患に幻覚・妄想や精神運動興奮などの精神病症状を伴った患者が搬送されることがある(表6)。幻覚・妄想も精神運動興奮も**精神障害に由来**しているものが多いが,**身体疾患に由来**しているものや**薬物に由来**しているものがあるので救急外来での鑑別が必要である。

表6 代表的な精神病症状

幻覚： 実際に存在しないものを知覚すること	幻聴：命令，悪口，非難，批判などの内容が多い		
	幻視：小動物幻視，小人幻視など。意識の混濁を伴っていることが多い		
妄想： 客観的に誤った思考内容で，訂正不能な強固な確信	被害妄想： 他人が自分に危害を加えるという内容	注察妄想：「見張られている」	
		追跡妄想：「追いかけられている」	
		被毒妄想：「毒を盛られた」	
		関係妄想：「(他人が)自分の悪口を言っている」	
		嫉妬妄想：「(相手が)浮気をしている」	
	微小妄想： 自分の健康，経済状態，倫理観，能力などを過少に評価する内容	心気妄想：「(癌などの)重い病気にかかった」	
		貧困妄想：「経済的に破綻した」	
		罪業妄想：「(些細な失敗であるのに)重大な罪を犯した」	
		虚無妄想：「身体も世の中もなくなってしまった」	
		永遠妄想：「永遠に苦しみ死ぬこともできない」	
	誇大妄想： 自分を過大に評価する内容	血統妄想：「自分は高貴な血筋の生まれだ」	
		恋愛妄想：「(有名人など)特定の人に愛されている」	
		宗教妄想：「自分は神である」	
		発見妄想：「大きな発明をした」	
精神運動興奮：激しい行動過多を伴う興奮状態			

　幻覚は実際には存在しないものを知覚することである。幻聴は命令，悪口，非難，批判などの内容が多く，統合失調症やアンフェタミン精神病などで認められる。幻視は意識の混濁を伴っている場合が多く，せん妄では小動物幻視，小人幻視などが出現する。

　妄想は客観的に誤った思考内容であるが，患者本人にとっては訂正不能な強固な確信である。被害妄想は他人が自分に危害を加えるという内容で，統合失調症やアンフェタミン精神病などでみられる。さらに詳細な内容によって注察妄想，追跡妄想，被毒妄想，関係妄想，嫉妬妄想などに分けられる。微小妄想は自分の健康，経済状態，倫理感，能力などを過小に評価する内容で，主としてうつ病エピソードで認められる。さらに詳細な内容によって心気妄想，貧

表7 精神保健及び精神障害者福祉に関する法律に定められた入院形式

❶ 任意入院	・患者本人の同意による入院
❷ 医療保護入院	・患者本人の同意が得られず，保護者または市区町村長の同意による非自発的入院 ・**精神保健指定医の診察**により判定
❸ 措置入院	・**自傷他害のおそれが強い場合** ・都道府県知事命令による非自発的入院 ・**精神保健指定医2名の診察**による判定の一致を要する ・国公都道府県立病院，その他の指定病院のみ
❹ 緊急措置入院	・措置入院が急速を要し，手続きが間に合わない場合 ・**精神保健指定医1名の診察**により判定 ・期限は72時間 ・国公都道府県立病院，その他の指定病院のみ
❺ 応急入院	・上記のいずれにも該当せず，かつ医療上急速を要する場合の非自発的入院 ・**精神保健指定医の診察**により判定 ・期限は72時間 ・応急入院指定病院のみ

困妄想，罪業妄想，虚無妄想，永遠妄想などに分けられる。対照的に誇大妄想は自分を過大に評価する内容で，**躁病エピソード**や統合失調症などで認められる。さらに詳細な内容によって**血統妄想，恋愛妄想，宗教妄想，発見妄想**などに分けられる。興奮はそれほど著しくないが幻覚や妄想に左右された状態を慣例的に**幻覚・妄想状態**とよんでいる。

精神運動興奮は激しい運動過多を伴う興奮状態であり，統合失調症，アンフェタミン精神病，躁病エピソードなどでみられる。緊張病症候群の症状として現れる**緊張病性興奮**は攻撃性を伴う圧倒されるほどの激しい興奮で，突然に昏迷状態へ交代することがある。また，躁病エピソードに由来する**躁性興奮**では高揚気分に加えて，身体活動および精神活動の量と速度が高まる（☞ p 206, 222, 229, 236, 244）。

幻覚・妄想や精神運動興奮のある患者は，**身体疾患が重症でなくて救急外来のみで対応可能であれば，精神科病床での入院加療に速やかにつなげなくてはならない**。その際の入院形式は**表7**に示したものがある。任意入院は患者本人の同意による入院であるが，それ

表8 幻覚・妄想や精神運動興奮に対する対応

❶ **言語的介入**：通常は言語的介入による鎮静効果は一時的
❷ **可能な限り人を集める**：警察官の応援を要請することも考慮
❸ **徒手拘束**：窒息に注意

以外は精神保健指定医の診察が必要である。救急外来で投与した薬物によって精神科病棟への入院の際に必要な患者本人の同意や精神保健指定医による診察を妨げないことが重要である。

診断のポイント

- 身体疾患の診断・治療と平行して、精神病症状の原因が、身体疾患〔脳腫瘍や脳挫傷などの頭蓋内病変、脳炎や髄膜炎などの中枢神経系の炎症性疾患、全身性エリテマトーデス(SLE)や甲状腺疾患などの全身性疾患、その他〕に由来するものでないか、覚醒剤やステロイドなどの薬物に由来するものでないか、頭部単純および造影CT、血液検査、髄液検査、Triage DOA® などによって鑑別する。

対応のポイント （表8）

- **言語的介入**：幻覚は実際に存在しないもの、妄想は誤った思考内容であるが患者にとっては現実である。一般に幻覚・妄想は苦痛を伴うものであるので、それらを否定しようとすると自分を理解してもらえないと感じて心を閉ざしてしまう。「そんなことがあるの」「それはつらいね」と共感し、**それらによる苦痛に理解を示すことが信頼関係(ラポール)を築くうえで重要**である。ただし、誇大妄想には肯定も否定もせず、中立的な態度を保つほうがよいとされている。精神運動興奮に対しては冷静に話しかけ、援助者であることを伝え興奮を鎮める努力をする。しかしながら、**通常は言語的介入による鎮静効果は一時的**である。
- **可能な限り人を集める**：意識が清明であれば、**相対する人の数が圧倒的に多数であることを認識することによって戦意を喪失**し、言語的介入が容易になることがある。必要と判断したら**警察官の応援を要請**する。精神障害者への対応に際して警察官の応援を要請する法的根拠となるのが表9に示すような**警察官職務執行法**

表9 精神科救急患者の保護および移送にかかわる法律
　　―警察官職務執行法(警職法)

(第3条)自傷他害の危険性がある精神障害者と思われるケースを保護し24時間以内に医療施設などに収容すること	警察保護となった精神障害者のうち,措置入院の可能性のあるケースを病院に搬送するための法的根拠
(第5条)危険な行為が予測されるケースを制止することができる	危険が予測されるケースに対応する際に警察官の応援を要請したり,救急隊が病院まで搬送する際に,警察官の同行を要請(臨場要請)するための法的根拠

(警職法)の第3条および第5条である。もし,本症例のように患者が自傷・他害の危険が切迫していて措置入院の適応があると判断すれば,身体疾患の治療が終了した時点で,**警察官から通報**(「精神保健及び精神障害者福祉に関する法律」第24条通報)してもらい,自治体の指定する病院(精神科)に警察官によって搬送してもらうことが第3条によって可能である。また,本症例のように危険な行為が予測される患者の対応に際して**警察官の応援を要請**したり,その後の患者の病院(精神科)への転送に際して**警察官の同行を要請**することが第5条によって可能である。

- **徒手拘束**:攻撃性が強すぎたり,被害妄想により非常に猜疑的で取り付く島もなかったりする場合は徒手拘束する。徒手拘束の前にリーダーとなる者を決める。リーダーはそれぞれが捕捉する部位を決める。また,リーダーは徒手拘束の際には患者の注意をそらせたり,徒手拘束が今後の治療のためにやむをえないことを冷静に話しかけたりする。素手による徒手拘束では危険と思われたら,毛布などで包み込むように組み伏せる。ただし,**窒息には注意が必要**である。

薬物治療のポイント

- 身体的には重症でなく入院の必要がない場合は,(その後の精神科病床への入院に際して必要となる)患者本人の同意や精神保健指定医による診察を妨げるような薬物の使用は控える。
- ハロペリドールの静注またはレボメプロマジンの筋注または両者の併用でも無効であれば,(中止すると速やかに効果が消失する)

プロポフォールの持続静注により鎮静する。プロポフォールを投与する際には呼吸・循環抑制に注意する。

治療のフローチャート

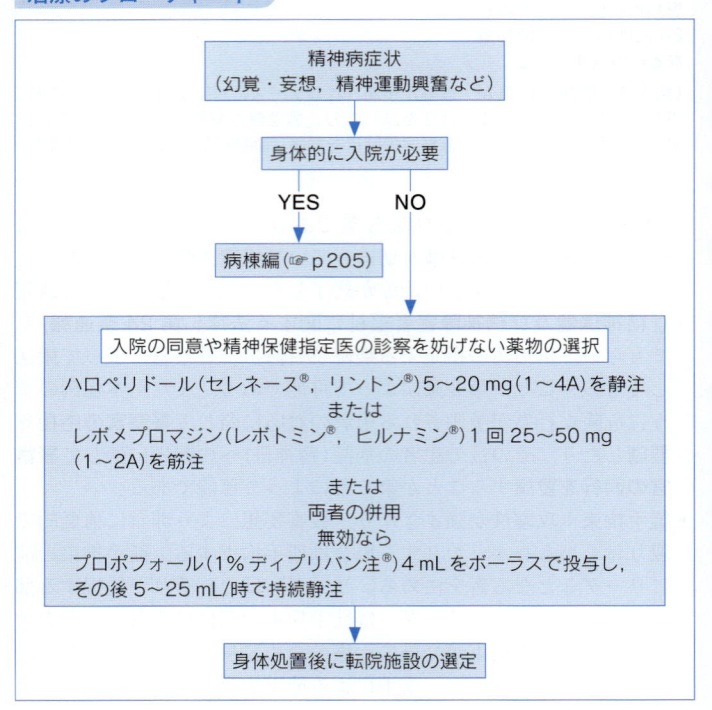

```
精神病症状
(幻覚・妄想, 精神運動興奮など)
        ↓
身体的に入院が必要
   YES      NO
    ↓
病棟編(☞p205)
```

入院の同意や精神保健指定医の診察を妨げない薬物の選択

ハロペリドール(セレネース®, リントン®) 5〜20 mg (1〜4A) を静注
または
レボメプロマジン(レボトミン®, ヒルナミン®) 1回 25〜50 mg (1〜2A) を筋注

または
両者の併用
無効なら
プロポフォール(1%ディプリバン注®) 4 mLをボーラスで投与し, その後5〜25 mL/時で持続静注

↓
身体処置後に転院施設の選定

転院施設の選定

著しい精神病症状のある患者の転院施設の選定は原則的には**表10**に示すとおりである。身体疾患の入院治療の継続が必要であるが, 精神病症状の治療が自らの施設では困難であれば**精神科病床をもつ総合病院**を選定する。身体疾患の治療は終了したか, 外来でも可能であれば, **自傷・他害が切迫している**と判断されれば**警察保護**の後に「**精神保健及び精神障害者福祉に関する法律」第24条通報**してもらう。それ以外は, かかりつけの病院があればそこに転送す

表10 著しい精神病症状のある患者の転院施設の選定

❶ 身体疾患の入院治療の継続も必要	➡精神科病床をもつ総合病院	
❷ 身体疾患の治療が終了またはで外来でも可能	自傷・他害の恐れが切迫	➡警察保護の後に「精神保健及び精神障害者福祉に関する法律」第24条通報
	かかりつけの病院がある	➡そこに搬送
	かかりつけの病院があるが受け入れ困難（入院病床がない，満床，遠方）またはかかりつけの病院がない	➡しばしば病院選定が困難 ➡精神科救急施設（情報センター？）

表11 精神科救急医療情報センターに関する日本精神科救急学会のガイドライン

1. 精神保健福祉士等の常勤専門職を配置すること。
2. 救急電話サービス（ホットライン）が可能なように電話番号が公開され，原則的に24時間対応できること。
3. 緊急性，即刻受診の必要性，翌日通常診察時間でも可能か否か，等の判定業務が可能であること。情報センター職員の必要に応じ，精神科医等のコンサルテーションが得られること。
4. 電話相談のみでも当面の安心感を得ること等で一応の解決が得られることも多いので，電話カウンセリングの技術をもつこと。
5. 即刻受診可能な病院の所在その他の必要情報を提供できること。また，翌日受診先の紹介も可能であること。
6. 迅速にかつ無料で利用できる地域の救急搬送手段を相談依頼者に紹介し，また情報センターから直接依頼することが可能であること。その場合，法令に従った搬送手段であること。

る。問題は，かかりつけの病院があっても，クリニックなどで入院病床がなかったり，満床であったり，遠方であって受け入れが困難な場合，またはかかりつけの病院がない場合である。精神科救急医療体制が整備されている自治体であれば自治体の指定する**精神科救急施設**に搬送すればいい。そうでない自治体ではしばしば病院の選定が困難を極める。

精神科救急医療体制の整備状況は地域によって大きく異なる。表

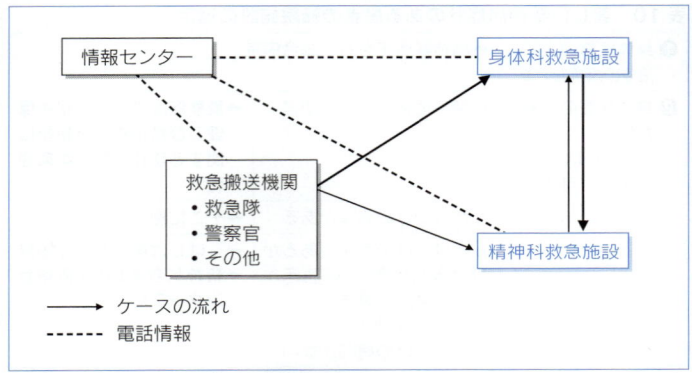

図15 理想的な精神科救急医療体制

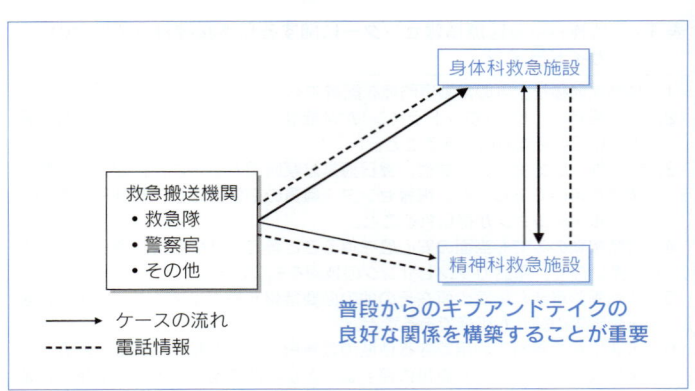

図16 現実の精神科救急医療体制

11に精神科救急医療情報センターに関する日本精神科救急学会のガイドラインを示す。このような情報センターの整備されている地域であれば、図15に示すように身体科救急施設から情報センターに電話すれば受け入れ可能な精神科救急施設の情報が得られる。ところが、精神科救急医療体制が整備されていない地域では、図16に示すように身体科救急施設から受け入れ可能な精神科救急施設を探さなければならない。

精神科救急施設に搬送される**精神科救急患者の3割に身体合併症**があるといわれている。したがって、普段からそのような患者を受け入れ、**精神科救急施設とギブアンドテイクの良好な関係が構築**されていると患者の転送は比較的容易になる。

精神科医への申し送りのポイント

- 身体疾患由来のものや薬物由来のものが鑑別できていることを伝える。
- 身体合併症についての詳細な情報を提供する。
- 鎮静などの目的で**使用した薬物の詳細な情報**を提供する。

▶参考文献

1) 上條吉人:救命救急エキスパートナーシング. 第Ⅲ章 主な症状・症候への対応, 20 精神科救急. pp.300-311, 南江堂, 2005.
2) 浜中聡子, 上條吉人:精神的管理. Current Therapy 23:38-42, 2005.
3) 上條吉人:各科領域の救急―精神科―. Emergency nursing 17:37-43, 2004.
4) 上條吉人:精神症状を有する救急・集中治療患者の後方施設への紹介とその問題点. 救急・集中治療 15:529-532, 2003.
5) 高橋英彦, 秀野武彦, 上條吉人:身体疾患を合併した患者を精神科病棟へ入院依頼された場合. 精神科 1:406-411, 2002.
6) 上條吉人:ナースのポケットに強い味方 救急看護へのサポート. 第4章症状別の看護 37.幻覚・妄想. pp.204-205, 第5章救急時の様々な対応, 6.精神疾患への対応. pp.278-279. 南山堂, 2002.
7) 上條吉人:精神科的疾患をもつ外傷患者. 救急医学 25:947-949, 2001.
8) 上條吉人:救急現場のピットフォール(2)―症状・形態からみた観察と処置―外因性疾患, 4.精神疾患合併患者外傷. pp.132-138, 荘道社, 2001.
9) 上條吉人, 堤邦彦, 吉次聖志:精神科救急・合併症医療の今後の課題. 精神神経学雑誌 98:880-885, 1996.
10) 上條吉人:救急患者の精神的ケア. 症例から学ぶ全人的アプローチ. pp.75-102(第4章), pp.127-154(第6章), 医学書院MYW, 1996.
11) 上條吉人:精神障害. 救急救命士標準テキスト, 改訂第7版. へるす出版, pp.774-781, 2007.

2 昏睡状態のふれこみで搬送された患者（1）

緊張病性昏迷

要諦

- 身体疾患由来のもの，薬物由来のものを鑑別する。
- 意識障害と鑑別する。
- 突然に興奮状態に交代することがあるので注意する。
- 輸液によって脱水や高ミオグロビン血症に対処する。
- 中途半端に治療したり，鑑別にベンゾジアゼピン系薬物を用いると興奮状態に交代することがあるので精神病由来と判断したら精神科施設に転送する。

CASE 2

【患者】 23歳，女性

【現病歴】

2日前の夜に友人との外出から帰宅すると多弁・多動がみられ，突然に笑い出したり，場にそぐわない表情をとったりした。また，「友人に薬を飲まされた」「みんなが私のことを笑ってる」などと夫に訴え，一晩中起きていた。翌日夫が仕事から帰宅すると「マンションの外で私を狙っている」と訴えたり，夫を別人の名前で呼んだりした。早朝にベッドで開瞼していたが，まったく呼びかけに反応なく，両手を上に伸ばして不自然な姿勢をとっていたため救急要請された。

【来院時現症】

意識レベル：JCS？
瞳孔：5.0 mm 同大，対光反射迅速
血圧：148/100 mmHg，心拍数：106/分
呼吸数：18/分，体温：36.7℃

表情は硬固で，開瞼し，眼球運動は saccadic であった。Arm drop テストを施行しようとするとその肢位を保ったままであった。

【来院時検査所見】

動脈血ガス：異常なし
末梢血：異常なし
生化学：異常なし
頭部単純CT：異常なし
脳波：基礎律動は10 Hz前後のα波に速波が混入
Triage DOA®：すべて陰性

【来院後の経過】

来院時は開瞼し，眼球運動はsaccadicであった．四肢のトーヌスはやや亢進し，他動的な肢位を不自然に長く保った．血液検査，頭部単純CT，脳波でも異常を認めなかった．緊張病性昏迷を疑い夫とともに救急車で某精神科病院外来に転送した．某精神科病院外来で，精神保健指定医の診断により入院が必要と判断され，保護義務者である夫の同意のもとに医療保護入院となった．

解説

昏迷とは，意識は清明であるにもかかわらず外的刺激にまったく反応せず，自発的な運動や発語がない状態である．すなわち刺激のインプットはできるがアウトプットはできないという状態である．緊張病性昏迷は，緊張型をはじめとした統合失調症などの精神病に由来しているものが多いが，身体疾患に由来しているものや薬物に由来しているものがあるので救急外来での鑑別が必要である．緊張病性昏迷は突然に興奮状態に交代することがある．また，極度の脱水をきたしていたり，非外傷性挫滅症候群やコンパートメント症候群を合併していたりすることがあるので注意が必要である（☞p 200）．

診断のポイント

- 身体疾患由来のものと薬物由来のものとの鑑別：頭部単純および造影CT，血液検査，髄液検査，Triage DOA®などをおこなう．
- 昏迷状態と意識障害との鑑別：表12に示した鑑別のポイントを参考にする．
- 緊張病性昏迷の診断：表13および図17に示した特徴を参考にする．

表12 昏迷状態と意識障害の鑑別のポイント

❶ 一見した意識障害の程度に反して**呼吸状態が穏やかで舌根沈下はみられな**い。
❷ 閉瞼していることもあるが，**瞼を開こうとすると抵抗する**ことが多い。また**開口にも抵抗する**ことが多い。
❸ **眼球運動は saccadic** である。
❹ **瞬時に目を閉じる**。
❺ **反射は正常で，病的反射はみられない**。
❻ **脳波は正常**である。

表13 緊張病性昏迷の診断のポイント

❶ 表情は硬く拒絶的（**硬さと冷たさ**）
❷ 寝たきりか同じ姿勢をとり続けることが多い（**常同姿勢**）。
❸ **カタレプシー**（受動的にとらされた姿勢を，たとえ不自然な姿勢であっても過度に長く保ち続け，もとに戻そうとしない）がみられることがある（極端になれば**蝋屈症**）。
❹ 内界は幻覚・妄想で占められていることが多い。
❺ 幻覚・妄想を疑わせる言動や意味不明な興奮が先行していることがある。
❻ 突然に興奮状態に交代することがある。

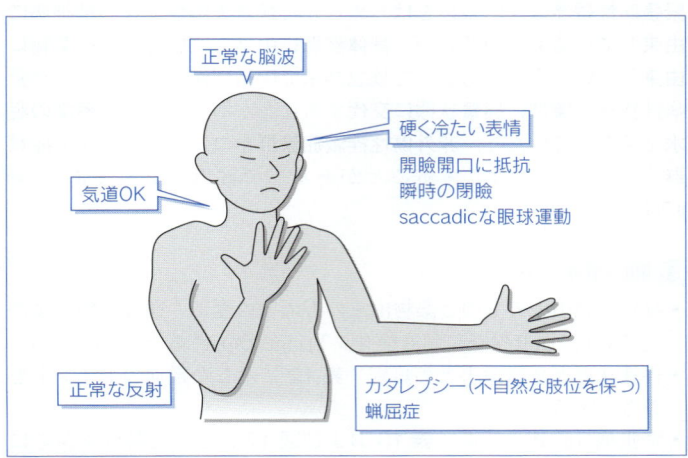

図17 緊張病性昏迷の特徴

治療のポイント

- **輸液**を施行する。緊張病性昏迷は**脱水状態**をきたしていたり，**非外傷性挫滅症候群**によって**高ミオグロビン血症**をきたしていることがあるので細胞外液を中心に必要量の輸液を施行する。
- 非外傷性挫滅症候群やコンパートメント症候群などの合併症により救急病棟への入院の必要があれば緊張病性昏迷の治療をする。そうでなければ救急外来で中途半端な治療をすると**突然に興奮状態に交代**することもあるので，**抗精神病薬**などによる治療はせずに精神科施設に転送する。

治療のフローチャート

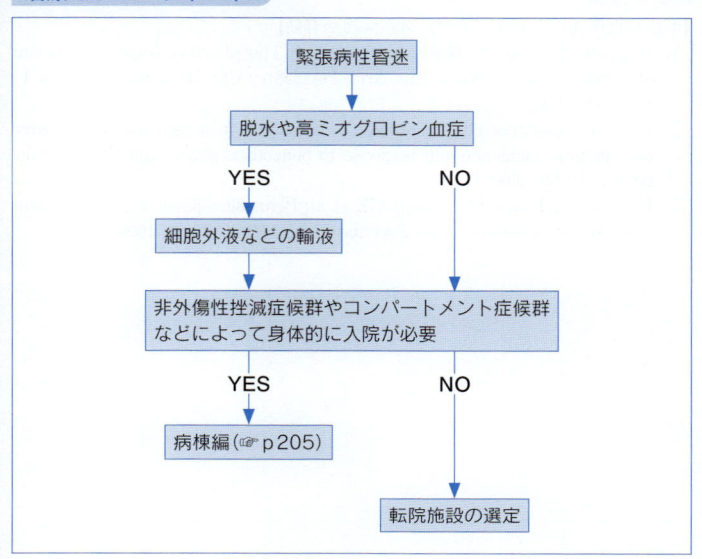

```
緊張病性昏迷
    ↓
脱水や高ミオグロビン血症
    ├─ YES →  細胞外液などの輸液
    │           ↓
    │       非外傷性挫滅症候群やコンパートメント症候群
    │       などによって身体的に入院が必要
    │           ├─ YES → 病棟編（☞p205）
    │           └─ NO ──┐
    └─ NO ──────────────┴→ 転院施設の選定
```

精神科医への申し送りのポイント

- 身体疾患由来のものや薬物由来のものが鑑別できていることを伝える。
- 身体合併症についての詳細な情報を提供する。

- 使用した薬物の詳細な情報を提供する。

ひとことメモ

- ベンゾジアゼピン系薬物を緩徐に静注して精神病に由来した緊張病性昏迷を鑑別することもできます。たとえば，フルニトラゼパム 2 mg（1 A）を注射用水または生理食塩水 20 mL に溶いて緩徐に静注します。患者の緊張が溶けて会話が可能になり，幻覚・妄想の内容を語るようであれば精神病に由来したものが疑えます。ただし，**興奮状態に交代**することがあるので救急外来ではおすすめできません。

▶参考文献

【緊張病性昏迷にベンゾジアゼピン系薬物が有効】
1) Ungvari GS, Kau LS, Wai-Kwong T et al: The pharmacological treatment of catatonia: an overview. Eur Arch Psychiatry Clin Neurosci 251 Suppl 1 : 131-134, 2001.
2) Lee JW, Schwartz DL, Hallmayer J: Catatonia in a psychiatric intensive care facility: incidence and response to benzodiazepines. Ann Clin Psychiatry 12 : 89-96, 2000.
3) Ungvari GS, Leung CM, Wong MK et al: Benzodiazepines in the treatment of catatonic syndrome. Acta Psychiatr Scand 89 : 285-288, 1994.

3 昏睡状態のふれこみで搬送された患者（2）

解離性昏迷

要諦
- 身体疾患由来のもの，薬物由来のものを鑑別する。
- 意識障害と鑑別する。
- 暗示的に励ましながら動作を促す。
- 無効であればベンゾジアゼピン系薬物を緩徐に静注する。
- 昏迷が解けた際の対応に不安があればベンゾジアゼピン系薬物による治療をせずに精神科施設に転送する。
- かかりつけの病院があれば，紹介状を持たせて精神科外来に受診させる。
- かかりつけの病院がなければ，本人の同意を得て精神科外来を紹介する。

CASE 3
【患者】 19歳，女性
【現病歴】
　学業が思わしくなく，翌日から始まる試験がストレスになっていた。学校で友人との会話中に突然崩れるように倒れ，呼びかけにもまったく反応しないため救急要請となった。
【来院時現症】
　意識レベル：JCS 300 ?
　瞳孔：3.0 mm 同大，対光反射迅速
　血圧：110/70 mmHg，心拍数 60/分
　呼吸数：14/分，体温：36.3℃
　開瞼には抵抗した。眼球運動は saccadic であった。四肢は弛緩していたが反射は正常で，病的反射は認めなかった。
【来院時検査所見】
　動脈血ガス：異常なし
　末梢血：異常なし

血液生化学：異常なし
心電図：異常なし
頭部単純 CT：異常なし
脳波：基礎律動は 11 Hz 前後の α 波に速波が混入。

【来院後の経過】

　救急外来での血液検査，頭部単純 CT，脳波検査でも異常を認めなかった。検査で**異常がないことを説明しながら体動を促した**ところ次第に反応が現れ，徐々に動きも正常となった。意識清明など神経学的所見に異常を認めないことを確認して，精神科外来を紹介した。

解説

　昏迷とは，意識は清明にもかかわらず**外的刺激にまったく反応せず，自発的な運動や発語がない状態**である。すなわち刺激のインプットはできるがアウトプットはできないという状態である。**解離性昏迷**は，若い女性に多く，ストレス負荷の強い出来事，あるいは対人関係上の問題などの社会的，環境的，心理的な問題などが心因となって生じる昏迷状態をいう。**解離性障害，パーソナリティ障害，精神発達遅滞**などの精神障害に由来する不適応反応として出現することが多く，葛藤や不安からの**現実逃避**としての不随意な症状と考えられている。

診断のポイント

- 身体疾患由来のものと薬物由来のものとの鑑別：頭部単純および造影 CT，血液検査，髄液検査，Triage DOA® などをおこなう。
- 昏迷状態と意識障害との鑑別：**表 12**（☞ p 56）に示した鑑別のポイントを参考にする。
- 解離性昏迷の診断：**表 14** と**図 18** に示した特徴を参考にする。

治療のポイント

- 鑑別診断の目的で検査をすすめ，検査に異常はないことを話しかけながら，**暗示的に励ましながら，動作を促す**。
- 改善を認めなければベンゾジアゼピン系薬物を緩徐に静注する。
  → 昏迷が解けて会話が可能になる。ただし，葛藤や不安からの現

表 14　解離性昏迷の診断のポイント

❶ **心理的誘因**があることが多い。
❷ 以前にも同様のエピソードがあることが多い。
❸ 時や場所との関係が深く, 通常は**目撃者のいない所では生じない**。
❹ 倒れる際に, 外傷を負うことが少ない。
❺ 尿, 便失禁がない。
❻ 無表情で四肢は弛緩していることが多い(弛緩性昏迷)。
❼ 人のいない所では長く続かない。
❽ 暗示的に励ましながら動作を促すと反応が出やすい。

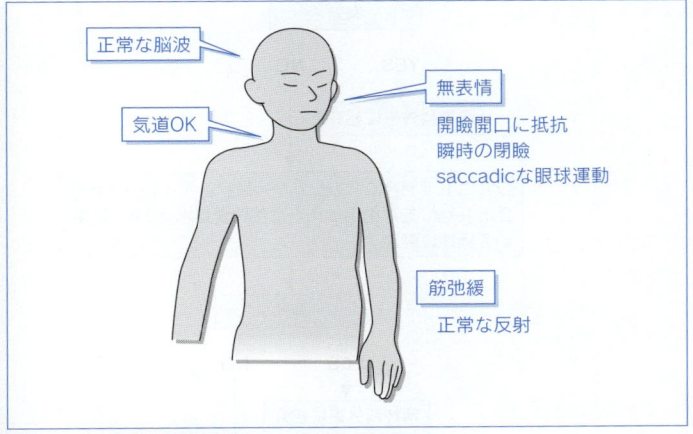

正常な脳波
気道OK
無表情
開瞼開口に抵抗
瞬時の閉瞼
saccadicな眼球運動
筋弛緩
正常な反射

図 18　解離性昏迷の特徴

実逃避である場合に, これらの葛藤や不安に直面して反応を起こすことがあるので, その際の対応に不安があれば**ベンゾジアゼピン系薬物による治療をせずに精神科施設に転送する**。
→ フルニトラゼパム 2 mg(1 A)を注射用水または生理食塩水 20 mL に溶いて, 話しかけて効果を判断しながら緩徐に静注する。
・症状が改善したら, かかりつけの病院があれば紹介状を持たせて精神科外来を受診させる。対応に迷ったらかかりつけの病院に判断してもらうとよい。

• かかりつけの病院がなければ，本人の同意を得てから精神科外来を紹介する。

治療のフローチャート

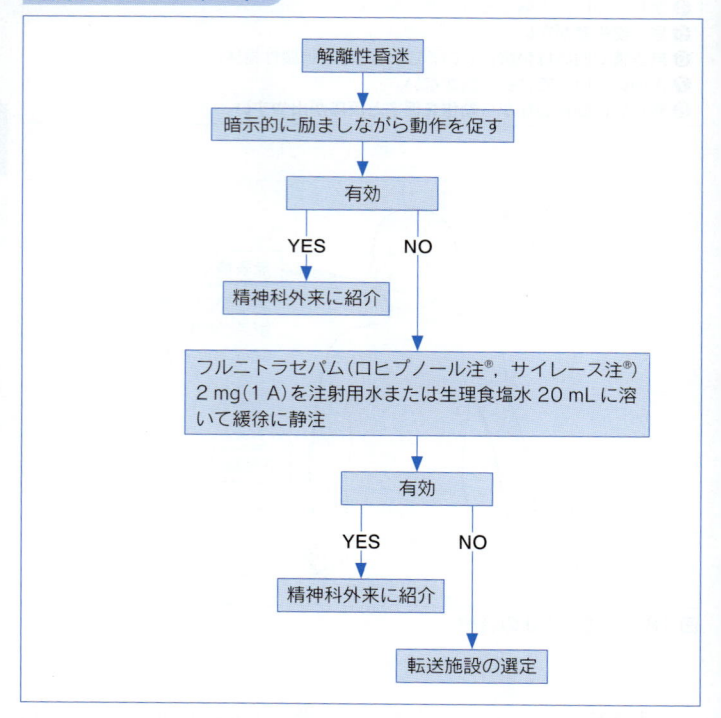

```
解離性昏迷
   ↓
暗示的に励ましながら動作を促す
   ↓
  有効
 YES / NO
YES → 精神科外来に紹介
NO → フルニトラゼパム（ロヒプノール注®，サイレース注®）2 mg（1 A）を注射用水または生理食塩水 20 mL に溶いて緩徐に静注
   ↓
  有効
 YES / NO
YES → 精神科外来に紹介
NO → 転送施設の選定
```

精神科医への申し送りのポイント

- 身体疾患由来のものや薬物由来のものが鑑別できていることを伝える。
- 身体合併症についての詳細な情報を提供する。
- 使用した薬物の詳細な情報を提供する。

ひとことメモ

- 以前は解離性昏迷には「イソミタール・インタビュー」といってアモバルビタールというバルビツール酸の静注が用いられていたのですが，呼吸抑制が比較的強いうえに拮抗薬がないので現在では用いられなくなっています。

▶参考文献

【解離性昏迷に対するアモバルビタールの有効性】
1) Perry JC, Jacobs D: Overview: clinical applications of the Amytal interview in psychiatric emergency settings. Am J Psychiatry 139：552-559, 1982.

【その他】
2) 浜中聡子，上條吉人：ヒステリー性（神経）症．内科 97：856-859，2006.

4 痙攣発作のふれこみで搬送された患者

解離性痙攣

要諦
- てんかんと鑑別する。
- 過去にてんかんと診断されていても実際は解離性痙攣であることがある。
- 暗示的に励ましながら動作を促す。
- 無効であればベンゾジアゼピン系薬物を緩徐に静注する。
- かかりつけの病院があれば，紹介状を持たせて精神科外来に受診させる。
- かかりつけの病院がなければ，本人の同意を得て精神科外来を紹介する。

CASE 4
【患者】 21歳，女性
【現病歴】
　万引きの現行犯で逮捕されたが，警察署で取調中に突然うずくまった後に間代性痙攣様の発作をきたした。20分以上もおさまらないため救急要請となった。救急隊現着後も痙攣様の発作は持続し，意識レベルはJCS 30の評価であった。
【来院時現症】
　意識レベル：JCS 30 ?
　瞳孔：3.0 mm 同大，対光反射迅速
　血圧：122/74 mmHg，心拍数：73/分
　呼吸数：20/分，体温：36.5℃
　間代性痙攣様発作は持続し，開瞼には抵抗した。
【来院時検査所見】
　動脈血ガス：呼吸性アルカローシス（pH 7.54, $P_{a\text{CO}_2}$ 24.9 torr, HCO_3^- 20.8 mmol/L, BE 0.0 mmol/L）
　末梢血：異常なし

血液生化学：異常なし
心電図：異常なし
頭部単純 CT：異常なし

【来院後の経過】
　来院時も間代性痙攣様発作は持続し，意識レベルは痛み刺激で開眼する程度であった．解離性痙攣を疑い**フルニトラゼパム**を緩徐に静注したところ，発作は消失し，次第に発語がみられるようになり，「早く家に帰らせて」「〇〇を呼んで」など訴えて**泣き出した**．次第に落ち着き，意識は清明でバイタルサインも問題がないことを確認した．その後に脳波を施行したが，基本律動は 11 Hz 前後の α 波に速波が混入し，**発作波は認めなかった**．精神科外来を紹介したうえで警察に引き渡した．

解説

　解離性痙攣とは，解離性昏迷と同様に若い女性に多く，ストレス負荷の強い出来事，あるいは対人関係上の問題などの社会的，環境的，心理的な問題などが心因となって生じる痙攣様発作をいう．解離性障害，パーソナリティ障害，精神発達遅滞などの精神障害に由来する不適応反応として出現することが多く，葛藤や不安からの**現実逃避**としての不随意な症状と考えられている．なお，解離性痙攣には，身体が仰向き，頭部と足部だけを床につけて身体を弓状に反らせる弓なり緊張（後弓反張）がみられることがあり，これは**ヒステリー弓**とも呼ばれる．

診断のポイント

- 身体疾患由来のものと薬物由来のものとの鑑別：頭部単純および造影 CT，血液検査，髄液検査，Triage DOA® などをおこなう．
- 解離性痙攣とてんかんとの鑑別：**表 15** に示した特徴を参考にする．
- **過去にてんかんと診断されていても解離性痙攣であることがある**ので注意する．

治療のポイント

- 鑑別診断の目的で検査をすすめ，検査に異常はないことを話しか

表 15　解離性痙攣の特徴(てんかんとの鑑別のポイント)

❶ **心理的誘因**があることが多い。
❷ onset がはっきりしないことが多い。
❸ 以前にも同様のエピソードがあることが多い。
❹ 時や場所との関係が深く,通常は**睡眠中や目撃者のいない所では生じない**。
❺ 不規則・多彩な痙攣であったり,奇妙な痙攣であったり,**解剖学的に矛盾する痙攣**であることが多い。
❻ 周囲の状況に影響を受け,**人のいる所では発作が増強する**ことが多い。
❼ 舌咬傷や外傷を負うことが少ない。
❽ 尿,便失禁がない。
❾ 発作の持続時間が長い。数十分〜数時間に及ぶこともある。
❿ 発作中も対光反射を認める。
⓫ 発作中の病的反射はない。
⓬ 発作後に終末睡眠に移行しない。
⓭ 発作中,発作直後,発作間欠期の**脳波は正常**である。
⓮ 人のいない所では長く続かない。

けながら,暗示的に励ます。
- 改善を認めなければベンゾジアゼピン系薬物を緩徐に静注する。
  → 痙攣様発作が消失して会話が可能になる。ただし,葛藤や不安からの**現実逃避**である場合に,これらの葛藤や不安に直面して反応を起こすことがあるので,その際の対応に不安があればベンゾジアゼピン系薬物による治療をせずに精神科施設に転送する。
  → フルニトラゼパム 2 mg(1 A)を注射用水または生理食塩水 20 mL に溶いて話しかけて効果を判断しながら緩徐に静注する。
- 症状の改善後は,かかりつけの病院があれば紹介状を持たせて精神科外来を受診させる。対応に迷ったらかかりつけの病院に判断してもらうとよい。
- かかりつけの病院がなければ,本人の同意を得てから精神科外来を紹介する。

治療のフローチャート

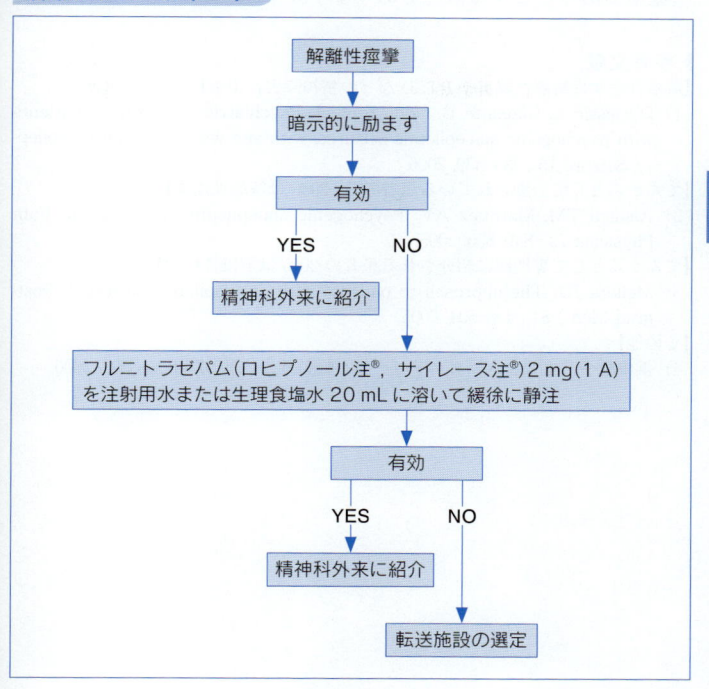

```
解離性痙攣
    ↓
暗示的に励ます
    ↓
   有効
  YES / NO
YES → 精神科外来に紹介
NO ↓
フルニトラゼパム(ロヒプノール注®, サイレース注®) 2 mg(1 A)
を注射用水または生理食塩水 20 mL に溶いて緩徐に静注
    ↓
   有効
  YES / NO
YES → 精神科外来に紹介
NO → 転送施設の選定
```

精神科医への申し送りのポイント

- 身体疾患由来のものや薬物由来のものが鑑別できていることを伝える。
- 身体合併症についての詳細な情報を提供する。
- 使用した薬物の詳細な情報を提供する。

ひとことメモ

- ビデオモニターしながら脳波を施行した研究では、てんかんとして治療されている患者の 5〜20% は実際には解離性痙攣であったとする研究もあります。特に、若い女性では注意が必要です。

また，てんかんとして専門医に紹介された患者の 20% が解離性痙攣であったとする研究もあります。

▶参考文献
【解離性痙攣は解離性障害や PTSD などの精神障害に由来】
1) D'Alessio L, Giagante B, Oddo S et al: Psychiatric disorders in patients with psychogenic non-epileptic seizures, with and without comorbid epilepsy. Seizure 15 : 333-339, 2006.

【てんかんとして治療されている患者の 5～20% は解離性痙攣】
2) Alsaadi TM, Marquez AV: Psychogenic nonepileptic seizures. Am Fam Physician 72 : 849-856, 2005.

【てんかんとして専門医に紹介される患者の 20% は解離性痙攣】
3) Mellers JD: The approach to patients with "non-epileptic seizures". Postgrad Med J 81 : 498-504, 2005.

【その他】
4) 浜中聡子，上條吉人：ヒステリー性(神経)症．内科 97 : 856-859, 2006.

5 息苦しさを主訴に搬送された患者

パニック障害

要諦

- 身体疾患由来のもの,薬物由来のものを鑑別する。
- パニック発作はなんら誘因なく生じる。
- 病院到着時には症状が消失していることが多い。
- ベンゾジアゼピン系抗不安薬を頓用で処方する。
- かかりつけの病院があれば,紹介状を持たせて精神科外来に受診させる。
- かかりつけの病院がなければ,本人の同意を得て精神科外来を紹介する。

CASE 5

【患者】 53歳,男性

【現病歴】

0時頃より就寝していたが,1時頃に突然息苦しさが出現したため,妻が救急要請した。救急隊現着時には意識は清明で,バイタルサインに異常は認めなかったが,努力様呼吸であった。救急搬送中に息苦しさは次第に改善した。

【来院時現症】

意識レベル:JCS 0
瞳孔:3.0 mm 同大,対光反射迅速
血圧:120/80 mmHg,心拍数:100/分
呼吸数:28/分,体温:36.7℃

「このまま死んでしまうかと思った」と恐怖を語っていた。また,「最近は週に1度の頻度で同様の発作がある」と話していた。

【来院時検査所見】

動脈血ガス:異常なし
末梢血:異常なし
生化学:異常なし

胸部単純 X 線：異常なし
心電図：異常なし
心エコー：異常なし

【来院後の経過】

来院時にはすでに息苦しさは消失していた。血液検査，心電図，心エコー，胸部単純 X 線を施行したが，いずれも異常所見を認めなかった。最近は週に 1 度の頻度で同様の発作が出現し 10 分程度で改善していたこと，その際にはこのまま死んでしまうのではないかという強い恐怖があったことから，パニック障害を疑った。ベンゾジアゼピン系抗不安薬であるジアゼパムを頓用で処方し，精神科外来を紹介して帰宅とした。

解説

パニック障害は本症例のように就眠中にも生じることがあることからもわかるように，なんら誘因なく「このまま死んでしまう」「気が狂ってしまう」などの強い不安や恐怖を伴った，動悸，胸痛，窒息感，めまい，非現実感などの症状が突然に生じる発作（パニック発作）を繰り返すのが特徴である。パニック発作はなんら誘因なく生じること，薬物療法が有効なことなどから生物学的要因が基盤にあると考えられている。本症例のように発作時に救急搬送されることもあるが，症状のピークは 10 分以内で，たいていは 20〜30 分以内におさまってしまうため，病院に到着した時にはすでに症状が消失していることが多い。パニック発作を繰り返しているうちに，「同様の発作がまた起こるのではないか」という予期不安が生じて，「電車やエレベータが恐くて乗れない」といった閉所恐怖や「人の多い所には恐くて外出できない」といった広場恐怖が生じることがある。

診断のポイント

- 身体疾患由来のものや薬物由来のものとの鑑別：胸部単純 X 線，心エコー，血液検査，Triage DOA® などをおこなう。
- 表 16 に示した特徴を参考にする。

表 16　パニック障害の特徴

> ❶ なんら誘因なく動悸，胸痛，窒息感，めまい，非現実感などの症状が生じる
> ❷ 「このまま死んでしまう」「気が狂ってしまう」などの**強い不安や恐怖**を伴う
> ❸ このようなパニック発作が 1 ヶ月に数回の頻度で生じる
> ❹ パニック発作の間欠期に「同様の発作がまた起こるのではないか」といった**予期不安**を認めることがある
> ❺ 「電車やエレベーターに恐くて乗れない」といった**閉所恐怖**や「人の多い所が恐くて外出できない」といった**広場恐怖**を認めることがある

治療のポイント

- パニック障害を疑ったらベンゾジアゼピン系抗不安薬を頓用で処方して，精神科外来を紹介する。
- パニック発作の症状は病院到着時にはすでに消失しているか，症状が残っていてもピークは過ぎていて身体疾患の検査をしているうちに消失してしまう。したがって，通常は救急外来での治療の必要はない。
- かかりつけの病院があれば，紹介状を持たせて精神科外来を受診させる。対応に迷ったらかかりつけの病院に判断してもらうとよい。
- かかりつけの病院がなければ，本人の同意を得てから精神科外来を紹介する。ただし，精神科外来受診までに予期不安やパニック発作をきたす可能性を考慮してジアゼパムを処方してもよい。
- 精神科ではパロキセチンなどの SSRI およびジアゼパムなどのベンゾジアゼピン系抗不安薬が投与される。

治療のフローチャート

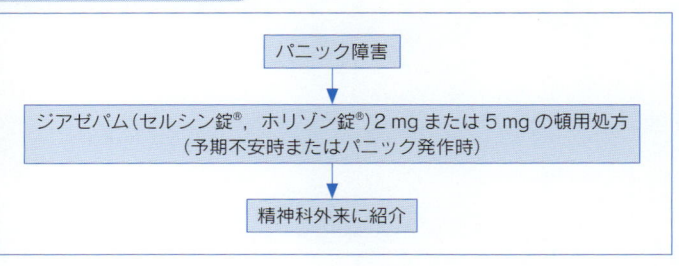

```
         パニック障害
             ↓
ジアゼパム（セルシン錠®，ホリゾン錠®）2 mg または 5 mg の頓用処方
       （予期不安時またはパニック発作時）
             ↓
        精神科外来に紹介
```

精神科医への申し送りのポイント

- 身体疾患由来のものや薬物由来のものが鑑別できていることを伝える。
- 身体合併症についての詳細な情報を提供する。
- 使用した薬物の詳細な情報を提供する。

ひとことメモ

- 精神科での治療はパロキセチンなどのSSRIが第1選択となるのですが,効果が発現するまでに2〜8週間かかるので,それまではジアゼパムなどのベンゾジアゼピン系抗不安薬によって症状を抑えます。ベンゾジアゼピン系抗不安薬として以前はアルプラゾラムが頻繁に処方されていたのですが,ジアゼパムでも同様の効果が確認されています。

【精神科処方例】
- ジアゼパム(セルシン錠®, ホリゾン錠®)6 mg または 15 mg, 分3食後
- パロキセチン(パキシル錠®)20〜30 mg, 分1就寝前

▶参考文献

【ジアゼパムもアルプラゾラムと同様にパニック障害には有効】
1) Noyes R, Burrows GD, Reich JH et al: Diazepam versus alprazolam for the treatment of panic disorder. J Clin Psychiatry 57 : 349-355, 1996.

【その他】
2) 上條吉人:パニック障害の基礎と臨床. E. 救急医療. pp.222-233, 金剛出版, 2000.

6 入院を要さないリストカットや薬物の過量服用で搬送された患者

境界型パーソナリティ障害

要諦

- 入院の必要がなく救急外来で対処できるリストカットや大量服薬は確信的な自殺行為というより，パラ自殺や自己破壊的行動であることが多い。
- 救急外来では身体的な問題に絞って対応する。
- かかりつけの病院があれば，紹介状を持たせて精神科外来に受診させる。
- かかりつけの病院がなければ，本人の同意を得て精神科外来を紹介する。

CASE 6

【患者】 21歳，女性，会社員

【現病歴】
同棲中の交際相手との口論の後，左手首を剃刀で切創したうえに，アセトアミノフェンを主成分とする市販の感冒薬を30錠服用し交際相手に連れられて救急外来を受診した。

【来院時現症】
　意識レベル：JCS 0
　瞳孔：3.5 mm 同大，対光反射迅速
　血圧：110/82 mmHg，心拍数：70/分
　呼吸数：16/分，体温：36.8℃
すでに左手首の出血は止まっていた。また，上腕に至るまで，多数の切創痕を認めた。

【来院時検査所見】
　動脈血ガス：異常なし
　末梢血：異常なし
　血液生化学：異常なし
　胸部単純X線：異常なし

【来院後の経過】

　左手首の切創は皮下まで達していたが，神経，筋，腱，動脈損傷は認めず，縫合処置した。アセトアミノフェンの服用量は 4.5 g であり中毒量(150 mg/kg)に達していないと判断した。これまでも，**リストカットや大量服薬を繰り返しており精神科外来への受診の同意が得られたので紹介状を持たせて帰宅とした**。

解説

　人はそれぞれの人格特徴をもっているが，それが硬直して柔軟性を失うと社会適応が困難となり，慢性的な苦悩状態に陥る。これがパーソナリティ障害である。中でも救急医療に受診する機会が多い**境界型パーソナリティ障害は女性に多く**，思春期に顕在化し，青年期の人生を障害する。感情面，行動面，対人関係などの人格のさまざまな側面に関して不安定かつ未熟で，(時に反復性の)**自傷行為**および**慢性の虚無感**が特徴である。また，性的逸脱行為，浪費，過食，薬物乱用などを認めることがある。境界型パーソナリティ障害は，特に見捨てられること(それは想像の域であったり，現実のものであったりするが)に激しい怒りやパニック，絶望をもって反応することが多く，こういった"見捨てられ不安"による強い苦痛から逃れたいがために**リストカット**や**大量服薬**などの自傷行為に及び，救急医療への受診が必要となることがしばしばある。これらは確信的な自殺企図と区別して**パラ自殺**や**自己破壊的行動**と呼ばれることがある。パラ自殺や自己破壊的行動の心理学的特徴として他者操作性，アピール性，攻撃性などがあげられていて，**電話やメールなどでほのめかしてから，もしくは，特定の個人の目前で衝動的に行為に及ぶことが多い**。

　境界型パーソナリティ障害の患者は初診の際には優等生的に振る舞うことができ，一見すると精神面では問題ないようにみえることがある。しかし，治療関係が深まると，治療者との適切な距離がとれなくなり，時には過度に理想化して接近するが(陽性転移)，自分の要求が満たされないと一転して治療者の価値を否定し，攻撃的な態度や憎しみの態度が生じ(陰性転移)，時に逸脱行為に及ぶこともある。したがって，**救急医療現場では患者に提供できる医療の目標を身体医療の問題に限定し**，患者の精神面の問題には深入りせず，

精神科医などの関与に任せるほうが無難なことが多い。

診断のポイント

- 初診の際には一見すると精神面では問題ないようにみえることがある。
- 過去にもリストカットや大量服薬など**同様のエピソード**があることがある。
- 電話やメールなどでほのめかしてから，もしくは**特定の個人の目前で衝動的**にリストカットや大量服薬などの行為に及んでいることが多い。
- 精神科受診歴がある場合は，**本人や家族には「うつ病」などのムンテラ病名が伝えられていることが多い**ので，必要であればかかりつけの病院に確認する。

対応のポイント

- 救急外来では**身体的な問題に絞って対応**する。
- 身体的に入院の必要がないと判断されれば，かかりつけの病院があれば紹介状を持たせて精神科外来を受診させる。対応に迷ったらかかりつけの病院に判断してもらうとよい。
- かかりつけの病院がなければ，本人の同意を得てから精神科外来を紹介する。

治療のフローチャート

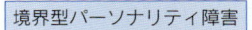

```
境界型パーソナリティ障害
      ↓
身体的問題に絞って対応
精神科的介入はせずに精神科外来を紹介
```

精神科医への申し送りのポイント

- 精神障害の治療意欲が確認できていることを伝える。
- 身体合併症についての詳細な情報を提供する。

ひとことメモ

- 入院の必要がなく外来で対処できるリストカットや大量服薬のほとんどはパラ自殺や自己破壊的行動なのですが、**境界型パーソナリティ障害は自殺念慮、自殺企図、自殺既遂のリスク因子**です。入院加療が必要となる境界型パーソナリティ障害の患者の中には、切創や刺創、飛び降り、首吊りによる**確信的な自殺企図**であるものも含まれるので注意が必要です。

▶参考文献

【境界型パーソナリティ障害は自殺の危険因子】
1) Lieb K, Zanarini MC, Schmahl C et al: Borderline personality disorder. Lancet 264 : 453-461, 2004.
2) Black DW, Blum N, Pfohl B et al: Suicidal behaviour in borderline personality disorder: prevalence, risk factors, prediction, and prevention. J Pers Disord 18 : 226-239, 2004.

【その他】
3) 上條吉人:精神科的問題への対処法:イラスト&チャートでみる急性中毒診療ハンドブック. 医学書院, pp.297-305, 2005.
4) 上條吉人:特集,大量服薬・服毒患者の精神科的問題. 中毒研究 18:119-122, 2005.
5) 浜中聡子,上條吉人:境界型人格障害治療の場と限界設定. 精神科治療学 19:729-734, 2004.
6) 上條吉人:ナースのポケットに強い味方. 救急看護へのサポート. 第5章 救急時の様々な対応, 6.精神疾患への対応. pp.278-279, 南山堂, 2002.

B 中枢神経症状編

7 著しい交感神経症状を伴う精神運動興奮で発見された患者

急性覚醒剤中毒

要諦

- 交感神経興奮症状を伴う中枢神経興奮症状をみたら急性覚醒剤中毒を疑う。
- 脳出血，心筋梗塞，急性大動脈解離，肝障害，横紋筋融解症などの重篤な身体合併症を見逃さないように注意する。
- 中枢神経興奮症状，交感神経興奮症状，高体温にはまずベンゾジアゼピン系薬物を投与する。
- 不穏，興奮に幻覚・妄想を伴っていればハロペリドールを静注する。

CASE 7

【患者】 33歳，男性
【現病歴】

6ヶ月前より覚醒剤を乱用するようになった。1週間前に興奮状態でいるところを警察に保護され某精神科病院に入院となったが，翌日には興奮状態は改善し，本人の強い希望で退院となった。公衆トイレの個室内で著しい興奮状態であるところを警察官に保護された。本人より「覚醒剤をやった」と聴取できたが，高体温や著しい発汗を認めるため救急要請となった。

【来院時現症】

意識レベル：JCS 0
瞳孔：5.0 mm 同大，対光反射迅速
血圧：200/150 mmHg，心拍数：156/分
呼吸数：25/分，体温：39.2℃
興奮が著しく，発汗が著明であった。

【来院時検査所見】

動脈血ガス：異常なし

末梢血：白血球増多(20,100/mL)，濃縮血(Hb 18.2 g/dL，Ht 51.2％)

血液生化学：**筋原性酵素の上昇**(LDH 497 IU/L，CK 2,719 IU/L)，軽度の腎機能障害(BUN 26 mg/dL，Cr 1.24 mg/dL)

Triage DOA®：AMP(アンフェタミン類)が陽性

心電図：洞性頻脈

【来院後の経過】

急性覚醒剤中毒による**精神運動興奮，著しい交感神経症状**(発汗，高血圧，頻脈など)，**高体温，横紋筋融解症**，脱水，腎機能障害と診断した。輸液療法に加えてミダゾラム 3 mg/時の持続静注より開始して 10 mg/時まで増量したところ，脱水および腎機能障害のみならず精神運動興奮，交感神経症状および高体温は改善した。その後症状をみながらミダゾラムを漸減し 10 時間後には中止した。検査所見上は入院の継続が望ましかったが，患者の退院要求が強く，入院の継続は不可能と判断し，精神症状および交感神経症状は消失していることを確認したうえで入院 19 時間後に退院とした。これまでの経過から覚醒剤の依存は医療のみでは乗り越えられず，司法の助けが必要であると判断し，両親の同意を得て，尿による覚醒剤の定性反応が陽性であったことを警察に届け出た。

解説

図 19 にアンフェタミン類を示す。代表的なアンフェタミン類である**メタンフェタミンはヒロポン®** という商品名で 1941 年に市販された。その後，薬物依存やアンフェタミン精神病などの問題が明らかになり，1951 年に覚せい剤取締法が制定されてからは違法薬物となった(☞ p 229)。しかし，現在も S(エス)，スピード，シャブなどの俗称で闇取り引きされている。メタンフェタミンはたいていアンフェタミンも含有している。MDMA(3,4-methylenedioxymethamphetamine)はメタンフェタミンの化学構造の一部を変えた合成麻薬(**デザイナードラッグ**)で，以前は**エクスタシー**の名称で脱法ドラッグとして取り引きされていたが，現在では違法薬物に指定されている。感冒薬にも配合されているエフェドリンもアンフェタミン

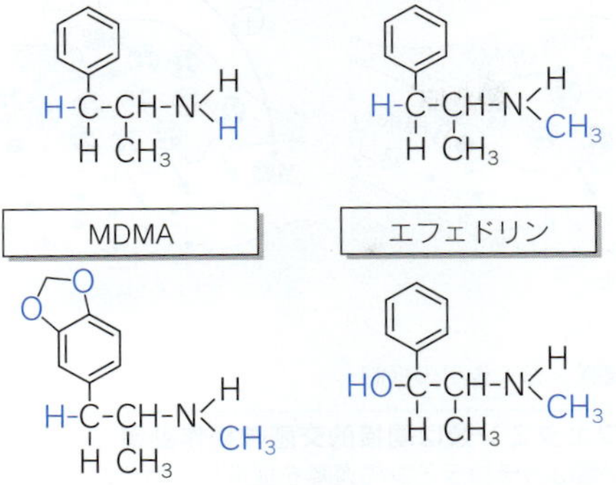

図19 アンフェタミン類

類に含まれる。

アンフェタミン類は**中枢神経興奮作用**をもつ一方で，末梢では交感神経の活動を活発にする。アンフェタミン類はカテコラミン類に類似した構造式をもつが，カテコラミン類がαまたはβ受容体に親和性のある直接的交感神経作動薬であるのに対して，アンフェタミン類は図20に示すように，**カテコラミンの遊離を促進し，カテコラミンの再取り込みを阻害し，モノアミン酸化酵素によるカテコラミンの分解を阻害する間接的交感神経作動薬**である。

アンフェタミン類は**耐性**を生じやすく，同じ効果を得るために次第に摂取量が増加する。そのあげくに急性中毒をきたして救急搬送されることがある。症状は多弁，不穏，興奮などの中枢神経興奮症状と発汗，高血圧，頻脈などの交感神経興奮症状が中心であるが，**脳出血，心筋梗塞，急性大動脈解離，肝障害，横紋筋融解症**などの重篤な身体合併症をきたしていることがあるので注意が必要である。

【中枢性の症状】

イライラ，多弁，過活動，激昂，不安，不穏，興奮，錯乱，せん妄，幻覚・妄想，痙攣，昏睡，舞踏様症状，ジスキネジア，脳血管

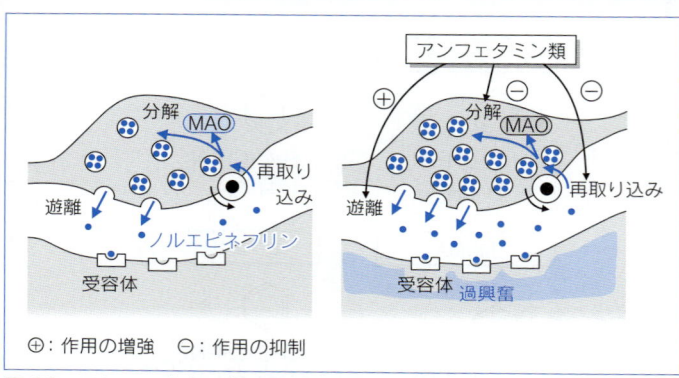

図20 アンフェタミン類は間接的交感神経作動薬
アンフェタミン類はカテコラミンの遊離を促進し，カテコラミンの再取り込みを阻害し，モノアミン酸化酵素（MAO）によるカテコラミンの分解を阻害する間接的交感神経作動薬である。

⊕：作用の増強　⊖：作用の抑制

炎（脳出血），頻呼吸
【末梢性の症状】
　口渇，発汗，顔面蒼白，散瞳，振戦，筋攣縮，筋固縮，高血圧，頻脈，不整脈，心筋梗塞，血管攣縮，左心不全，循環不全，急性大動脈解離，排尿困難，排尿時痛
【その他】
　高体温，嘔吐，下痢，消化管出血，肝障害，横紋筋融解症，腎不全，凝固異常

診断のポイント

- アンフェタミン類の使用歴があるか，使用を疑わせる所見（注射痕など）がある。
- 多弁，不穏，興奮などの**中枢神経興奮症状**を認める。
- 発汗，高血圧，頻脈などの**交感神経興奮症状**を認める。
- **高体温**を認める。
- 鑑別診断には Triage DOA® が役立つ。
- **脳出血，心筋梗塞，急性大動脈解離，肝障害，横紋筋融解症**などの重篤な**身体合併症**に注意する。

治療のポイント

- 精神運動興奮などの中枢神経興奮症状，高血圧，頻脈などの交感神経興奮症状，高体温などに対しては**ベンゾジアゼピン系薬物**を投与する。
- 不穏，興奮に幻覚・妄想を伴っていれば**ハロペリドール**を静注する。
- 高血圧がベンゾジアゼピン系薬物に反応しない，または血管攣縮があれば**ニトロプルシド**を投与する。
- 頻脈がベンゾジアゼピン系薬物に反応しなければ，**プロプラノロール**を静注する。
- 高体温に対してはベンゾジアゼピン系薬物により鎮静しつつ**冷却**する。
- 症状の改善後，覚醒剤依存症の治療を本人が希望すれば精神科外来を紹介する。
- 覚醒剤依存症の治療を患者が拒否し，**更生が見込めなければ警察に届け出てもよい**（☞ p 83）。

治療のフローチャート

次ページ参照。

精神科医への申し送りのポイント

- 覚醒剤依存症に対する治療意欲が確認できていることを伝える。
- 身体合併症についての詳細な情報を提供する。
- 使用した薬物の詳細な情報を提供する。

ひとことメモ

【まずひとこと】

- 経口薬である MDMA の摂取により肝障害をきたしたとする報告が散見されますが，筆者らはメタンフェタミンの静注により重篤な肝障害をきたした症例を経験しました。肝生検では中心静脈を中心とした肝細胞の脱落，膨化，空胞変性などの所見が認められました。

〈治療のフローチャート〉

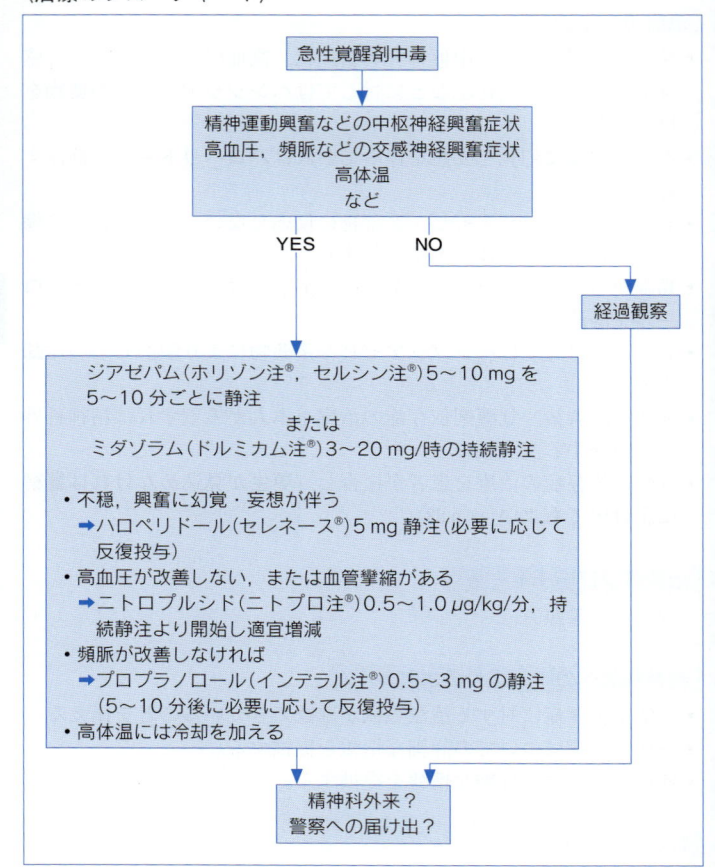

```
急性覚醒剤中毒
    ↓
精神運動興奮などの中枢神経興奮症状
高血圧，頻脈などの交感神経興奮症状
        高体温
         など
    YES ／＼ NO
       ／  ＼
             → 経過観察
    ↓
ジアゼパム（ホリゾン注®，セルシン注®）5〜10 mg を
5〜10 分ごとに静注
     または
ミダゾラム（ドルミカム注®）3〜20 mg/時の持続静注

・不穏，興奮に幻覚・妄想が伴う
 →ハロペリドール（セレネース®）5 mg 静注（必要に応じて
  反復投与）
・高血圧が改善しない，または血管攣縮がある
 →ニトロプルシド（ニトプロ注®）0.5〜1.0 µg/kg/分，持
  続静注より開始し適宜増減
・頻脈が改善しなければ
 →プロプラノロール（インデラル注®）0.5〜3 mg の静注
  （5〜10 分後に必要に応じて反復投与）
・高体温には冷却を加える
    ↓
精神科外来？
警察への届け出？
```

【もうひとこと】
- 「麻薬」とは「麻薬及び向精神薬取締法」で，「覚醒剤」とは「覚せい剤取締法」で規制されている薬物であり，薬理作用による分類ではありません。覚醒剤とはアンフェタミン，メタンフェタミン，およびその塩類やそれらを含有するもので中枢神経興奮作用

を有しています。一方，麻薬の代表的なものはモルヒネなどのアヘン誘導体で中枢神経抑制作用を有しているのですが，覚醒剤と同様に中枢神経興奮作用を有するコカインやアンフェタミン類の1つである MDMA も麻薬です。

【〆のひとこと】

- 麻薬には通報義務があり，使用が明らかなら警察に通報しなければなりません。ところが「覚醒剤」に関しては通報義務がなく，これまでは警察に通報した場合に守秘義務に抵触するのではないかと考えられてきました。しかし，2005年7月19日に最高裁は，救急患者から承諾を得ずに尿を採取して薬物検査をした結果として覚醒剤が検出され，担当の医師の通報を受けて警察官が尿を押収した事例に関して違法性はないという判断を下しています〔第一小法廷決定 平成17年(あ)第202号〕。

▶ 参考文献

【メタンフェタミン中毒による急性肝不全】
1) Kamijo Y, Soma K, Nishida M et al: Acute liver failure following intravenous methamphetamine. Veter Hum Toxicol 44 : 216-217, 2002.

【その他】
2) 上條吉人：アンフェタミン類：イラスト＆チャートでみる急性中毒診療ハンドブック．pp. 236-241，医学書院，2005.
3) 上條吉人：アルコール・麻薬・覚醒剤中毒．内科 97：1294-1295，2006.

8 痙攣発作や昏睡状態で発見された精神障害者

水中毒による急性低ナトリウム血症

要諦

- 精神障害者の水中毒では慢性低ナトリウム血症をきたしていることが多いが，まれに急性低ナトリウム血症をきたしていることがあるので注意が必要である。
- 急性低ナトリウム血症では脳浮腫により致命的になることがある。
- 急性低ナトリウム血症ではナトリウム補正を急がなくてはならない。

CASE 8

【患者】 30歳，男性
【現病歴】
　5年前に統合失調症を発症し，2年前より某精神科病院にて入院加療されていた。2日前より多飲に気付かれていた。早朝に男性トイレ内で**全般性間代性痙攣**をきたしているのを発見され救急要請された。
【来院時現症】
　意識レベル：JCS 300
　瞳孔：6.0 mm同大，対光反射（－）
　血圧：170/100 mmHg，心拍数：90/分（整）
　呼吸数：12/分，体温：37.2℃
　四肢の筋トーヌスは低下し，深部腱反射は消失していた。
【来院時検査所見】
　血液生化学：低浸透圧血症（216 mOsm/kg）
　　電解質異常（**Na 103 mEq/L**，K 3.2 mEq/L，Cl 70 mEq/L）
　頭部単純CT：著明な脳浮腫（図21）
【来院後の経過】
　水中毒による急性低ナトリウム血症と診断して，気管挿管し人工

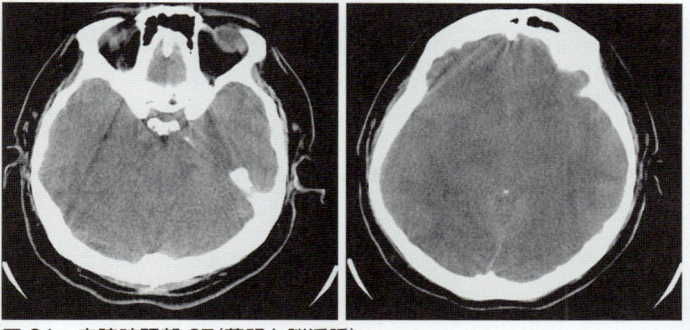

図21　来院時頭部CT(著明な脳浮腫)

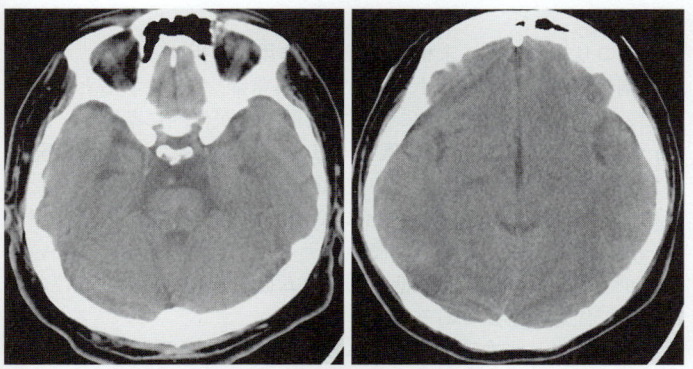

図22　Na補正後の頭部CT(脳浮腫は著明に改善)

呼吸器管理としたうえでおよそ1.5 mEq/L/時の速度でナトリウム補正を試みた。翌日の頭部単純CT(図22)では脳浮腫は著明に改善していた。次第に意識レベル改善し、入院3日目には意識清明となった。入院10日目に某精神科病院に転院となった。

解説

　水中毒は、主に統合失調症などの精神障害に起因する**病的多飲水**によって生じる。その他にも**抗精神病薬**や錐体外路症状の治療薬で

表 17　水中毒の病因

❶ 病的多飲水（統合失調症の患者に多い）
❷ 末梢性抗コリン作用による口渇
❸ 薬剤性 SIADH

表 18　急性低ナトリウム血症（通常は 2～3 日で生じる）

❶ 血清ナトリウムの急速な低下
　↓
❷ 細胞内外の浸透圧較差（細胞内の電解質を放出する適応反応が間に合わない）
　↓
❸ 細胞外から細胞内への急速な水分の移動
　↓
❹ 脳浮腫

　ある抗コリン薬による末梢性抗コリン作用に起因する口渇，さらには薬剤性 SIADH（抗利尿ホルモン分泌異常症）が関与するともいわれている（表 17）。水中毒によって大量の水が体内に蓄積して血清 Na が 120 mEq/L を下回る低ナトリウム血症を生じると痙攣発作や意識障害をきたす。これらの症状の出現は過剰に水分摂取した後に生じる傾向にあるため，トイレや洗面所で発見されることが多い。精神障害者の水中毒では慢性低ナトリウム血症をきたしていることが多いが，まれに急性低ナトリウム血症をきたしていることがあるので注意が必要である。

　水中毒によって血清ナトリウムが（通常は 2～3 日以内に）急速に低下すると，細胞の（細胞内のカリウムイオンなどの電解質を放出して細胞内外の浸透圧較差が生じないようにする）適応反応が間に合わない。この結果，細胞内外の浸透圧較差が生じるために細胞外から細胞内に急速に水分が移動する。このために脳浮腫が生じるのである（表 18）。

診断のポイント

- 精神障害を認める。
- 数日前からの急激な多飲を認める。
- 痙攣発作，意識障害などを認める。
- 血液生化学検査で低ナトリウム血症および低浸透圧血症を認め

表 19 急性低ナトリウム血症の治療

> 急速なナトリウム補正：
> 120〜125 mEq/L までは **1.0〜2.0 mEq/L/時**
> ➡**脳浮腫の予防および改善**
> ＊急速な補正による神経学的後遺症は少ない。
> ＊緩徐な補正による神経学的後遺症，脳ヘルニア，死亡の報告がある。
>
> ★補正を急ぐ

る。
- 頭部 CT で脳浮腫を認める。

治療のポイント （表 19）

- 血清ナトリウム値の補正を急ぐ。
- 急速な補正によって，脳浮腫を予防したり，脳浮腫を速やかに改善することができる。
- 急速な補正による神経学的後遺症は少ない。
- 緩徐な補正により脳浮腫が進展して重篤な神経学的後遺症をきたしたり，脳ヘルニアをきたしたり，死亡したとする報告がある。

精神科医への申し送りのポイント

- 病的多飲水を抗精神病薬などによって治療できないか？
- 抗コリン作用のある抗精神病薬や抗コリン薬を減量できないか？
- 水分摂取を管理できないか？
- 定期的に電解質検査を施行してほしい。

ひとことメモ

- 筆者らは水中毒による急性低ナトリウム血症が原因で著しい脳浮腫から脳ヘルニアをきたした症例を経験しました。急速なナトリウム補正によって脳浮腫は著しく改善したのですが，脳ヘルニアの予後不良の徴候といわれている，Duret 出血（遅延性の脳幹出血）をきたしました。しかし，最終的には後遺症をきたさず軽快しました。急性低ナトリウム血症による脳浮腫は急速なナトリウム補正によって速やかな改善が見込まれるので，必ずしも Duret 出血は予後不良の徴候とはいえないようです。

▶ 参考文献

【急性低ナトリウム血症におけるナトリウム補正】
1) Cluitmans FHM, Meinders AE: Management of severe hyponatremia: rapid or slow correction. Am J Med 88: 161-166, 1990.

【水中毒による急性低ナトリウム血症と Duret 出血】
2) Kamijo Y, Kishita R, Hamanaka S et al: Duret hemorrhage is not always suggestive of poor prognosis: a case of acute severe hyponatremia. Am J Emerg Med 23: 908-910, 2005.

9 痙攣発作や昏睡状態で発見された慢性精神障害者

水中毒による慢性低ナトリウム血症

要諦

- 慢性精神障害者の水中毒では慢性低ナトリウム血症をきたしていることが多い。
- 慢性低ナトリウム血症では脳浮腫は生じない。
- 慢性低ナトリウム血症ではナトリウム補正を急いではならない。
- 急速なナトリウム補正により中心性橋脱髄をきたすことがある。
- ナトリウム補正に伴う横紋筋融解症に注意する。

CASE 9

【患者】 45歳，男性
【現病歴】
　20歳時に統合失調症を発症し，某精神科病院にて入退院を繰り返していた。8年前より多飲がみられ，水中毒で3度の入院歴がある。最近は外来通院加療されていたが，再び飲水量が増加しているのを家族に気付かれていた。早朝に洗面所で全般性間代性痙攣をきたしているのを家族に発見され救急要請された。
【来院時現症】
　意識レベル：JCS 200（痛み刺激で四肢は屈曲）
　瞳孔：2.5 mm 同大，対光反射（−）
　血圧：160/82 mmHg，心拍数：74/分（整）
　呼吸数：12/分，体温：35.2℃
【来院時検査所見】
　血液生化学：筋原性酵素の上昇（GOT 110 IU/L，CK 2,980 IU/L）
　　低浸透圧血症（188 mOsm/kg）
　　電解質異常（Na 92 mEq/L，K 2.8 mEq/L，Cl 50 mEq/L）
　頭部単純 CT：脳浮腫などの異常所見なし（図23）
【来院後の経過】
　水中毒による慢性低ナトリウム血症と診断して，気管挿管し人工

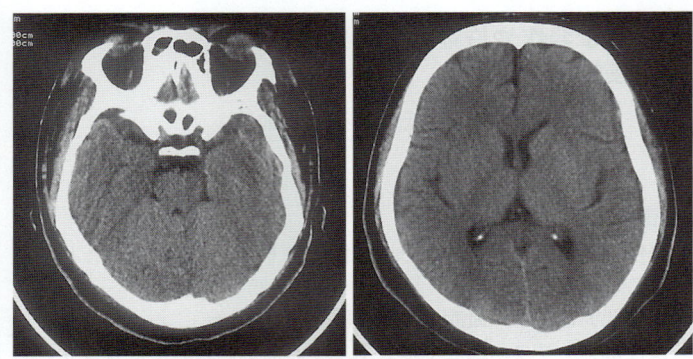

図23　来院時頭部CT（脳浮腫などの異常所見なし）

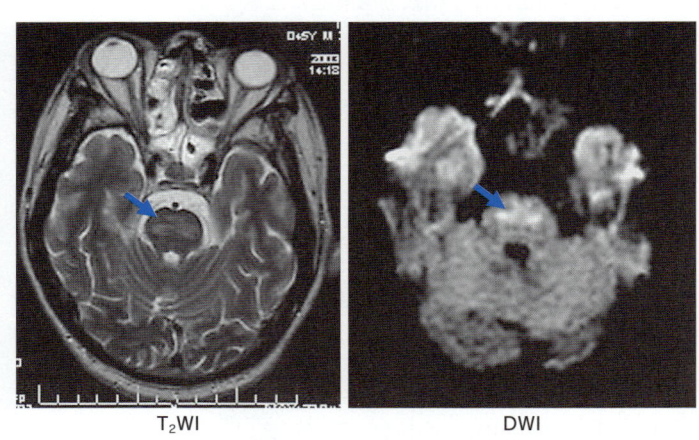

T₂WI　　　　　　　　　　　　DWI

図24　入院14日目の頭部MRI（T$_2$強調画像および拡散強調画像で橋に高信号域）

呼吸器管理としたうえで，水制限などによる0.5 mEq/L/時以下の緩徐なナトリウム補正を試みた。しかし，実際は平均0.7 mEq/L/時の速度であった。翌日は意識清明となったが，入院12日目より再び昏睡状態となった。入院14日目の頭部MRIではT$_2$強調画像および拡散強調画像で橋に高信号域が認められた（図24）。その後

表20 慢性低ナトリウム血症

❶ 血清ナトリウムの緩徐な低下
　↓
❷ 細胞内外の浸透圧較差(−)
　（細胞内の電解質を放出することによって適応）
　↓
❸ 細胞外から細胞内への急速な水分の移動(−)
　↓
❹ 脳浮腫(−)

入院30日目から次第に意識レベルが改善し，入院50日目には清明となった。入院56日目に某精神科病院に転院となった。

解説

　水中毒は，統合失調症，精神遅滞，てんかんなどの慢性精神障害に起因する**病的多飲水**によって生じることが多い。その他にも**抗精神病薬**や錐体外路症状の治療薬である**抗コリン薬**による**末梢性抗コリン作用**に起因する**口渇**，さらには**薬剤性SIADH**が関与するともいわれている。水中毒では，**5～10年の多飲症の後に腎臓がすべての過剰な水分を排泄できなくなった結果として慢性低ナトリウム血症**を生じていることが多い。20％前後の患者では繰り返し生じる。水中毒によって**血清Naが120 mEq/Lを下回る低ナトリウム血症**を生じると**痙攣発作**や**意識障害**をきたす。これらの症状の出現は過剰に水分摂取した後に生じる傾向にあるため，**トイレや洗面所で発見**されることが多い。

　水中毒によって血清ナトリウムが長期間かけて緩徐に低下すると，細胞の（**細胞内のカリウムイオンなどの電解質を放出して細胞内外の浸透圧較差が生じないようにする**といった）適応反応が生じる。この結果，細胞内外の浸透圧較差が生じないために細胞外から細胞内への急速な水分の移動は生じない。このために急性低ナトリウム血症で認められるような脳浮腫は生じないのである（表20）。

診断のポイント

- 慢性の精神障害がある。
- 慢性的な多飲を認める。

表 21　慢性低ナトリウム血症の治療

> 緩徐なナトリウム補正：
> 　0.5 mEq/L/時以下
> 　➡中心性橋脱髄を予防
> ★補正を慌てない

- 痙攣発作，意識障害などを認める。
- 血液生化学検査で低ナトリウム血症および低浸透圧血症を認める。
- 頭部 CT で脳浮腫を認めない。

治療のポイント（表21）

- 血清ナトリウム値の補正を慌てない。
- 補正を急ぐと中心性橋脱髄が生じ，重篤な神経学的後遺症をきたすことがある。
- ナトリウム補正に伴う横紋筋融解症に注意する。

精神科医への申し送りのポイント

- 病的多飲水を抗精神病薬などによって治療できないか？
- 抗コリン作用のある抗精神病薬や抗コリン薬を減量できないか？
- 水分摂取を管理できないか？
- 定期的に電解質検査を施行してほしい。

ひとことメモ

- 水中毒ではナトリウム補正に伴ってかなり高率に横紋筋融解症をきたすことが知られています。電解質ばかりでなく CK などの筋原性酵素の動きにも注意する必要があります。

▶参考文献

【慢性低ナトリウム血症ではナトリウム補正を慌てない】
1) Cluitmans FHM, Meinders AE: Management of severe hyponatremia: rapid or slow correction. Am J Med 88 : 161-166, 1990.

【ナトリウム補正に伴う横紋筋融解症】
2) Wicki J, Rutschmann OT, Burri H et al: Rhabdomyolysis after correction of hyponatremia due to psychogenic polydipsia possibly complicated by clozapine. Ann Pharmacother 32 : 892-895, 1998.

10 痙攣発作で発見されたうつ病の患者

急性アモキサピン，四環系抗うつ薬中毒
（マプロチリン，ミアンセリン中毒）

要諦

- アモキサピンによる痙攣発作は重積し，難治性で抗痙攣薬が効きづらいことが多い。
- マプロチリンやミアンセリンによる痙攣発作は常用量でも生じることがある。
- 痙攣重積発作にはミダゾラムまたはプロポフォールを持続静注する。

CASE 10

【患者】 35歳，女性

【現病歴】

うつ病の診断で某精神科クリニックの外来に通院中であった。自殺目的でアモキサピン 3,000 mg を服用したところを家族に発見され，約40分後に救急搬送された。

【来院時現症】

意識レベル：JCS 10
瞳孔：4.0 mm 同大，対光反射迅速
血圧：110/50 mmHg，心拍数：100/分（整）
呼吸数：19/分，体温：38.5℃

【来院時検査所見】

動脈血ガス：代謝性アシドーシス（pH 7.298，HCO_3^- 21.4 mmol/L，BE -5.0 mmol/L）
末梢血：白血球増多（14,600/μL）
血液生化学：筋原性酵素の上昇（CK 436 IU/L）
心電図：洞調律，QRS 0.08秒，QTc 0.38秒
頭部単純CT：異常所見なし
Triage DOA®：すべて陰性
血中アモキサピン濃度：2,800 ng/mL

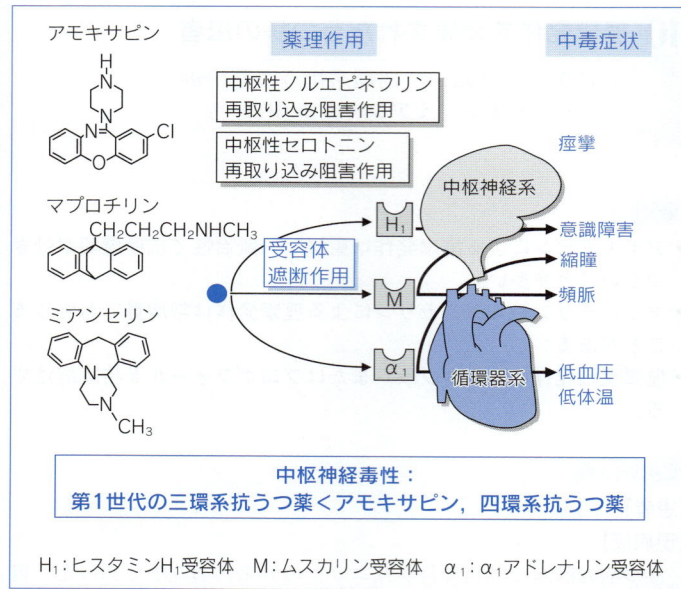

図25 アモキサピン，マプロチリン，ミアンセリンは薬理作用の選択性が低い

【来院後の経過】

　救急外来にて活性炭を投与され入院となったが，服用4時間後より1分間に1回の頻度で**全般性強直間代性痙攣**が出現した。ジアゼパム10 mgの繰り返し静注および**フェノバルビタール**100 mgの筋注でもコントロールがつかないため**ミダゾラム**5 mg/時で持続静注したところ痙攣発作は消失した。しかし，服用12時間後より再び全般性強直間代性痙攣が重積したためミダゾラム20 mg/時まで増量したが効果なく，**プロポフォール**50 mgを静注したところ痙攣発作は消失した。その後はプロポフォールを持続静注し150 mg/時まで漸増したところ，痙攣発作は認められずに経過した。翌日プロポフォールを中止し，入院4日目に某院精神科に転院した。

解説

　抗うつ薬の中では SSRI や SNRI は薬理作用の選択性が高いため大量服用しても重症化しにくい。ところが**第 2 世代の三環系抗うつ薬であるアモキサピン**(アモキサン®,イミドール®)や**四環系抗うつ薬であるマプロチリン**(ルジオミール®),**ミアンセリン**(テトラミド®)は,図 25 に示すように中枢性ノルエピネフリン再取り込み阻害作用や中枢性セロトニン再取り込み阻害作用だけでなくヒスタミン H_1 受容体遮断作用,ムスカリン受容体遮断作用,$α_1$ アドレナリン受容体遮断作用があり,**薬理作用の選択性が低いため大量服用により重症化をきたす可能性がある**。これらの薬剤は,第 1 世代の三環系抗うつ薬とは異なり膜興奮抑制(キニジン様)作用をもたないため心毒性はそれほど強くないが,**中枢神経毒性は強い**。詳細なメカニズムはわかっていないが,**痙攣発作**が生じる。アモキサピンによる痙攣発作は重積し,難治性で抗痙攣薬が効きづらいことが多く,死亡例も散見される。マプロチリンやミアンセリンによる痙攣発作は常用量でも生じることがある。アモキサピン,マプロチリン,ミアンセリンは治療係数が小さく常用量の 10 倍程度でも重篤な中毒をきたす。

- 中毒量の目安:10 mg/kg 以上
- 致死量の目安:20 mg/kg 以上

診断のポイント

- うつ病などの精神障害の病歴やアモキサピン,マプロチリン,ミアンセリンの処方歴のある患者に**痙攣発作**を認める。
- 第 1 世代の三環系抗うつ薬と異なり QRS 時間の延長は重症度の指標にはならない。
- 第 1 世代の三環系抗うつ薬と異なり Triage DOA® はアモキサピン,マプロチリン,ミアンセリンを検出できない。

治療のポイント

- 全身管理:中毒量(10 mg/kg 以上)を服用していれば無症状でも 6 時間,中毒症状があれば 24 時間はモニター監視下で管理する。痙攣発作にはジアゼパムの静注かミダゾラムの静注または筋注を

施行する。痙攣重積発作にはミダゾラムやプロポフォールを持続静注する。
- 吸収の阻害：致死量(20 mg/kg 以上)服用後1時間以内であれば胃洗浄を考慮する。中毒量(10 mg/kg 以上)を服用していれば活性炭を投与する。致死量を服用していても活性炭がすぐに準備できれば活性炭の投与のみでよい。
- 排泄の促進：分布容積が大きく有効な手段はない。

治療のフローチャート

次ページ参照。

精神科医への申し送りのポイント

- アモキサピン，マプロチリン，ミアンセリンは大量服用により重症化しやすい。したがって，**より安全なパキシルやミルナシプランなどの抗うつ薬への変更を検討してほしい。**

ひとことメモ

- 筆者らは，アモキサピンの大量服用後に生じた痙攣重積発作にミダゾラムの持続静注が無効であったため，プロポフォールの持続静注に切り替えたところコントロールできた症例を経験しました。難治性の痙攣重積にはプロポフォールを試してみる価値がありそうです。

▶参考文献

【痙攣重積発作にはプロポフォールはミダゾラムと同等の効果がある】
1) Merigian KS, Browning RG, Leeper KV: Successful treatment of amoxapine-induced refractory status epilepticus with propofol (diprivan). Acad Emerg Med 2：128-133, 1995.
2) Prasad A, Worrall BB, Bertram EH et al: Propofol and midazolam in the treatment of refractory status epilepticus. Epilepsia 42：380-386, 2001.
3) 井出文子，上條吉人，相馬一亥：急性アモキサピン中毒による難治性痙攣重積にプロポフォールが有効であった一例．中毒研究 19：407-408，2006.

【その他】
4) 上條吉人：三環系・四環系抗うつ薬．救急医学 29：581-583，2005.
5) 井出文子，上條吉人：抗うつ薬と自殺念慮．看護技術 52：61-63，2006.
6) 上條吉人：抗うつ薬．救急・集中治療 19：412-417，2007.

〈治療のフローチャート〉

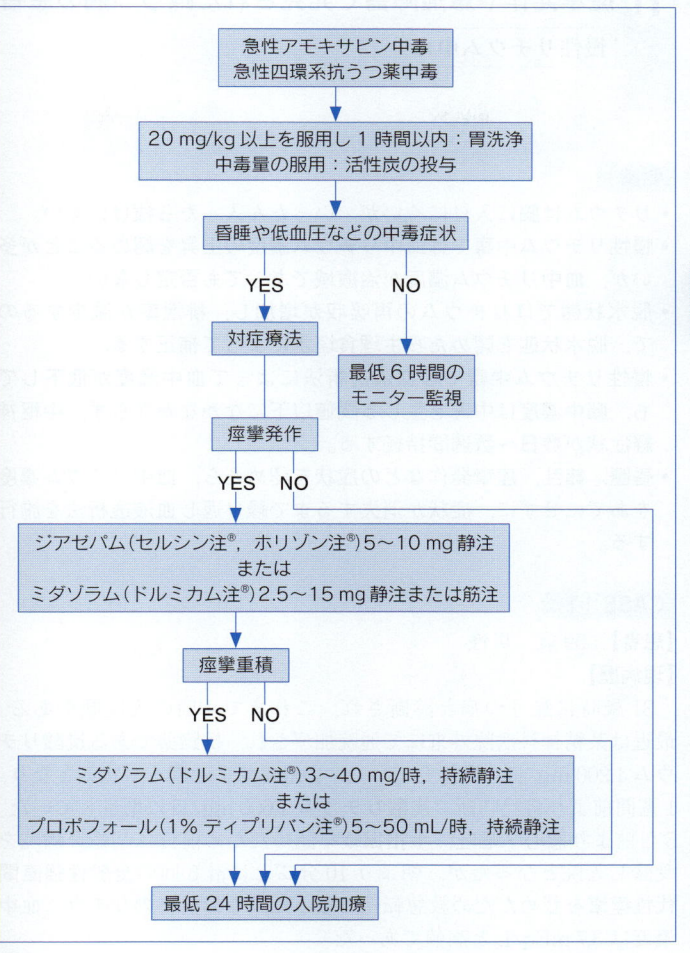

```
        ┌─────────────────────────┐
        │ 急性アモキサピン中毒      │
        │ 急性四環系抗うつ薬中毒    │
        └───────────┬─────────────┘
                    │
        ┌───────────▼─────────────────┐
        │ 20 mg/kg 以上を服用し1時間以内：胃洗浄 │
        │ 中毒量の服用：活性炭の投与           │
        └───────────┬─────────────────┘
                    │
        ┌───────────▼─────────────┐
        │ 昏睡や低血圧などの中毒症状 │
        └──┬──────────────────┬───┘
         YES                  NO
           │                  │
      ┌────▼────┐      ┌──────▼──────┐
      │ 対症療法 │      │ 最低6時間の  │
      └────┬────┘      │ モニター監視 │
           │           └─────────────┘
      ┌────▼────┐
      │ 痙攣発作 │
      └─┬─────┬─┘
       YES   NO
        │    │
┌───────▼──────────────────────────────────┐
│ ジアゼパム(セルシン注®, ホリゾン注®)5〜10 mg 静注 │
│ または                                      │
│ ミダゾラム(ドルミカム注®)2.5〜15 mg 静注または筋注 │
└───────┬──────────────────────────────────┘
        │
   ┌────▼────┐
   │ 痙攣重積 │
   └─┬─────┬─┘
    YES   NO
     │    │
┌────▼─────────────────────────────────────┐
│ ミダゾラム(ドルミカム注®)3〜40 mg/時, 持続静注  │
│ または                                      │
│ プロポフォール(1% ディプリバン注®)5〜50 mL/時, 持続静注 │
└────┬─────────────────────────────────────┘
     │
┌────▼──────────────┐
│ 最低24時間の入院加療 │
└───────────────────┘
```

11 痙攣発作や意識障害で発見された躁うつ病の患者

慢性リチウム中毒

要諦

- リチウムは脳に入りにくいが、いったん入ったら抜けにくい。
- 慢性リチウム中毒では血中リチウム濃度の上昇を認めることが多いが、血中リチウム濃度が治療域であっても否定しない。
- 脱水状態ではリチウムの再吸収が増加し、排泄率が減少するので、脱水状態を認めたら生理食塩水によって補正する。
- 慢性リチウム中毒では血液透析法によって血中濃度が低下しても、脳中濃度は中毒を生じる閾値以下になかなかならず、中枢神経症状が数日〜数週間持続する。
- 昏睡、錯乱、痙攣発作などの症状を認めたら、血中リチウム濃度をあてにせずに、症状が消失するまで繰り返し血液透析法を施行する。

CASE 11

【患者】 59歳、男性

【現病歴】

31歳時に躁うつ病と診断され、これまで4回の入院歴がある。最近は某精神科病院外来にて通院加療され、抗躁薬である**炭酸リチウム 1,200 mg/日**を服用していた。2週間前より抑うつ状態となり、1週間前より自己判断で**炭酸リチウム 1,600 mg/日**に増量していた。5日前より**悪心・嘔吐、手指振戦**を認めたため前日に某総合病院を受診し入院となったが、朝より10分ごとに計5回の**全般性強直間代性痙攣**を認めたため救急転送となった。なお前日のリチウム血中濃度は 3.7 mEq/L と高値であった

【来院時現症】

 意識レベル：JCS 200
 瞳孔：3.0 mm 同大、対光反射迅速
 血圧：142/86 mmHg、心拍数：124/分（整）

呼吸数：16/分，体温：39.4℃
前医でのジアゼパムの繰り返し静注により痙攣は消失していた。

【来院時検査所見】
動脈血ガス：代謝性アシドーシスの呼吸性代償(pH 7.35，P_aCO_2 27.0 torr，HCO_3^- 14.6 mmol/L，BE -9.2 mmol/L)
末梢血：異常なし
血液生化学：筋原性酵素の上昇(GOT 142 IU/L，CK 818 IU/L)
　軽度の腎機能障害(BUN 25 mg/dL，Cr 1.19 mg/dL)
血清リチウム濃度：**1.6 mEq/L**(治療域：0.6〜1.2 mEq/L)
心電図：QTc時間の延長(0.46秒)
頭部単純CT：異常なし
脳波：基礎律動は9 Hz前後のα波で，不規則徐波の混入が多いが発作波は認めない。

【経過】

入院後に**血液透析法**を施行し血清リチウム濃度は0.31 mEq/Lまで減少した。しかし，夜間に痙攣重積をきたしたため**ミダゾラム持続静注**を開始した。翌日も**血液透析法**を施行し，血清リチウム濃度は施行直前の0.61 mEq/Lから0.12 mEq/Lと減少した。翌朝ミダゾラム中止したところ再び痙攣発作が出現したため，ミダゾラムを再開し**血液透析法**を施行し，血清リチウム濃度は施行直前の0.11 mEq/Lから0.06 mEq/Lと減少した。その後はミダゾラムを中止しても痙攣は認められず，次第に中枢神経症状は消失したため，入院2週間後に某精神科病院に転院となった。

解説

炭酸リチウムには抗躁作用および感情安定作用があり，主として双極性障害(躁うつ病)などの感情障害の治療薬として用いられている。リチウムはほとんどが**腎臓**から排泄される。また，リチウムは**細胞膜安定化作用**をもつ。本症例のようにリチウムの服用量が増加したり，脱水状態やナトリウム欠乏状態によって尿細管からのリチウムの再吸収が増加したりすると，最終的に脳中リチウム濃度が上昇して神経細胞の興奮やシナプス伝導を抑制して中毒症状を発現する。ただし，図26に示すようにリチウムは脳に移行するのには時間を要し，いったん入ると出ていくのにも時間を要す。したがっ

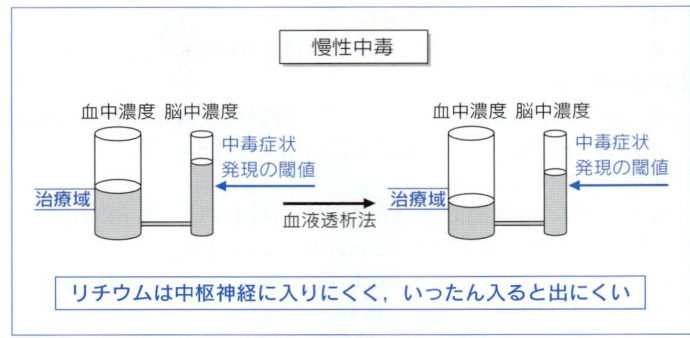

図26 リチウムの血中濃度は脳中濃度を正確に反映しない

て，慢性中毒では(脱水や輸液によって容易に上下する)血中濃度は脳中濃度を正確に反映せずに，血中濃度が治療域よりわずかに高い程度であったり，治療域にあっても中毒症状が生じることがある。また，慢性中毒では血液透析法によって血中濃度が低下しても，脳中濃度は中毒を生じる閾値以下になかなかならず，本症例のように中枢神経症状が数日〜数週間持続することがある。

- 有効血中濃度(治療域)：0.6〜1.2 mEq/L

診断のポイント

炭酸リチウム服用中の患者には以下のような症状が発現する。

【軽症〜中等症】
- 悪心・嘔吐，傾眠，焦燥感，錯乱，せん妄状態，言語不明瞭，振戦，反射の亢進，運動失調，筋強剛，筋緊張の亢進

【重症】
- 昏睡，痙攣発作，ミオクローヌス，低血圧，高体温

【その他】
- T波の陰転化，脚ブロック，徐脈，洞停止などの心電図異常，白血球増多など
- 血中リチウム濃度の上昇を認める。ただし，血中リチウム濃度が治療域であっても否定しない。

治療のポイント

- 脱水状態では尿細管からのリチウムの再吸収が増加し,排泄率が減少するので,**脱水状態を認めたら生理食塩水によって補正する**。
- 昏睡,錯乱,痙攣発作などの症状(中等症~重症)を認めたら,血中リチウム濃度をあてにせずに,症状が消失するまで**繰り返し血液透析法**を施行する。

治療のフローチャート

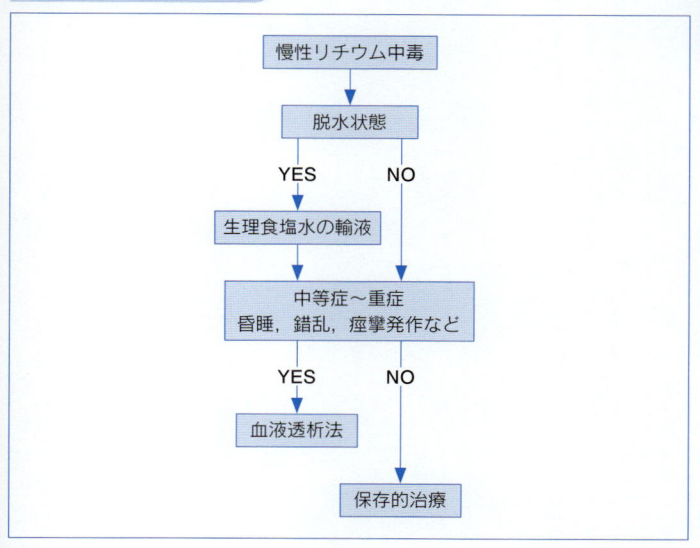

```
慢性リチウム中毒
    ↓
  脱水状態
  ┌──┴──┐
 YES    NO
  ↓      ↓
生理食塩水の輸液
         ↓
    中等症~重症
   昏睡,錯乱,痙攣発作など
   ┌──┴──┐
  YES    NO
   ↓      ↓
 血液透析法  保存的治療
```

精神科医への申し送りのポイント

- 服用量をきちんと守るように指導してほしい。
- 尿細管からのリチウムの再吸収の増加をきたす脱水やナトリウム欠乏状態に注意してほしい。
- 定期的に血中リチウム濃度を測定してほしい。

ひとことメモ

- リチウムは脳に入りにくいので，リチウムの大量服用による急性中毒では血中リチウム濃度が中毒域をはるかに上回っても，重篤な症状をきたさずに軽快する症例もかなりあります。

▶参考文献
【リチウムの大量服用による急性中毒】
1) 上條吉人：リチウム：イラスト＆チャートでみる急性中毒診療ハンドブック．pp. 91-94, 医学書院, 2005.

12 痙攣発作をきたしたアルコール依存症の患者

アルコール離脱痙攣

要諦
- 最終飲酒から7〜48時間で生じる。
- 持続時間の短い全般性強直間代性痙攣であることが多いが，単発であることが多く，痙攣重積発作をきたすことはまれである。
- 繰り返しても6時間以上持続することはまれである。
- 痙攣発作がおさまっても，その後にアルコール離脱振戦せん妄などの大離脱が生じることがあるので，ベンゾジアゼピン系薬物によって予防する。

CASE 12

【患者】 53歳，男性

【現病歴】

20歳頃より日本酒5合/日以上を飲む大酒家だった。前日に頭痛を伴う風邪症状が出現したために市販の感冒薬を服用し，その夜は飲酒せずに就寝した。翌朝ベッド上で全般性強直間代性痙攣を起こしているところを家族に発見されて救急要請となった。

【来院時現症】

意識レベル：JCS 200
瞳孔：5.5 mm 同大，対光反射緩慢
血圧：144/69 mmHg，心拍数：98/分（整）
呼吸数：20/分（不規則），体温：37.3℃
左共同偏視を伴う右上肢の部分運動発作を認めた。

【来院時検査所見】

動脈血ガス（フェイスマスク酸素6 L/分）：軽度混合性アシドーシス（pH 7.32，P_{aO_2} 386 torr，P_{aCO_2} 48 torr，HCO_3^- 24.3 mmol/L，BE -2.2 mmol/L）
末梢血：白血球増多（13,300/μL）
血液生化学：筋原性酵素の軽度上昇（GOT 86 IU/L，LDH 421

IU/L，CK 360 IU/L）
髄液検査：異常なし
頭部単純CT：異常なし
脳波（ミダゾラム投与下）：基礎律動は6～8 HZ の θ ～slow α 波で速波が混入

【経過】
　来院時は左共同偏視を伴う右上肢の部分運動発作が持続していたが，ジアゼパム計 20 mg の静注にて消失した。舌根沈下を認めたため気管挿管し，ミダゾラム 5 mg/時の持続静注を施行した。頭部単純 CT，髄液検査では異常所見を認めず，脳波でも発作波を認めなかった。次第に意識レベルが改善し従命も認められたため入院 12 時間後に抜管した。その後ミダゾラムを中止し，経口でジアゼパム 15 mg/日および眠前にフルニトラゼパム 2 mg/日を処方した。その後は痙攣および他のアルコール離脱症状も認めなかった。本人のアルコール依存症の治療意欲を確認できたため，アルコール専門外来を紹介して退院となった。

解説

　図 27 の上に示すようにアルコールが $GABA_A$ 受容体にあるアルコール結合部位に結合すると GABA 結合部位の GABA への親和性が高まったり，高濃度では GABA とは独立して Cl^- チャネルが開放したりする。したがって，図 27 の下に示すように GABA による細胞の興奮の抑制が増強されるのである。同様に，ベンゾジアゼピン系薬物が $GABA_A$ 受容体にあるベンゾジアゼピン結合部位に結合すると GABA 結合部位の GABA への親和性が高まり，GABA は GABA 結合部位に容易に結合するようになる。このため，アルコールとベンゾジアゼピン系薬物には（酒と一緒に睡眠薬を飲むと効き過ぎるといった）薬理学的相乗作用や（酒飲みには睡眠薬が効きづらいといった）交叉耐性がある。

　アルコール依存症の患者のようにアルコールを慢性かつ大量に摂取していると次第に $GABA_A$ 受容体の機能低下（受容体の down-regulation）が生じる。その結果，いままでより大量のアルコールを摂取しないと同等の効果を得られなくなる。これが耐性である。この状態で（なんらかの理由で）アルコールの摂取を中止すると GABA

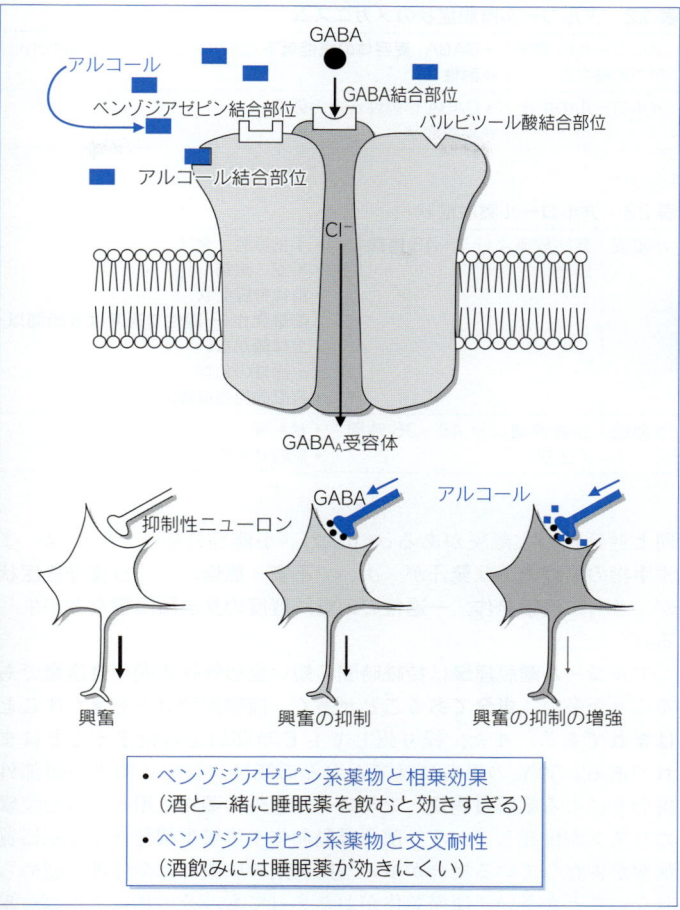

図27 アルコールの薬理作用

作動性伝達機能が破綻して離脱症状を発現すると考えられている（表22）。

アルコール離脱症状には**表23**に示したように**最終飲酒より7～48時間**と比較的短時間で発症する**小離脱**と最終飲酒より48～96時

表22 アルコール離脱症状のメカニズム

アルコールの慢性かつ大量摂取	・GABA_A 受容体の機能低下(受容体の down-regulation) ➡**耐性**
アルコールの中止	・GABA 作動性伝達の破綻 ➡**離脱症状**

表23 アルコール離脱症状

小離脱	最終飲酒より **7～48 時間**で出現	・手指振戦,発汗 ・不安・焦燥 ・自律神経症状 ・**痙攣発作(一過性で通常は 6 時間以上は続かない)** ・一過性の幻覚 ・軽度の見当識障害
大離脱	最終飲酒より 48～96 時間で出現	・せん妄 ・振戦せん妄

間と遅延性の大離脱がある(☞ p 222)。小離脱の症状としては、まず**手指の振戦**および**発汗**が、次いで**不安・焦燥**および**自律神経症状**が、さらに**痙攣発作**、**一過性の幻覚**、**軽度の見当識障害**などが生じる。

アルコール離脱痙攣は持続時間の短い全般性強直間代性痙攣であることが多い。**単発**であることが多く、痙攣重積発作をきたすことはまれである。また、繰り返しても 6 時間以上持続することはまれである。50% の患者には**てんかんの既往**、脳血管障害や頭部外傷などによる**脳器質病変**、**アルコール以外の薬物乱用**といった痙攣のリスクが併在している。**部分運動発作や痙攣重積発作では脳器質病変が併存している場合が多い**。間欠期の脳波では発作波が認められないことが多い。痙攣発作がおさまっても、その後にアルコール離脱振戦せん妄などの**大離脱**が生じることがあるので、アルコールと交叉耐性をもつベンゾジアゼピン系薬物による予防が必要になる。

診断のポイント

・身体疾患由来のものとアルコール以外の薬物由来のものとの鑑

別：頭部単純および造影 CT，血液検査，髄液検査，Triage DOA® などによっておこなう。
- アルコールの慢性かつ大量摂取歴がある。
- 最終飲酒より 7〜48 時間が経過している。
- 痙攣発作に先行して**手指の振戦，発汗，不安・焦燥，自律神経症状**が認められた。
- 全般性強直間代性痙攣が多い。
- 間欠期の脳波で発作波が認められない。

治療のポイント

- 痙攣発作が持続していれば**ジアゼパムの静注かミダゾラムの静注または筋注**を施行する。
- 痙攣が重積すれば**ミダゾラムの持続静注**を施行する。
- 痙攣発作がおさまってもその後にアルコール離脱振戦せん妄などの**大離脱**をきたすことがあるので，**ジアゼパムの経口投与**および**フルニトラゼパムの就寝前の経口投与**をする。
- 入院中に**アルコール離脱振戦せん妄**などの**大離脱**が出現したら（できればアルコール専門病棟のある）**精神科病院への転院による解毒**を考慮する。
- 大離脱が出現しなければ患者にアルコール依存症の治療意欲があるかどうかを確認し，**治療意欲が認められれば精神科外来**（できればアルコール専門外来）**を紹介する**。

治療のフローチャート

次ページ参照。

転院施設の選定

次ページ参照。

精神科医への申し送りのポイント

- 身体疾患由来のものやアルコール以外の薬物由来のものが鑑別できていることを伝える。
- 身体合併症についての詳細な情報を提供する。
- 使用した薬物の詳細な情報を提供する。

〈治療のフローチャート〉

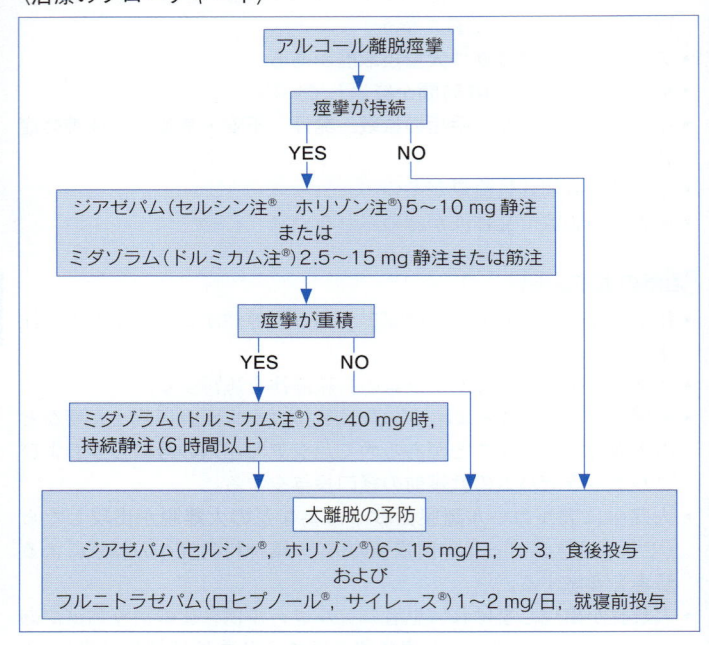

```
アルコール離脱痙攣
        ↓
    痙攣が持続
   YES ↓   NO →
ジアゼパム(セルシン注®, ホリゾン注®)5〜10 mg 静注
または
ミダゾラム(ドルミカム注®)2.5〜15 mg 静注または筋注
        ↓
    痙攣が重積
   YES ↓   NO →
ミダゾラム(ドルミカム注®)3〜40 mg/時,
持続静注(6 時間以上)
        ↓
    大離脱の予防

ジアゼパム(セルシン®, ホリゾン®)6〜15 mg/日, 分 3, 食後投与
および
フルニトラゼパム(ロヒプノール®, サイレース®)1〜2 mg/日, 就寝前投与
```

〈転院施設の選定〉(身体疾患の治療終了後)

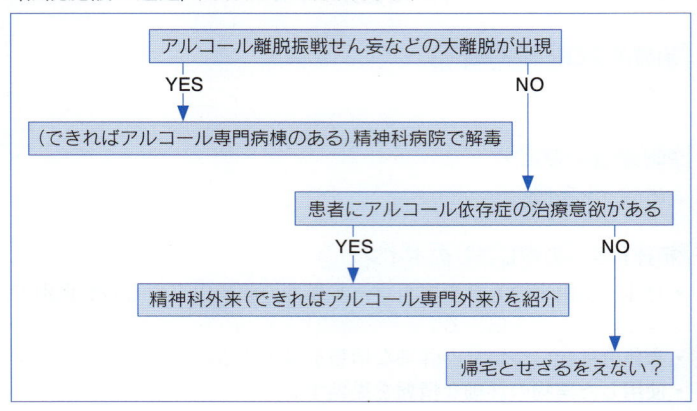

```
アルコール離脱振戦せん妄などの大離脱が出現
   YES ↓            NO →
(できればアルコール専門病棟のある)精神科病院で解毒
                ↓
         患者にアルコール依存症の治療意欲がある
           YES ↓              NO →
     精神科外来(できればアルコール専門外来)を紹介
                              ↓
                        帰宅とせざるをえない?
```

- アルコール依存症の治療目的の紹介であれば，患者の治療意欲を確認したことを伝える．

ひとことメモ

- アルコール離脱症状の再発を防ぐためには精神科においてアルコール依存症を治療することが重要ですが，患者本人にアルコール依存症の治療意欲が認められない場合は，仮に治療を受けたとしても予後は変わらないとされています．

▶ 参考文献
【アルコール離脱痙攣の総説】
1) Rathlev NK, Ulrich AS, Delanty N et al: Alcohol-related seizure. J Emerg Med 31 : 157-163, 2006.
【アルコール離脱痙攣が重積することはまれ】
2) Victor M, Brausch C: The role of abstinence in the genesis of alcohol epilepsy. Epilepsia 8 : 1-20, 1967.

13 昏睡状態で発見された統合失調症の患者

[低体温症]

要諦

- 抗精神病薬は低体温症の危険因子である。
- 心電図で Osborn（J）波を認めたら低体温症を疑う。
- 重症低体温症では心室細動や心停止をきたすことがある。
- 気管挿管や中心静脈路の確保は心室細動を誘発しないように愛護的におこなう。
- 軽症（>34℃）では保温に努める。
- 中等症（30～34℃）～重症（<30℃）で循環が保たれている場合は，中等症では表面加温を，重症では侵襲の少ない中心加温をそれぞれ中心として復温する。
- 中等症～重症で循環が保たれていなければ修正 ACLS を施行するとともに中心加温を施行する。

CASE 13

【患者】 56歳，男性

【現病歴】

統合失調症の診断で9年前より某精神科病院にて入院加療され，抗精神病薬である**クロルプロマジン** 150 mg/日および**ブロムペリドール** 12 mg/日，睡眠薬としてエスタゾラム2 mg/日およびニトラゼパム10 mg/日を処方されていた。被害妄想が活発となり，精神運動興奮も認められたため12月中旬より保護室で加療され，抗精神病薬である**ハロペリドール**および**レボメプロマジン**の筋注を繰り返し施行されていた。12月下旬の早朝に昏睡状態で倒れているところを発見され救急要請となった。

【来院時現症】

意識レベル：JCS 200

瞳孔：5.0 mm 同大，対光反射緩慢

血圧：74/FmmHg，心拍数：50/分（不整）

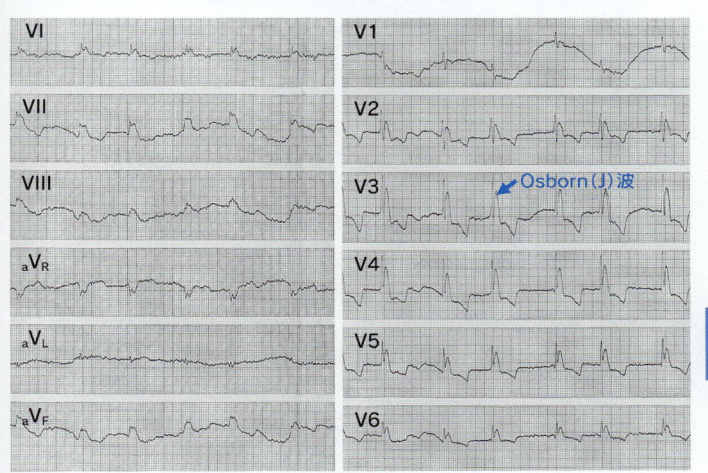

図 28 来院時心電図〔Osborn（J）波〕

呼吸数：12/分（浅く不規則），体温：25.0℃（直腸温）
深部腱反射の消失，るい痩，turgor の低下を認めた。
【来院時検査所見】
動脈血ガス：呼吸性アシドーシス（pH 7.32, P_{aCO_2} 54.8 torr, HCO_3^- 28.0 mmol/L, BE 1.0 mmol/L）
末梢血：異常なし
血液生化学：低蛋白血症（TP 5.6 g/dL），低カリウム血症（3.2 mEq/L）
心電図：徐脈性心房細動および前胸部誘導中心の Osborn（J）波（図 28）
【経過】
　気管挿管し人工呼吸器管理とした。低血圧にはドパミンを持続静注した。復温には 42～46℃ の加温・加湿酸素を吸入させ，43℃ の加温生理食塩水を輸液し，右胸腔内に 2 本のチューブを挿入し 43℃ の加温生理食塩水で洗浄した。1℃/時以上のペースで復温された。27℃ で呼名によって開眼し心電図は洞調律となった。29℃ で自発開眼し従命を認め，35℃ 以上に復温できたところで気管チューブを抜管した。この際には意識は清明であった。その後の経過

は順調で入院3日目に某精神科病院に転院となった。

解説

フェノチアジン誘導体であるクロルプロマジンやブチロフェノン誘導体であるハロペリドールなどの従来型抗精神病薬のみならずセロトニン・ドパミン拮抗薬(SDA)であるリスペリドンなどの非定型抗精神病薬による低体温症の報告が散見されている。このメカニズムに関しては，フェノチアジン誘導体のもつ**末梢性 α_1 アドレナリン受容体遮断作用による（熱を産生して体温上昇を促すメカニズムである）悪寒(shivering)の阻害**，すべての抗精神病薬が共通にもつ**中枢性ドパミン D_2 受容体遮断作用による中枢性体温調節機能への影響**，SDAであるリスペリドンなどの非定型抗精神病薬がもつ**中枢性セロトニン $5-HT_2$ 受容体遮断作用による中枢性体温調節機能への影響**などの関与が疑われている(表24)。

最近では深部体温で>34℃を軽症低体温症，30～34℃を中等症低体温症，<30℃を重症低体温症としている。表25にそれぞれの重症度における臨床症状を示した。中等症では，意識レベルは低下し，心電図は徐脈性心房細動となり胸部誘導を中心に Osborn(J)波がみられるようになる。さらに重症では昏睡状態となり腱反射は消失し，心室細動や心停止をきたす。この重症度分類は治療を選択するうえで重要である。軽症では**保温**(passive rewarming)でよいが，中等症～重症では（熱を産生して体温上昇を促すメカニズムである）悪寒(shivering)が消失しているために，**加温**(active rewarming)が必要になる。

診断のポイント

- 直腸温，膀胱温，食道温などの**深部体温をモニター**する。
- 心電図で Osborn(J)波を認めたら低体温症を疑う。

治療のポイント

- 抗精神病薬を中止する。
- 気管挿管や中心静脈路の確保は心室細動を誘発しないように愛護的におこなう。
- 軽症(>34℃)では**保温**に努めるが，中等症(30～34℃)～重症(<

表 24　抗精神病薬は低体温の危険因子

❶ フェノチアジン誘導体（クロルプロマジンなど）	・末梢性 $α_1$ アドレナリン受容体遮断作用による悪寒の阻害 ・中枢性ドパミン D_2 受容体遮断作用による中枢性体温調節機能への影響？
❷ ブチロフェノン誘導体（ハロペリドールなど）	・中枢性ドパミン D_2 受容体遮断作用による中枢性体温調節機能への影響？
❸ SDA（リスペリドンなど）	・中枢性セロトニン $5\text{-}HT_2$ 受容体遮断作用による中枢性体温調節機能への影響？ ・中枢性ドパミン D_2 遮断作用による中枢性体温調節機能への影響？

表 25　低体温症の臨床症状（重症度別）

重症度	深部体温	神経系	心循環系	呼吸	その他
軽症	>34℃	運動失調 構音障害 腱反射亢進	高血圧 頻脈	頻呼吸	悪寒 寒冷利尿，脱水
中等症	30〜34℃	意識障害 腱反射低下	徐脈 心房細動 J 波	徐呼吸	
重症	<30℃	昏睡 腱反射消失	低血圧 心室細動 心停止	徐呼吸 呼吸停止	

30℃）では循環が保たれているか否かにより治療を決定する。
- 循環が保たれている場合は，中等症では**表面加温**を，重症では侵襲の少ない**中心加温**をそれぞれ中心として復温する。
- 循環が保たれていなければ**修正 ACLS** を施行するとともに**中心加温**を施行する。**経皮的心肺補助法（PCPS）**が可能であれば施行する。

【保温】
暖かい毛布などで体を被い，部屋を暖かくする。

【表面加温】
電気毛布，加温マット，湯たんぽなどにより加温する。ただし，表面加温するとそれまで収縮していた末梢血管が拡張してショックをきたしたり（rewarming shock），末梢の冷たい血液が中心循環系

に流入して体温がかえって下がる(after drop 現象)ことがあるので注意が必要である。これらを避けるためには，熱の曝露を患者の腹部や胸部などの体幹に限り，四肢の復温を急がない。

【中心加温】

- 加温輸液：43℃ の加温生理食塩水を輸液する。低体温症では**寒冷利尿(cold diuresis)により脱水しているため大量輸液が必要であることが多いが**，逆流式熱交換器を用いると加温された輸液を必要最大速度で投与することができる。
- 気道加温：42〜46℃ の加温・加湿酸素を，フェイスマスクまたは気管挿管チューブより投与する。侵襲が少なく容易に導入できる。**肺胞は熱移動に利用できる表面積が大きいのでこの方法はかなり有効である。**
- 胸腔内洗浄：**チューブの刺激によって致死性不整脈を誘発しないために右胸腔内に 36〜40 F のチューブを 2 本挿入し**加温生理食塩水を 200〜500 mL/分の速度で注入・回収する方法である。**心筋を優先的に加温できるため速やかに致死性不整脈のリスクを減弱させるメリットがある。**
- 腹腔内洗浄：腹腔内に注入用と排出用のカテーテルを 2 本挿入し 10〜20 mL/kg の加温透析液によって洗浄する方法である。通常は最大 6 L/時の交換速度で施行される。**肝臓を優先的に加温し**，代謝を改善させるメリットがある。
- 経皮的心肺補助法(PCPS)：致死性不整脈(抗不整脈薬や除細動が無効であることが多い)や心停止をきたしていても酸素化された血液をすべての臓器に灌流しながら速やかに(3〜5 分で 1〜2℃ 上昇)加温できるというメリットがある。最重症の低体温症にとって強力な治療手段である。

【修正 ACLS】

気管挿管によって気道を確保する。加温・加湿酸素を投与しながら換気する。過換気を避けて**呼吸回数は 8〜12/分とする。閉胸式心マッサージを施行するが，回数は 40〜50 回/分とする。**重症低体温症では心臓は循環器用薬，ペースメーカー，除細動に反応しない。また，薬物代謝は減弱しているため，重症低体温症では循環器用薬を繰り返し投与すると蓄積によって中毒レベルに達することが考えられる。このため深部体温が<30℃ であれば薬物の静注を施

行しない。深部体温が＞30℃ であれば，薬物の静注を施行しても
よいが間隔をあける。深部体温が＜30℃ で心室頻拍（VT）または心
室細動（VF）であれば除細動を1度だけ試みる。もし患者が最初の
除細動や薬物投与に反応しなければ，その後の除細動や追加の薬物
投与は深部体温が＞30℃ になるまで待つ。重症低体温症では洞性
徐脈は生理的であるので，たいていの場合は心ペーシングの適応は
ない。

治療のフローチャート

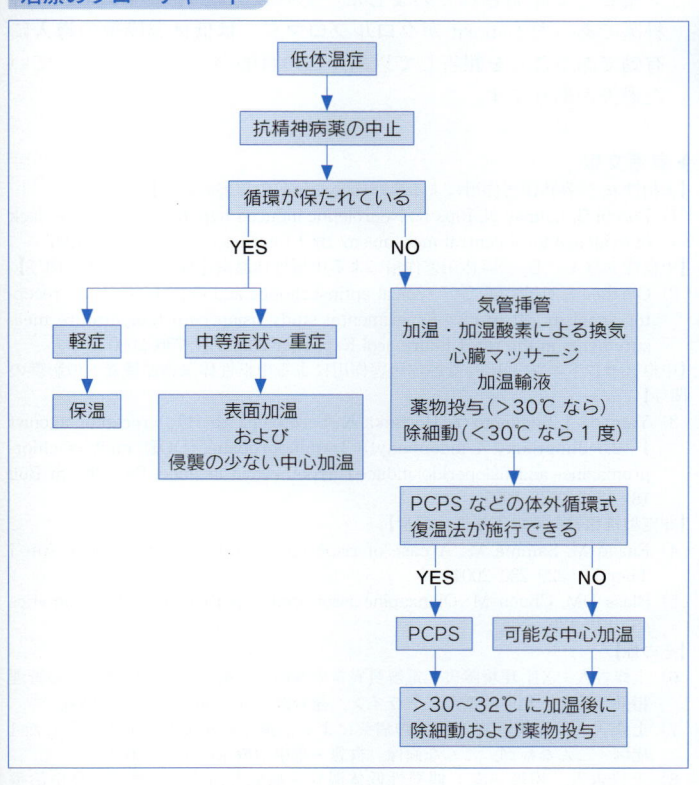

```
                    低体温症
                       │
                 抗精神病薬の中止
                       │
                 循環が保たれている
                   │          │
                 YES          NO
              ┌───┴───┐        │
           軽症  中等症状～重症   気管挿管
            │        │       加温・加湿酸素による換気
           保温   表面加温        心臓マッサージ
                 および          加温輸液
              侵襲の少ない中心加温  薬物投与（＞30℃ なら）
                              除細動（＜30℃ なら1度）
                                   │
                           PCPS などの体外循環式
                            復温法が施行できる
                              │         │
                             YES        NO
                              │         │
                            PCPS    可能な中心加温
                              │         │
                           ＞30～32℃ に加温後に
                            除細動および薬物投与
```

精神科医への申し送りのポイント

- 抗精神病薬の多剤併用の改善を考慮してほしい。
- 抗精神病薬の減量または中止を検討してほしい。

ひとことメモ

- クロルプロマジンなどのフェノチアジン誘導体は現在では抗精神病薬として知られているのですが，1950年頃までは抗ヒスタミン薬として開発されていました。その後1952年にフランスの外科医であったLaboritが**クロルプロマジンは低体温麻酔の導入に有効である**ことを報告して以来，この目的のために用いられていた過去があります。

▶参考文献

【末梢性 α_1 受容体阻害作用による悪寒(shivering)の阻害の関与】
1) Boschi G, Launay N, Rips R: Neuroleptic-induced hypothermia in mice: lack of evidence for a central mechanism. Br J Pharmacol 90: 745-751, 1987.

【中枢性ドパミン D_2 受容体阻害作用による中枢性体温調節機能への影響の関与】
2) Oerther S, Ahlenius S: Atypical antipsychotics and dopamine D (1) receptor agonism: an *in vivo* experimental study using core temperature measurements in the rat. J Pharmacol Exp Ther 292: 731-736, 2000.

【中枢性セロトニン $5-HT_2$ 受容体阻害作用による中枢性体温調節機能への影響の関与】
3) Yamada J, Sugimoto Y, Horisaka K: Serotonin2 ($5-HT_2$) receptor agonist 1-(2,5-dimethoxy-4-iodophenyl)-2-aminopropane (DOI) inhibits chlorpromazine- and haloperidol-induced hypothermia in mice. Biol Pharm Bull 18: 1580-1583, 1995.

【非定型抗精神病薬による低体温症】
4) Razaq M, Samma M: A case of risperidone-induced hypothermia. Am J Ther 11: 229-230, 2004.
5) Blass DM, Chuen M: Olanzapine-associated hypothermia. Psychosomatics 45: 135-139, 2004.

【その他】
6) 上條吉人：XII. 環境障害・電解質異常の診断・治療・ケア，低体温症の管理指針，救急・集中治療ガイドライン，総合医学社，pp.794-795, 2006.
7) 上條吉人，相馬一亥：抗精神病薬による治療中に重症低体温をきたした1症例：こんな症例，こんな画像．救急・集中治療 13：155, 2001.
8) 上條吉人，相馬一亥：偶発性低体温症－病態と治療－．救急・集中治療 13：1227-1234, 2001.

14 意識障害で発見された統合失調症の患者

抗精神病薬による糖尿病性ケトアシドーシス

要諦

- そもそも統合失調症はⅡ型糖尿病の発症率が高い。
- 非定型抗精神病薬による体重増加や高血糖などの副作用に注意する。
- 高血糖の症状である口渇,多飲により糖分を含むソフトドリンクを大量に飲むことがケトアシドーシスを促進することがある(ペットボトル症候群)。
- 治療としてはまず原因薬物を中止する。
- 再発の予防のために原因薬物を変更する。

CASE 14

【患者】 32歳,男性
【家族歴】
　父親はⅡ型糖尿病
【現病歴】

　28歳時に統合失調症を発症し,某精神科病院外来にて抗精神病薬である**リスペリドン2～4 mg/日**を処方されていた。その間に**20 kgの体重増加**があった。年に1度の**血糖値検査**が施行され半年前までは正常値であった。幻聴が活発になったため9日前よりリスペリドン4 mg/日に加えて**ペロスピロン8 mg/日**が追加投与された。4日前より**口渇**を訴え,およそ**5 L/日のソフトドリンク**を飲用した。早朝に昏睡状態であるところを家族に発見され救急要請された。

【来院時現症】

　意識レベル:JCS 300
　瞳孔:4.0 mm同大,対光反射緩慢
　血圧:78/42 mmHg,心拍数:128/分(整)
　呼吸数:30/分,体温:35.8℃

BMI(Body Mass Index)32.0 kg/m² と著しい肥満を認めた。

【来院時検査所見】

動脈血ガス：**代謝性アシドーシス**(pH 7.12, HCO_3^- 12.0 mmol/L, BE -16.6 mmol/L)

血液生化学：**高血糖**(GLU 708 mg/dL)

腎機能障害(BUN 79 mg/dL, Cr 4.92 mg/dL)

電解質異常(Na 134 mEq/L, K 6.2 mEq/L)

ケトン血症(3+), HbA_{1c} 10.7%

【来院後の経過】

著しい脱水による急性循環不全および腎機能障害を伴った**糖尿病性ケトアシドーシス**と診断して**生理食塩水による大量輸液**および**インスリンの持続静注**を施行した。抗精神病薬はすべて中止した。次第に血糖値が正常化し，意識も回復した。入院2週間後より幻聴などの精神症状が活発となったためブチロフェノン誘導体である**ハロペリドール**6 mg/日より開始し，18 mg/日まで増量したが，精神症状の鎮静化に伴い漸減した。患者はⅡ型糖尿病と診断されたが，最終的には BMI 28.0 kg/m² まで減量し，ハロペリドール9 mg/日を服用しても食事療法のみでコントロールできたため入院2ヶ月後に某精神科病院に転院となった。

解説

SDA であるリスペリドンなどの**非定型抗精神病薬**は，抗精神病薬の代表的な副作用であるアカシジアや薬剤性パーキンソン症候群などの錐体外路症状が少ないこともあり現在広く用いられている。しかし，**体重増加**や**高血糖**などの副作用もあるので注意が必要である。高血糖はⅡ型糖尿病のみならず**糖尿病性ケトアシドーシス**といった生命を脅かす病態に至ることもある。特に，本症例のように高血糖の症状である**口渇，多飲**によって，**糖分を含むソフトドリンクを大量に飲むことがケトアシドーシスを促進する**ことがある(**ペットボトル症候群**)。わが国で用いることのできる非定型抗精神病薬の中では，**オランザピン**はリスペリドンやクエチアピンに比べて高血糖をきたす頻度が高いとされている。ただし，わが国のみ使用が可能なペロスピロンの位置付けは不明である。

抗精神病薬によるⅡ型糖尿病の発症の詳細なメカニズムはわかっ

表26 抗精神病薬によるⅡ型糖尿病の発症機序

発症頻度	・オランザピン>リスペリドン,クエチアピン>従来型抗精神病薬 ・ペロスピロン:不明
統合失調症患者の要因	**統合失調症患者はⅡ型糖尿病の危険因子** (インスリン感受性の低下)
抗精神病薬の要因 (特に非定型抗精神病薬)	・インスリン抵抗性の増加? ・セロトニン受容体に対する作用? ・(副作用の体重増加)を介したインスリンの過剰利用?

ていないが,表26に示すように,もともと統合失調症患者はインスリン感受性が低下していてⅡ型糖尿病の発症率が高いうえに,特に非定型精神病薬によるインスリン抵抗性の増加,セロトニン受容体に対する作用,体重増加を介したインスリンの過剰利用などが関与していると考えられている。

診断のポイント

- SDAなどの**非定型抗精神病薬**を服用中の患者に**口渇,多飲,多尿**を認める。
- 重症例では悪心・嘔吐,腹痛などの消化器症状に続いて意識障害を認める。
- 皮膚乾燥,低血圧,低体温,ケトン臭を伴うクスマウル呼吸などを認める。
- 高血糖(GLU 300 mg/dL以上),代謝性アシドーシス(pH 7.3以下,HCO_3^- 18 mEq/L以下),血漿浸透圧 320 mOsmol/kg以下,尿ケトン体陽性などの検査所見を認める。

治療のポイント

- 抗精神病薬の中止。
- 治療当初は1時間ごとに血糖値を,2〜4時間ごとに動脈血ガス,電解質,血中ケトン体を測定する。
- 生理食塩水の輸液(循環血液量の確保)。
- 速効型インスリンの投与。

非定型抗精神病薬による高血糖は用量依存性ではなく，原因薬物を中止すると改善し，再開すると出現する。したがって，原因と考えられる非定型抗精神病薬を中止することが重要である。

治療のフローチャート

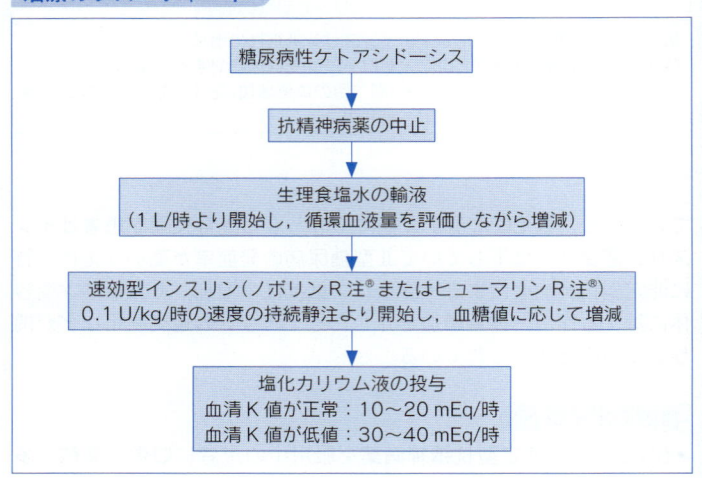

```
           糖尿病性ケトアシドーシス
                    ↓
            抗精神病薬の中止
                    ↓
             生理食塩水の輸液
  （1 L/時より開始し，循環血液量を評価しながら増減）
                    ↓
  速効型インスリン（ノボリンR注®またはヒューマリンR注®）
  0.1 U/kg/時の速度の持続静注より開始し，血糖値に応じて増減
                    ↓
             塩化カリウム液の投与
      血清K値が正常：10～20 mEq/時
      血清K値が低値：30～40 mEq/時
```

精神科医への申し送りのポイント

- 高血糖の原因となった抗精神病薬は，今後は投与しないでほしい。
- **糖尿病の家族歴のある患者，高血糖を指摘されたことのある患者，肥満のある患者**には慎重に非定型抗精神病薬を投与してほしい。
- 非定型抗精神病薬服用中の**体重増加**に注意してほしい。
- 非定型抗精神病薬服用中は最低月に1度は**血糖値**やHbA_{1c}を測定してほしい。

ひとことメモ

- 非定型抗精神病薬が高血糖をきたす頻度については，わが国のみ使用可能なペロスピロンの位置付けが不明です。筆者らはペロス

ピロンが主な原因となって糖尿病性ケトアシドーシスを生じた症例を経験しました。

▶参考文献

【非定型抗精神病薬によるⅡ型糖尿病や糖尿病性ケトアシドーシス】
1) Wilson DR, D'Souza L, Sarkar N et al: New-onset diabetes and ketoacidosis with atypical antipsychotics. Schizophr Res 59 : 1-6, 2003.
2) Jin H, Meyer JM, Jeste DV: Phenomenology of and risk factors for new-onset diabetes mellitus and diabetic ketoacidosis associated with atypical antipsychotics: an analysis of 45 published cases. Ann Clin Psychiatry 14 : 59-64, 2002.

【ペロスピロンが主な原因と考えられた糖尿病性ケトアシドーシスの1例】
3) Hamanaka S & Kamijo Y: New-onset diabetic ketoacidosis induced by the addition of perospirone hydrochloride in a patient treated with risperidone. Intern Med 46 : 199-200, 2007.

15 高熱および意識障害で発見された統合失調症の患者

悪性症候群

要諦

- 抗精神病薬を服用している患者に高体温, 筋強剛, 高CK血症などを認めたら悪性症候群を疑う。
- 治療としては原因薬物の中止, および全身冷却や輸液などの全身管理が最も重要である。
- 薬物療法についてはエビデンスが乏しい。

CASE 15

【患者】 20歳, 男性

【現病歴】

1ヶ月前より「近所の連中が俺の悪口を言う」と自室に閉じこもって生活するようになった。2週間前に家族の説得で某精神科病院の外来を受診し, 統合失調症の疑いでハロペリドール6 mg/日が処方された。5日前より多量の発汗や手指の振戦に気付かれるようになった。早朝に自室で開眼はしているものの呼びかけにまったく反応のない状態であるところを家族に発見されて救急要請された。

【来院時現症】

意識レベル:JCS ?(開眼はしているが無言・無動)

瞳孔:4.0 mm 同大, 対光反射迅速

血圧:70/F mmHg, 心拍数:140/分(整)

呼吸数:30/分(浅い), 体温:39.8℃

全身の筋強剛および発汗が著明で, 四肢の振戦が認められた。

【来院時検査所見】

末梢血:白血球増多(18,000/μL)

血液生化学:高蛋白血症(TP 8.3 g/dL)

筋原性酵素の上昇(GOT 280 IU/L, LDH 1,200 IU/L, CK 24,000 IU/L)

腎機能障害(BUN 28 mg/dL, Cr 2.8 mg/dL)

表 27　悪性症候群の発症機序

仮説	根拠
中枢性ドパミン受容体遮断説：視床下部における中枢性の体温調節が破綻	・抗精神病薬はいずれもドパミン D_2 受容体遮断作用がある。 ・パーキンソン病治療薬のレボドパやアマンタジンの中止で発症する。 ・ドパミン作用薬物(ブロモクリプチンなど)が治療に有効である。
骨格筋欠陥説：抗精神病薬による筋肉のカルシウム利用の異常	・臨床症状(高体温，筋強剛，高 CK 血症など)が悪性高熱に類似する。 ・ダントロレンナトリウムが治療に有効である。

電解質異常(Na 148 mEq/L，K 5.2 mEq/L)

【経過】

著しい脱水による急性循環不全および腎機能障害を伴う**悪性症候群**と診断し，**抗精神病薬を中止**した。**全身を冷却**した。気管挿管し人工呼吸器管理とし，Swan-Ganz カテーテルを挿入し循環血液量をモニターしながら**大量輸液**を施行した。ミダゾラムの持続静注を施行した。

次第に高体温，発汗，筋強剛などの症状および筋原性酵素の上昇などの検査所見も改善したため，入院 2 週間後に某精神科病院に転院となった。

解説

悪性症候群は生命を脅かす重篤な抗精神病薬の副作用である。発症率は抗精神病薬服用患者の 0.1～2.5％ と報告によりまちまちである。死亡率は早期の発見と全身管理の啓蒙によって 10％ 以下と以前に比べて減少している。悪性症候群の発症のメカニズムはいまのところ不明であるが，表 27 に示すように中枢性ドパミン受容体遮断説や骨格筋欠陥説などの仮説がある。

【中枢性ドパミン受容体遮断説】
・ドパミンは視床下部で中枢性の体温調節の役割を担っているが，抗精神病薬の投与によって，これが破綻して高体温を生じるとする説である。根拠としては原因となる抗精神病薬はすべてドパミ

ン D_2 受容体遮断作用があること，パーキンソン病患者に処方されているレボドパやドパミン作用薬物であるアマンタジンなどを中止することによって悪性症候群を発症することがあること，ドパミン作用薬物であるアマンタジンやブロモクリプチンが悪性症候群の治療薬として有効であることなどがあげられる。

【骨格筋欠陥説】
- 抗精神病薬によって筋肉のカルシウムの利用の異常をきたして，**筋強剛，横紋筋融解症，高体温**を生じるとする説である。根拠としては悪性症候群の高体温，筋強剛，高 CK 血症といった臨床症状が**悪性高熱**と類似していること，悪性高熱の治療薬であるダントロレンナトリウムが悪性症候群の治療薬としても有効であることなどがあげられる。

悪性症候群は抗精神病薬の投与開始から**2 週間以内に発症する**ことが多いが，抗精神病薬の増量，抗コリン薬の減量や中止などを契機に発症することもある。また，長期投与の患者でも**低栄養や脱水**などの患者の身体状態の悪化や不穏，興奮，拒食などの精神症状の悪化を契機に発症することもある。ハロペリドールなどのブチロフェノン誘導体のようなドパミン D_2 受容体遮断力価の高い薬剤（**高力価抗精神病薬**）での報告が最も多いが，SDA などの非定型抗精神病薬を含む**すべての抗精神病薬によって起こりうる**。

診断のポイント

- 抗精神病薬を服用している患者に図 29 に示すような**3 大症状**，あるいはそのうちの**2 大症状および小症状のうち 4 つ**を認めれば悪性症候群の可能性が高い。
  → 大症状としては，他に全身性の疾患がないのに 38.5℃ 以上の**高体温**を認める，全身の筋緊張が鉛管様に増大する（**筋強剛**），横紋筋融解症により CK が 1,000 IU/L 以上の高値となる（**高 CK 血症**）がある。横紋筋融解症により高ミオグロビン血症から**急性尿細管壊死**をきたし急性腎不全に至ることもある。小症状としては**頻脈，異常血圧，頻呼吸，発汗**といった自律神経症状の他に，本症例のような**無動・緘黙，昏迷**，またはせん妄，傾眠，昏睡などの**意識障害**，軽度～30,000/μL の**白血球の増多**などがある。

- 抗精神病薬開始から2週間以内が多い
- 抗精神病薬の増量の際にも生じる
- ドパミンD₂受容体遮断力価の高い薬剤の頻度が高い

大症状
- 38.5℃以上の高体温
- 筋強剛
- 高CK血症

小症状—主として自律神経症状
- 頻脈
- 異常血圧
- 頻呼吸
- 発汗
- 無動・緘黙,昏迷,せん妄や昏睡などの意識障害
- 白血球増多

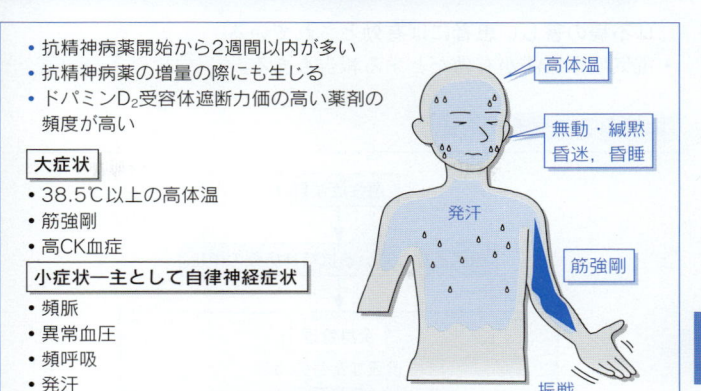

(図中ラベル:高体温,無動・緘黙 昏迷,昏睡,発汗,筋強剛,振戦)

図29 悪性症候群の症状

表28 悪性症候群の治療のポイント

❶ 原因となっている抗精神病薬の中止
❷ 全身管理 　・迅速な全身の冷却 　・輸液療法(脱水,電解質異常の補正)
❸ 薬物療法(エビデンスに乏しい) 　・ベンゾジアゼピン系薬物(ジアゼパム,ミダゾラムなど) 　・ドパミン作用薬(ブロモクリプチン,アマンタジンなど) 　・ダントロレンナトリウム
❹ 電気痙攣療法

治療のポイント (表28)

- 原因薬物を中止する。
- 全身の冷却や輸液療法などの全身管理を適切におこなう。
  - → 高体温や発汗によって**著しい脱水**をきたしていることが多いが,不十分な輸液によって**急性循環不全や急性腎不全**をきたさないようにする。
- ベンゾジアゼピン系薬物,ドパミン作用薬物,ダントロレンナトリウムなどによる薬物療法を施行する。ベンゾジアゼピン系薬物

は不穏の著しい患者には有効とされている。
- 電気痙攣療法が有効だとする報告もある。

治療のフローチャート

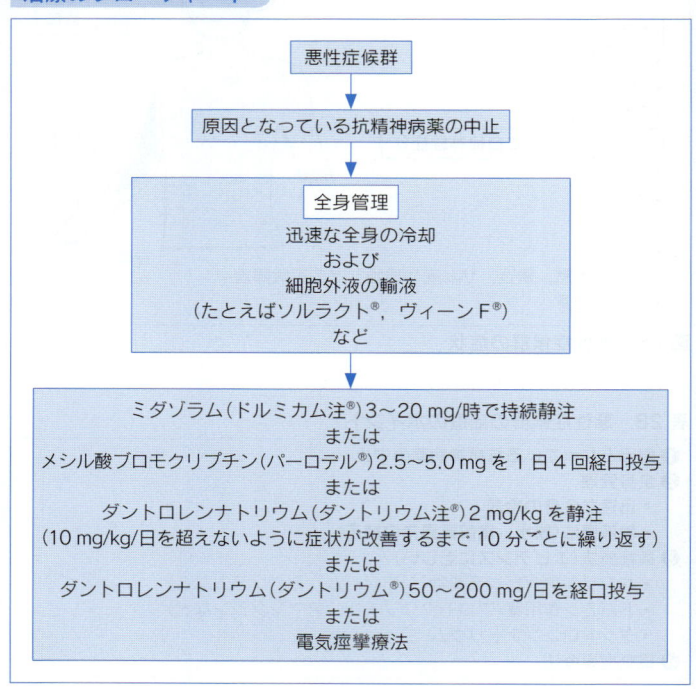

```
悪性症候群
   ↓
原因となっている抗精神病薬の中止
   ↓
全身管理
迅速な全身の冷却
および
細胞外液の輸液
(たとえばソルラクト®, ヴィーンF®)
など
   ↓
ミダゾラム(ドルミカム注®)3～20 mg/時で持続静注
または
メシル酸ブロモクリプチン(パーロデル®)2.5～5.0 mg を 1 日 4 回経口投与
または
ダントロレンナトリウム(ダントリウム注®)2 mg/kg を静注
(10 mg/kg/日を超えないように症状が改善するまで 10 分ごとに繰り返す)
または
ダントロレンナトリウム(ダントリウム®)50～200 mg/日を経口投与
または
電気痙攣療法
```

精神科医への申し送りのポイント

- 悪性症候群の改善後は少なくとも 2 週間は抗精神病薬の投与を控えてほしい。
  → その間に精神症状が再発したら悪性症候群の発症頻度の低い SDA などの非定型抗精神病薬かフェノチアジン誘導体などのドパミン D_2 受容体遮断力価の低い薬物(低力価抗精神病薬)を少量から開始してほしい。
- 患者の脱水や低栄養に注意してほしい。

ひとことメモ

- ダントロレンナトリウムなどによる薬物療法は回復を早めるとする研究がある程度で，**予後を改善するといったエビデンスは乏しい**といえます。また，ランダム化比較試験(RCT)によって相対的にどのカテゴリーの薬物の効果が優れているかきちんと評価した研究はありません。

▶参考文献

【薬物療法のエビデンスは乏しい】
1) Adnet P, Lestavel P, Krivosic-Horber R: Neuroleptic malignant syndrome. Br J Anaesth 85 : 129-135, 2000.

【悪性症候群の改善後は少なくとも2週間の無投薬期間が望ましい】
2) Caroff SN, Mann SC: Neuroleptic malignant syndrome. Med Clin North Am 77 : 185-202, 1993.

【その他】
3) 上條吉人：ナースのポケットに強い味方，救急看護へのサポート．第4章 症状別の看護．40.悪性症候群．pp.210-211，南山堂，2002

16 意識障害で発見された躁うつ病の患者

リチウム誘発性腎性尿崩症

要諦

- 炭酸リチウムは腎性尿崩症の主要な原因である。
- 通常は口渇による多飲によってマスクされている。
- 飲水制限などを契機に高ナトリウム血症や高浸透圧脳症をきたして顕在化することがある。
- 治療としては炭酸リチウムを減量または中止し，高ナトリウム血症や脱水があれば生理食塩水で補正する。
- 薬物療法としては NSAIDs であるインドメタシンを投与する。

CASE 16

【患者】 65歳，男性

【現病歴】

躁うつ病にて10年以上にわたって炭酸リチウムを服用していた。3年前より某精神科病院にて入院加療され，1,200 mg/日の炭酸リチウムを服用していたが血中リチウム濃度は治療域を推移していた。以前より多飲・多尿に気付かれていたが，電解質異常は認めなかった。誇大妄想や躁性興奮が認められるようになったため2週間前より保護室に隔離されていたが，せん妄，四肢の振戦，歩行困難が出現したため救急要請された。

【来院時現症】

意識レベル：JCS 2

瞳孔：3.5 mm 同大，対光反射迅速

血圧：130/70 mmHg，心拍数：110/分（整）

呼吸数：20/分，体温：37.4℃

せん妄状態であった。四肢の振戦および歩行困難を認めた。

口腔内乾燥，皮膚乾燥，Turgor の低下を認めた。

【来院時検査所見】

末梢血：白血球増多（13,000/μL）

血液生化学：**高浸透圧血症**（359 mOsmol/kg），
電解質異常（**Na 171 mEq/L**，Cl 138mEq/L）
尿生化学：低比重（1.010），低張尿（309 mOsmol/kg）
血清リチウム濃度：2.12 mEq/L（治療域：0.6〜1.2 mEq/L）
血清バソプレシン濃度：**7.0 pg/mL**（正常：0.8〜6.3 pg/mL）

【経過】

尿崩症の診断で**生理食塩水の大量輸液および抗利尿ホルモンの投与**を施行したが，反応せず輸液量を上回る低張尿を認めた。血清バソプレシン濃度が高値であったことから**リチウム誘発性腎性尿崩症**と診断し，非ステロイド性抗炎症薬（NSAIDs）である**インドメタシン 25 mg** を 8 時間ごとに投与したところ次第に尿量減少し，血清ナトリウム濃度は正常化した。入院 14 日目に某精神科病院に転院となった。

解説

炭酸リチウムには抗躁作用および感情安定作用があり，主として双極性障害（躁うつ病）などの感情障害の治療薬として用いられている。図 30 に示すように抗利尿ホルモン（ADH）である**バソプレシン**は腎集合尿細管内皮細胞内のアデニル酸シクラーゼに作用し，**cAMP 濃度を上昇**させる。この結果，内皮細胞の水分透過性は亢進し，水分の再吸収が促進して，尿は濃縮される。ところが**炭酸リチウムを長期服用すると腎臓のバソプレシンに対する反応が破綻**して，腎集合尿細管における水分の再吸収が阻害されて低張尿が大量に排泄されることがある（**バソプレシン抵抗性尿崩症**）。このような**リチウム誘発性腎性尿崩症**は炭酸リチウム服用患者の 12〜30% にみられる。この障害はたいてい**可逆的**で，炭酸リチウムを中止すれば正常に戻ることが多いが，中止後長期にわたってこの障害が持続することもある。リチウム誘発性腎性尿崩症は通常は口渇による**多飲**によってマスクされているが，本症例のように保護室への隔離などによって**水分摂取が制限されると高ナトリウム血症や高浸透圧脳症状**をきたして顕在化することがある。

診断のポイント

- 炭酸リチウム長期服用中の患者に口渇，多飲・多尿を認める。

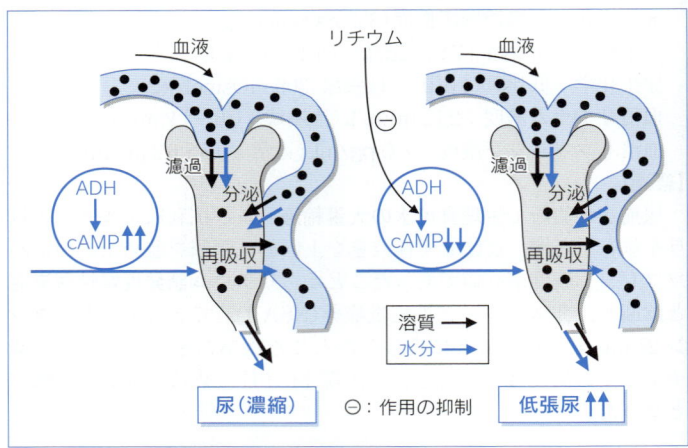

図30 リチウム誘発性腎性尿崩症のメカニズム

- 持続的な低張尿を認める。
- 水分摂取の制限後に高ナトリウム血症や高浸透圧脳症を認める。
- バソプレシンに反応しない。
- 血清バソプレシン濃度の上昇を認める。

治療のポイント

- 炭酸リチウムを減量または中止する。
- 高ナトリウム血症や脱水があれば生理食塩水で補正する
- インドメタシンなどのNSAIDsを投与する。
  →図31に示すようにプロスタグランジンは腎集合尿細管内皮細胞内のcAMP濃度を下げて水分の再吸収を抑制するだけでなく、糸球体血流量を増加させて糸球体濾過率(GFR)を増加させる。インドメタシンなどのNSAIDsによってプロスタグランジンの作用を阻害すると、腎集合尿細管内皮細胞内のcAMP濃度が上がり水分の再吸収が促進し、糸球体血流量が低下して糸球体濾過率が低下する。その結果、尿は濃縮し、尿量は減少する。

B 中枢神経症状編 16

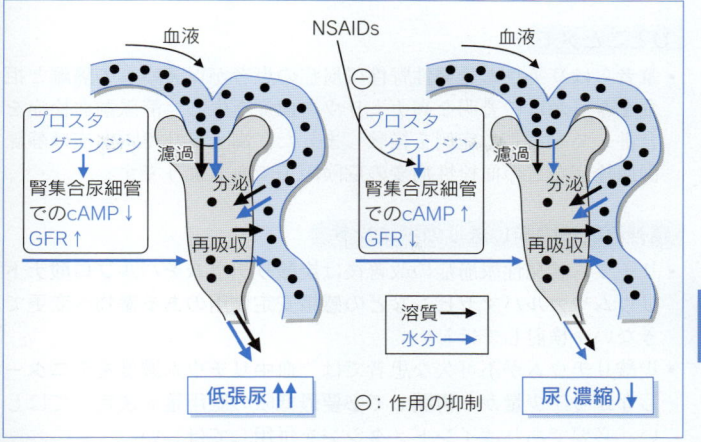

図31 NSAIDs の作用機序

図中ラベル:
- 血液
- NSAIDs ⊖
- プロスタグランジン
- 腎集合尿細管でのcAMP↓
- GFR↑
- 濾過
- 分泌
- 再吸収
- 低張尿↑↑
- プロスタグランジン
- 腎集合尿細管でのcAMP↑
- GFR↓
- 尿(濃縮)↓
- 溶質 →
- 水分 →
- ⊖:作用の抑制

治療のフローチャート

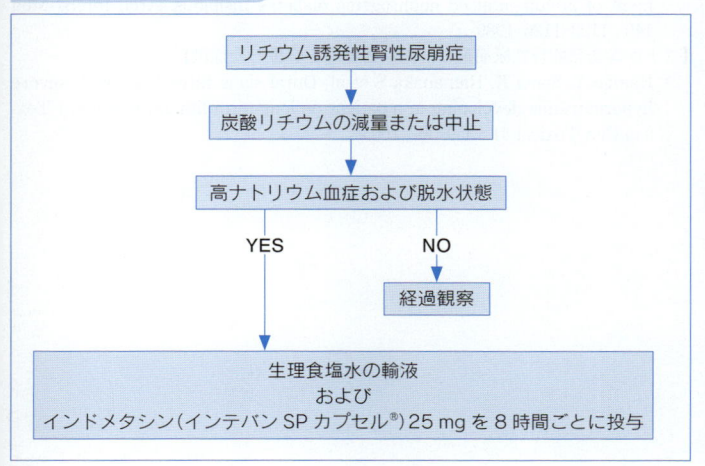

```
リチウム誘発性腎性尿崩症
      ↓
炭酸リチウムの減量または中止
      ↓
高ナトリウム血症および脱水状態
   YES ↓        ↓ NO
                経過観察
      ↓
生理食塩水の輸液
および
インドメタシン(インテバン SP カプセル®) 25 mg を 8 時間ごとに投与
```

ひとことメモ

- 筆者らはリチウム誘発性腎性尿崩症の患者が保護室への隔離と拒食をきっかけに著明な高ナトリウム血症を生じ，静脈洞血栓症を合併して死亡した症例を経験しました。高ナトリウム血症は静脈洞血栓症などの血栓性病変の危険因子であるようです。

精神科医への申し送りのポイント

- リチウム誘発性腎性尿崩症の改善後は**炭酸リチウムをバルプロ酸ナトリウムやカルバマゼピンなどの感情安定作用のある薬物へ変更**できないか検討してほしい。
- 炭酸リチウムが不可欠な患者では，**血中リチウム濃度をモニター**しながら，**少量から再開して必要最低限の服用量を決定**してほしい。必要であれば**インドメタシン**を併用してほしい。

▶参考文献

【リチウム誘発性腎性尿崩症にインドメタシンが有効】
1) Allen HM, Jackson RL, Winchester MD et al: Indomethacin in the treatment of lithium-induced nephrogenic diabetes Insipidus. Arch Intern Med 149 : 1123-1126, 1989.

【リチウム誘発性腎性尿崩症に静脈洞血栓症を合併した症例】
2) Kamijo Y, Soma K, Hamanaka S et al: Dural sinus thrombosis with severe hypernatremia developing in a patient on long-term lithium therapy. J Toxicol Clin Toxicol 41 : 359-362, 2003.

17 昏睡状態で搬送された精神障害者

急性向精神薬中毒（環系抗うつ薬以外）

要諦

- 適切な呼吸・循環管理をすればほとんどは救命できる。
- 3大合併症（誤嚥性肺炎，低体温，非外傷性挫滅症候群・コンパートメント症候群）に注意する。
- リチウム以外はたとえ致死量を服用していても（胃洗浄をしなくても）活性炭の投与で十分である。
- 腸肝循環するフェノバルビタールとカルバマゼピンには活性炭の繰り返し投与が有効である。
- フェノバルビタール，フェニトイン，カルバマゼピンには血液灌流法が有効である。
- リチウムには血液透析法が有効である。

CASE 17

【患者】 32歳，男性
【現病歴】
　統合失調症の診断で某精神科病院外来にて通院加療されていた。自殺目的で抗精神病薬であるクロルプロマジン，抗コリン薬であるプロメタジン，およびバルビツール酸であるフェノバルビタールの合剤（ベゲタミンA®）を大量に服用し早朝に昏睡であるところを家族に発見された。これまで，5回の大量服薬の既往があり自宅で様子をみていたが12時間経っても覚醒しないため救急要請された。
【来院時現症】
　意識レベル：JCS 300
　瞳孔：4.5 mm同大，対光反射緩慢
　血圧：82/50 mmHg，心拍数：116/分（整）
　呼吸数：12/分（浅い），体温：36.5℃
【来院時検査所見】
　動脈血ガス：呼吸性アシドーシス（pH 7.27, P_{aCO_2} 62 Torr）

血算：白血球増多(12,200/μL)
血液生化学：筋原性酵素の上昇(CK 852 IU/L)
心電図：洞性頻脈
頭部単純CT：異常所見なし
Triage DOA®：**BAR(バルビツール酸類)が陽性**
血中フェノバルビタール濃度：92.5 μg/mL

【来院後の経過】

 気管挿管し人工呼吸器管理とした。血中フェノバルビタール濃度が異常高値であったため**活性炭の繰り返し投与**(初回1 g/kg, それ以降は4時間ごとに0.5 g/kgを計4回投与)を施行した。次第に意識障害および呼吸不全は回復し，入院第3日目に抜管した。同日の血中フェノバルビタール濃度は22.6 μg/mLであった。入院5日目に某精神科病院に転院となった。

解説

 精神障害の病歴や向精神薬の処方歴のある患者の意識障害では急性向精神薬中毒を鑑別疾患に加えなくてはならない。近年では抗精神病薬では**SDAなどの非定型抗精神病薬**，抗うつ薬では**SSRIやSNRIといった薬理作用の選択性が高く大量服薬しても重症化の可能性が低い薬物**が主流である。また，抗不安薬や催眠薬では**ベンゾジアゼピン系薬物**といった**治療係数が大きく大量服薬しても重症化の可能性が低い薬物**が主流である。したがって，適切な全身管理をすればほとんどは救命できる。しかしながら，従来からある**環系抗うつ薬**(☞p 93, 189)やバルビツール酸(特にペントバルビタールのような**短時間型**)などによる急性向精神薬中毒では死亡例はいまだに散見される。

診断のポイント

- 精神障害の病歴や向精神薬の処方歴のある患者に意識障害を認める。
- 意識障害の原因が，身体疾患に由来するものでないか，頭部単純および造影CT，血液検査，髄液検査などによって鑑別する。
- 鑑別診断にはTriage DOA®が役立つ。
  → Triage DOA®は尿中の乱用薬物や向精神薬，およびその代謝

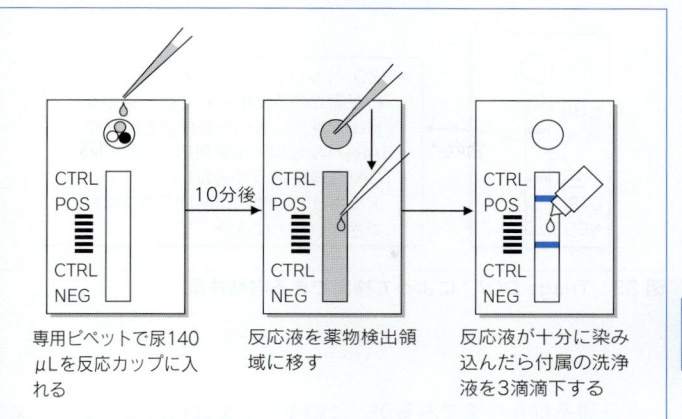

図32 Triage DOA® の手順

- 専用ピペットで尿140 μLを反応カップに入れる
- 10分後、反応液を薬物検出領域に移す
- 反応液が十分に染み込んだら付属の洗浄液を3滴滴下する

物を11分という短い時間で定性的に検出することができるキットである。競合的結合免疫学的測定により、尿中に一定以上の濃度で薬物が存在すればラインが出現する(陽性)ので判定が簡便である。図32に手順を示す。まず患者より尿を採取し、専用ピペットで尿140 μLを反応カップに入れて10分間室温で放置する。次に、チップをかえて同じピペットで反応液を薬物検出領域に移す。最後に、反応液が十分に染み込んだら付属の洗浄液を3滴滴下する。薬物検出領域に陽性コントロール(CTRL POS)と同様の赤紫色のバンドが出現するかどうか判定する。

→このキットにより、向精神薬ではバルビツール酸類(BAR)、ベンゾジアゼピン類(BZO)、三環系抗うつ薬類(TCA)を一斉に簡易分析することができる(図33)。ただし、米国で開発されたキットであるため、日本で処方されていてもこのキットで検出できない薬物も存在する。特に、ベンゾジアゼピン系薬物の中にはわが国でのみ使用されているためこのキットで検出できないものがいくつかあるので注意が必要である。また、アモキサピンはわが国ではいまだに広く処方されている第2世代の

- BZO(ベンゾジアゼピン類):
  わが国でのみ使用されている薬物など
  検出できないものも多いことに注意
- BAR(バルビツール酸類)
- TCA(三環系抗うつ薬類):
  アモキサピンや四環系抗うつ薬は検出
  できないことに注意

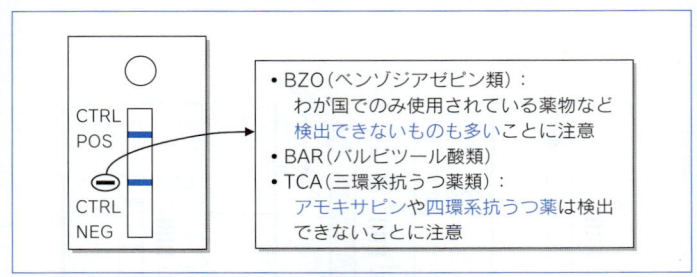

図33 Triage DOA® によって検出できる向精神薬

三環系抗うつ薬であるが，このキットでは検出できない。マプロチリンやミアンセリンなどの四環系抗うつ薬も検出できない(☞ p 93)。

- ベンゾジアゼピン系薬物の鑑別にはフルマゼニルの静注が役立つ。
  → フルマゼニル(アネキセート®)は図34に示すようにベンゾジアゼピン結合部位の特異的な拮抗薬である。以前はベンゾジアゼピン中毒の鑑別に頻繁に用いられていたが，尿の定性キット(Triage DOA®)の出現で使用頻度は激減した。ただし，ベンゾジアゼピン系薬物のなかにはわが国でのみ使用されているためこのキットで検出できないものがいくつかあるので Triage DOA® で検出できなくてもなおベンゾジアゼピン中毒が疑われれば，フルマゼニルの静注による鑑別を追加するのもよい。

【フルマゼニルの投与】
- アネキセート注®:覚醒するまで 0.2～0.3 mg(2～3 mL)の投与を繰り返す〔最大 3 mg(30 mL)〕

治療のポイント (表29)

【全身管理】
　適切な呼吸・循環管理をすればほとんど救命できる。3大合併症(誤嚥性肺炎，低体温，非外傷性挫滅症候群・コンパートメント症候群)に注意する。

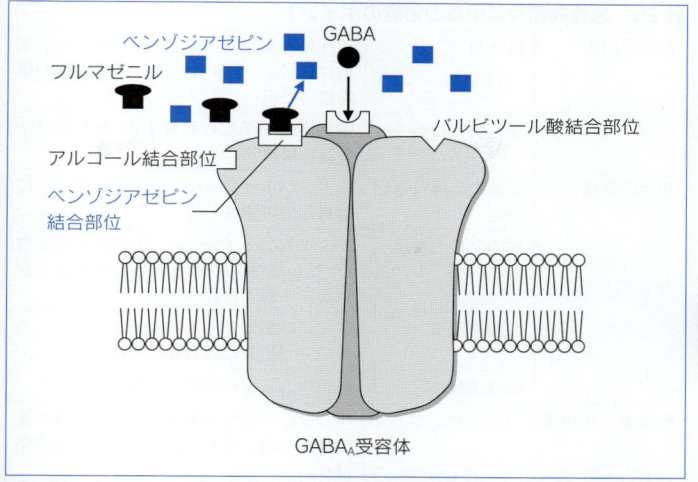

図34 フルマゼニルはベンゾジアゼピン結合部位に対して競合的に拮抗する

【吸収の阻害】
- 胃洗浄：致死量を服用して1時間以内であれば胃洗浄を考慮する（図35）。
- 活性炭の投与：中毒量を服用していれば活性炭の投与を考慮する（図36）。最近では致死量であっても胃洗浄は施行せず，活性炭の投与のみで十分と考えられている。ただし，リチウムは活性炭には吸着しないので注意が必要である。

【排泄の促進】
- 活性炭の繰り返し投与：図37に示すようにフェノバルビタールやカルバマゼピンは経口摂取された後に腸管から吸収され，肝臓でグルクロン酸抱合されて，胆汁中に分泌されて，腸管内に排泄された後に，大腸でβ-グルクロニダーゼによって分解され再び腸管より吸収される（腸肝循環）。これらの薬物は活性炭の繰り返し投与が有効である。
  →初回は1 g/kgの活性炭と微温湯（または下剤の溶液）との懸濁液を胃管より注入する（意識がよければ経口投与）。その後4

表29 急性向精神薬中毒の治療のポイント

吸収の阻害	胃洗浄	致死量を服用し1時間以内なら考慮する（ただしリチウム以外なら活性炭の単独投与で可）
	活性炭の投与	中毒量の服用なら考慮する（ただしリチウムには無効）
排泄の促進	活性炭の繰り返し投与	フェノバルビタール，カルバマゼピンには有効の可能性
	尿のアルカリ化	フェノバルビタールには有効の可能性（ただし活性炭の繰り返し投与のほうがはるかに有効）
	血液灌流法	フェノバルビタール，フェニトイン，カルバマゼピンには有効の可能性
	血液透析法	リチウムには有効の可能性
解毒薬・拮抗薬	フルマゼニル	ベンゾジアゼピン系薬物による急性中毒の鑑別に用いるが，治療薬としての適応はない

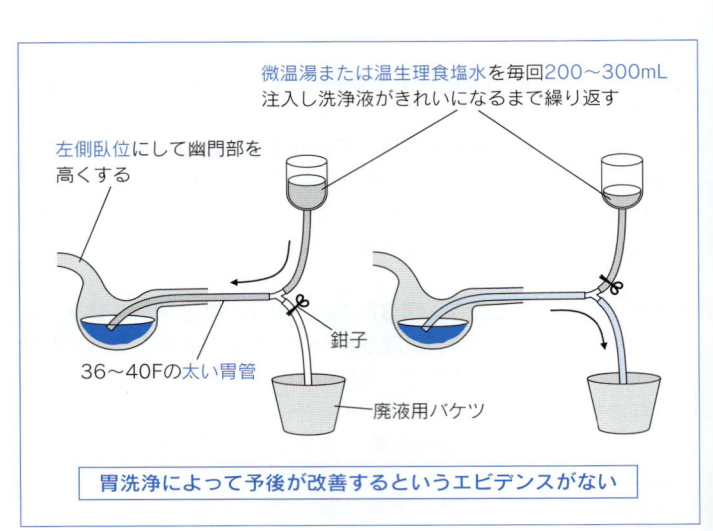

- 微温湯または温生理食塩水を毎回200〜300mL注入し洗浄液がきれいになるまで繰り返す
- 左側臥位にして幽門部を高くする
- 36〜40Fの太い胃管
- 鉗子
- 廃液用バケツ

胃洗浄によって予後が改善するというエビデンスがない

図35 胃洗浄

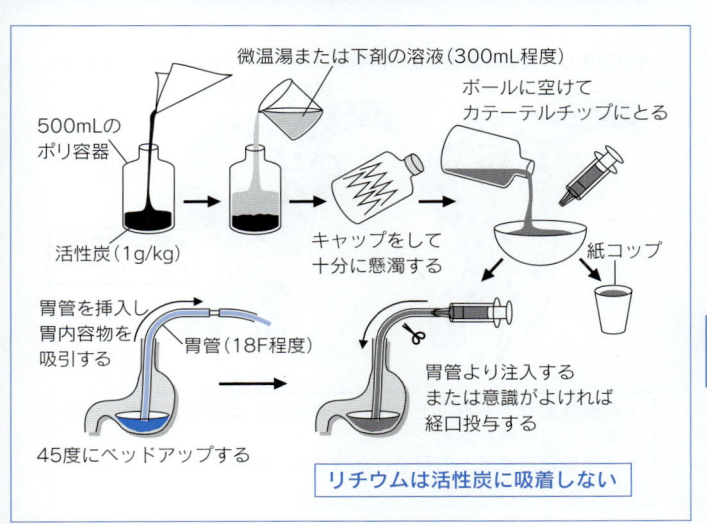

図36 活性炭の投与

- 500mLのポリ容器
- 活性炭（1g/kg）
- 微温湯または下剤の溶液（300mL程度）
- キャップをして十分に懸濁する
- ボールに空けてカテーテルチップにとる
- 紙コップ
- 胃管を挿入し胃内容物を吸引する
- 胃管（18F程度）
- 45度にベッドアップする
- 胃管より注入するまたは意識がよければ経口投与する

リチウムは活性炭に吸着しない

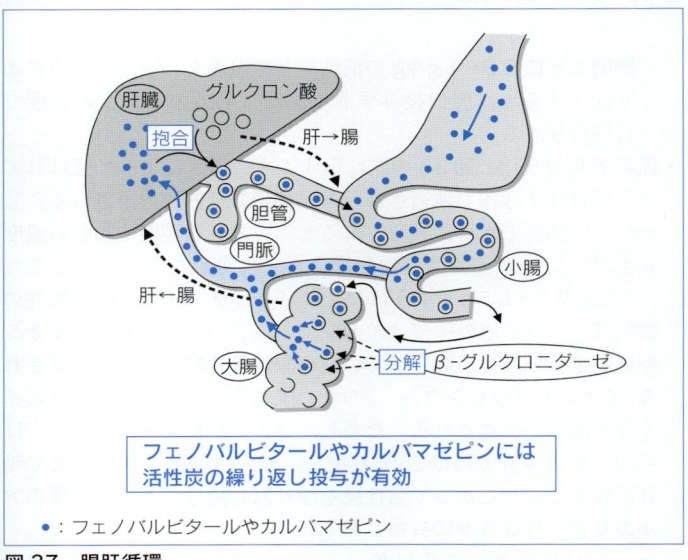

図37 腸肝循環

- 肝臓
- グルクロン酸
- 抱合
- 肝→腸
- 胆管
- 門脈
- 肝←腸
- 小腸
- 大腸
- 分解　β-グルクロニダーゼ

フェノバルビタールやカルバマゼピンには活性炭の繰り返し投与が有効

● ：フェノバルビタールやカルバマゼピン

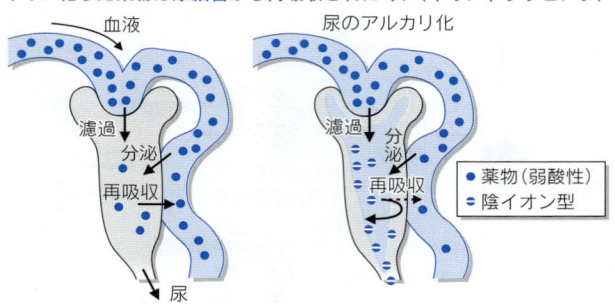

> **イオン化した薬物は尿細管から再吸収されにくい（イオントラッピング）**
>
> - 弱酸性薬物であるフェノバルビタールには尿のアルカリ化が有効な可能性がある
> - 大量輸液は臨床上の有効性が限られ，肺水腫などの合併症が多いので施行しない

図38 尿のアルカリ化

　時間ごとに0.5〜1 g/kgの活性炭と微温湯との懸濁液を胃管より注入するか，経口投与する。または12.5 g/時以上の速度で持続投与する。

- 尿のアルカリ化：図38の左に示すように血液によって運ばれてきた薬物は糸球体で濾過されたり尿細管管腔内に分泌される。しかし，尿細管で水が再吸収されると，尿細管管腔内で物質の濃度が上昇して血液との濃度勾配によって再吸収を受ける。ところが，図38の右に示すようにフェノバルビタールなどの弱酸性の物質はアルカリ尿の中ではイオン型の割合が増加するが，**イオン型は尿細管細胞を通過しにくいため尿細管管腔内にトラップされる（イオントラッピング）**。このため尿細管での再吸収を受けにくくなり排泄が促進される。ただし，フェノバビタールに関しては尿中に排泄されるのは25％程度で，多くは肝臓で代謝されて腸肝循環する。したがって**活性炭を繰り返し投与するほうが尿のアルカリ化よりはるかに有効**である。

→初期投与量として重炭酸ナトリウム200 mEq（メイロン84[®]

200 mL)を1時間以上かけて静注する。先行する代謝性アシドーシスがあれば投与時間を短縮するか投与量を増やす。維持量として重炭酸ナトリウムを必要に応じて静注して**尿のpHを7.5〜8.5に維持する**。

- **血液浄化法**：急性向精神薬中毒では**血液灌流法**または**血液透析法**のいずれかが用いられ、それぞれ**吸着**と**拡散**のメカニズムによって排泄が促される。向精神薬の薬物動態によって有効性はさまざまな制限を受けるので、実際に適応のある薬物は極めて少ない。まずは数時間かけて血液浄化法を施行するのであるから、**半減期が**(たとえば数十分というように)**短い薬物には血液浄化法は無効**である。また、血液を浄化するので**分布容積が大きくて血液や細胞外液よりも組織により分布する薬物には血液浄化法は無効**である。

血液灌流法は**血液吸着法**ともよばれているが、ビーズ状になった吸着剤(活性炭)の詰まったカートリッジに血液を灌流させて、薬物を除去する方法である。血液灌流法の場合は、薬物は吸着剤に直接に接触・吸着されて除去されるので**分子量や蛋白結合率にはあまり影響を受けない**。血液灌流法の適応のある向精神薬は**フェノバルビタール、フェニトイン、カルバマゼピン**である。

血液透析法は中空子となっている透析膜の中に血液を、外に透析液を灌流させることによって透析膜を介して血液と透析液を接触させて、両者の濃度勾配に従った**拡散のメカニズム**で物質を透析液の側に排泄させる方法である。薬物の**分子量が小さく透析膜を通過できなくてはならない**(通常は500ダルトン以下)。また、多くの薬物は血中で蛋白と結合するが、**蛋白結合率が低く遊離型の割合が多いもの**は、蛋白結合率が高く遊離型の割合が少ないものに比べて**効率よく除去できる**。血液透析法の適応のある向精神薬は**リチウム**である。

【解毒薬・拮抗薬】

ベンゾジアゼピン系薬物の拮抗薬にはベンゾジアゼピン受容体拮抗薬である**フルマゼニル**があるが、ベンゾジアゼピン中毒は予後が良好である、**フルマゼニルは半減期が短く効果が長続きしない**、痙攣を誘発することがあるなどの理由から治療で用いられることはほとんどない。

精神科医への申し送りのポイント

- ペントバルビタールのような短時間型のバルビツール酸を治療係数が大きく大量服薬でも重症化の可能性が低いベンゾジアゼピン系薬物に変更できないか検討してほしい。
  → 境界型パーソナリティ障害などの精神障害を背景として急性向精神薬中毒を繰り返すリピーターの存在は救急医療現場ではしばしば問題視されている。このような患者に三環系抗うつ薬や短時間型のバルビツール酸が処方され，死亡する例が後を絶たない。

ひとことメモ

【まずひとこと】

- ベンゾジアゼピン系薬物で鎮静されている患者にフルマゼニルを投与して覚醒させてもストレスのマーカーは変化しないのですが交感神経系の緊張が高まって心筋の仕事量が増えます。

【もうひとこと】

- ベンゾジアゼピン系薬物は治療係数が大きく，大量服薬してもほとんど予後は良好ですが，高齢者では通常量であっても窒息などの原因になることもあり注意が必要です。

▶参考文献

【フルマゼニル投与の心循環動態に及ぼす影響】
1) Kamijo Y, Masuda T, Nishikawa T et al: Cardiovascular response and stress reaction to flumazenil injection in patients under infusion with midazolam. Crit Care Med 28：318-323, 2000.

【通常量のベンゾジアゼピンでも高齢者では窒息などの原因になりうる】
2) Kamijo Y, Hayashi I, Nishikawa T et al: Pharmacokinetics of the active metabolites of ethyl loflazepate in elderly patients who died of asphyxia associated with benzodiazepine-related toxicity. J Anal Toxicol 29：140-144, 2005.

【その他】
3) 上條吉人：急性医薬品中毒．内科 97：1296-1297，2006．
4) 上條吉人：イラスト＆チャートでみる急性中毒診療ハンドブック．医学書院，2005．
5) 上條吉人：急性中毒の治療．救急・集中治療 17：561-567，2005．

6) 上條吉人：中毒性物質による自殺企図—向精神薬および市販薬による急性中毒を中心に—. 精神科治療学 20(増刊号)：348-351, 2005.
7) 上條吉人：特集, 大量服薬・服毒患者の精神科的問題. 中毒研究 18：119-122, 2005.
8) 上條吉人：大量服薬の場合. 精神科治療学 18(増刊号)：182-186, 2003.
9) 上條吉人：急性薬物中毒—向精神薬を中心に—. 精神科 10：297-301, 2007.
10) 上條吉人：抗精神病薬. 救急・集中治療 19：407-411, 2007.
11) 上條吉人：中毒治療のとんちんかん. ER マガジン 3：495-498, 2006.
12) 上條吉人：第 4 章症状別の看護, 38. 急性薬物中毒. ナースのポケットに強い味方, 救急看護へのサポート. 南山堂, pp.206-207, 2002
13) 上條吉人：胃洗浄の適応の見直しについて：急性中毒の初期治療の再評価. 中毒研究 14：24-26, 2001.
14) 上條吉人：胃洗浄, 強制利尿を見直そう. NIKKEI MEDICAL：107-109, 2007.
15) 上條吉人：向精神薬過量服用の治療の際に見逃してはならない合併症. 臨床精神薬理 4：1283-1288, 2001.
16) 上條吉人, 増田 卓, 堤 邦彦, 他：常用量のベンゾジアゼピン系物質により意識障害を生じた高齢者の薬物動態の検討. 日本救急医学雑誌 8：297-305, 1997.
17) 上條吉人, 堤 邦彦, 本田美知子, 他：『完全自殺マニュアル』による自殺企図—精神分裂病者の大量服薬—. 精神医学 38：267-273, 1996.
18) 上條吉人, 増田 卓, 堤 邦彦, 他：ミダゾラム鎮静時の心循環動態とストレス反応に対するフルマゼニルの影響. 日本救急医学雑誌 6：33-42, 1995.

C 腹部症状編

18 急性腹症で来院した摂食障害の患者

急性胃拡張

要諦

- 摂食障害の患者の急性腹症では急性胃拡張を鑑別診断に加える。
- 腹部CTは速やかな診断に有用である。
- 胃壊死や壊疽，胃穿孔，胃破裂，ショックの合併に注意する。
- 細胞外液を輸液しながら胃管を入れて緩徐に胃内容物を吸引・減圧する。

CASE 18

【患者】 33歳，女性

【現病歴】

摂食障害の診断で9年前より某神経科クリニックにて通院加療されていた。夫が帰宅した際に激しい腹痛を訴えたため救急要請となった。

【来院時現症】

意識レベル：JCS 0
瞳孔：3.0 mm 同大，対光反射迅速
血圧：110/72 mmHg，心拍数：90/分（整）
呼吸数：16/分，体温：36.8℃
腹部膨満および圧痛を認めた。

【来院時検査所見】

動脈血ガス：異常なし
末梢血：白血球増多（14,500/μL）
血液生化学：低蛋白血症（TP 6.3 g/dL），低カリウム血症（3.1 mEq/L）
腹部単純X線：腹腔内全体にわたる著明な胃の拡張（図39左）

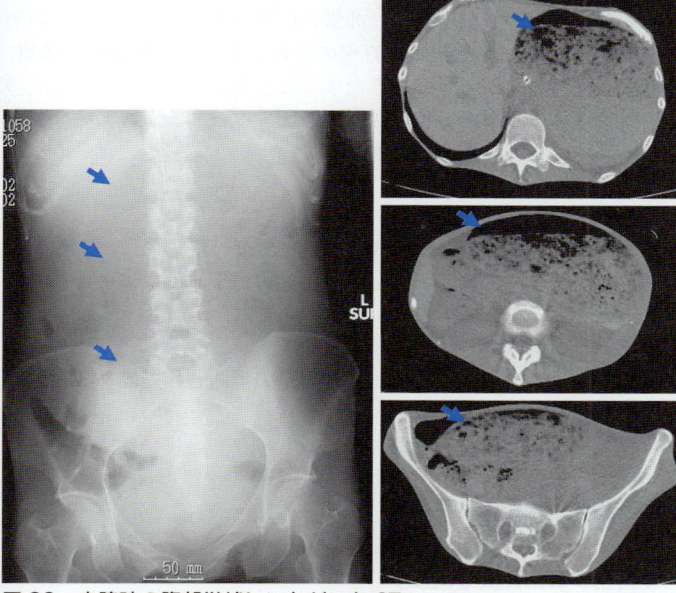

図 39 来院時の腹部単純レントゲンと CT

腹部単純 CT：腹腔内全体にわたる著明な胃の拡張および大量の食物塊（図 39 右）

【来院後の経過】

過食による急性胃拡張と診断して細胞外液の輸液を施行しながら胃管を挿入して大量の胃内容物を緩徐に吸引・減圧したところ，腹部膨満および腹痛消失したため帰宅となった。

解説

急性胃拡張は，本症例のような**過食と嘔吐を繰り返す神経性過食症や過食のエピソードのある神経性無食欲症などの摂食障害**の患者での報告が散見される。生理的状態では胃はおおよそ3Lまでの胃内容物に耐えられる。ところが，摂食障害の患者はもともと胃や十二指腸の運動が障害されているのにもかかわらず，過食の際に

10 L 以上もの食事や水を詰め込むことがある。このため，胃から十二指腸へ食物が排出されずに非常に危険な状態となる。胃壁のテンションが静脈圧を上回ると胃壁の虚血が生じて，**胃壊死や壊疽，胃穿孔，胃破裂，ショック**をきたすことがある。これらの合併症の多くは**胃管による胃内容物の吸引・減圧**で改善するが胃切除などの外科的処置が必要となることもある。

診断のポイント

- 摂食障害の患者に**増強する腹痛や腹部膨満**を認める。
- 腹腔内圧の上昇による**大腿動脈の触知の低下または消失**を認めることがある。
- 腹部単純 X 線で**拡張した胃**を認める。
- 腹部単純 CT で拡張した胃および大量の胃内容物を認めるが，胃の通過障害は認めない。
- 胃壊死や壊疽，胃穿孔，胃破裂，ショックの合併に注意する。

治療のポイント

- 急激に腹腔内圧を下げるとショック状態をきたすことがあるので予防的に**細胞外液**を輸液する。
- 胃管を挿入し，胃内容物を緩徐に吸引・減圧する。

治療のフローチャート

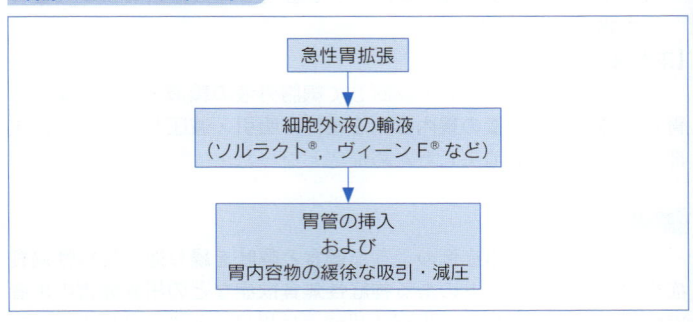

```
急性胃拡張
    ↓
細胞外液の輸液
（ソルラクト®，ヴィーンF®など）
    ↓
胃管の挿入
および
胃内容物の緩徐な吸引・減圧
```

精神科医への申し送りのポイント

- 急性胃拡張は胃壊死や壊疽，胃穿孔，胃破裂，ショックを合併すると非常に危険であることを説明し，早期発見の重要性を話す程度か？

ひとことメモ

- 神経性無食欲症の患者が過食により急性胃拡張に胃破裂を合併して死亡したとする報告例もあります。

▶参考文献

【急性胃拡張には胃管による胃内容物を緩徐に吸引・減圧が有効】
1) Barada KA, Azar CR, Al-Kutoubi AO et al: Massive gastric dilatation after a single binge in an anorectic woman. Int J Eat Disord 39 : 166-169, 2006.

【急性胃拡張による死亡例】
2) Sinicina I, Pankratz H, Buttner A et al: Death due to neurogenic shock following gastric rupture in an anorexia nervosa patient. Forensic Sci Int 155 : 7-12, 2005.
3) Saul HS, Dekker A, Watson CG: Acute gastric dilatation with infarction and perforation. Gut 22 : 978-983, 1981.

19 急性腹症で搬送された精神障害者（1）

向精神薬よる麻痺性イレウス

要諦

- 強いムスカリン受容体遮断作用のある向精神薬や抗コリン薬を服用している精神障害者では、便秘や麻痺性イレウスに注意する。
- 抗精神病薬には制吐作用があるため、悪心・嘔吐がないこともある。

CASE 19

【患者】 44歳，男性

【現病歴】

統合失調症の診断で某精神科病院にて入院加療され，抗精神病薬であるハロペリドール27 mg/日，クロルプロマジン800 mg/日およびレボメプロマジン500 mg/日，抗コリン薬であるトリヘキシフェニジル6 mg/日，ベンゾジアゼピン系睡眠薬を処方されていた。躁状態が著しいため2週間前より**カルバマゼピン600 mg/日**が追加投与され過鎮静となっていた。**発熱，腹部膨隆**を認めたため救急施設に搬送された。

【来院時現症】

意識レベル：JCS 0

瞳孔：4.0 mm 同大，対光反射迅速

血圧：90/60 mmHg，心拍数：130/分（整）

呼吸数：18/分，体温：38.0℃

腹部の著明な膨隆，打診にて著明な鼓音，聴診にて腸蠕動音の消失を認めた。

【来院時検査所見】

腹部単純X線：上行結腸から下行結腸にかけて著明な拡張およびガス像（図40左）

腹部単純CT：上行結腸から下行結腸にかけて著明な拡張および大量の糞便，通過障害（－）（図40右）

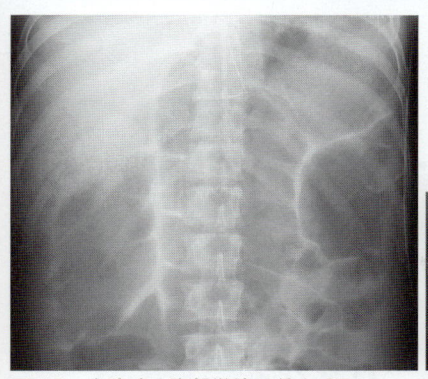

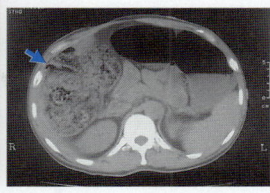

図 40　来院時の腹部単純 X 線と CT

ガストログラフィンによる注腸造影検査：狭窄部位（−），腸蠕動（−）

【経過】

麻痺性イレウスの診断にて**向精神薬を中止**し，**絶飲食**とし，**細胞外液を輸液**し，**胃管および肛門よりブジーを挿入して消化管内容物を吸引・減圧**した。また，パンテノールを静脈内投与した。翌日には腹部単純 X 線で大腸の著明な拡張およびガス像は消失し，聴診にて腸蠕動音は良好となった。全粥より食事を開始したが問題ないため入院 3 日後に某精神科病院に転院となった。

解説

消化管では，図 41 の上に示すように副交感神経の節後神経末端より遊離されたアセチルコリンがムスカリン受容体と結合すると，消化液の分泌，腸蠕動運動，括約筋トーヌスの低下が生じ，食物の消化・運搬および便の排泄が促される。ところが，**強いムスカリン受容体遮断作用のあるフェノチアジン誘導体や三環系抗うつ薬**を服用していたり，抗精神病薬の副作用である錐体外路症状の予防・治療の目的で**ムスカリン受容体遮断作用のある抗コリン薬**などを服用していると，図 41 の下に示すように消化液の分泌や腸蠕動運動が抑制されるばかりでなく，括約筋のトーヌスが亢進し，**便秘**や**麻痺性イレウス**をきたすことがある。ただし，抗精神病薬には**制吐作用**

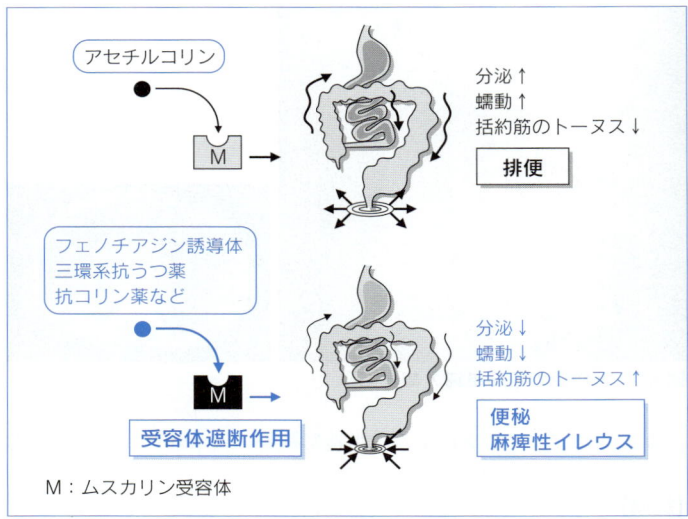

図41 ムスカリン受容体の結合と作用（消化管）

があるため，本症例のように悪心・嘔吐といったイレウスに特徴的な症状が出現しないことがあるので注意が必要である。

診断のポイント

- ムスカリン受容体遮断作用のある薬物を服用している精神障害者に腹痛，悪心・嘔吐，排便・排ガスの停止，腹部膨満などの症状を認める。ただし，抗精神病薬の制吐作用によって悪心・嘔吐は出現しないことがある。
- 腹部聴診で腸蠕動音が消失している。
- 立位または左側臥位の腹部単純X線でニボー像や拡張した消化管ガス像を認める。
- ガストログラフィンを用いた注腸造影検査では狭窄部位を認めず，腸蠕動の消失を認める。

治療のポイント

- 絶飲食としてムスカリン受容体遮断作用のある向精神薬や抗コリ

ン薬を中止する。
- イレウスによる機能的細胞外液の喪失を補うために，**細胞外液を輸液**する。
- **イレウス管または胃管**，および**肛門よりブジーを挿入**し，消化管内容物の吸引・減圧をはかる。
- **パンテノールまたはジノプロスト**により腸蠕動を促す。

治療のフローチャート

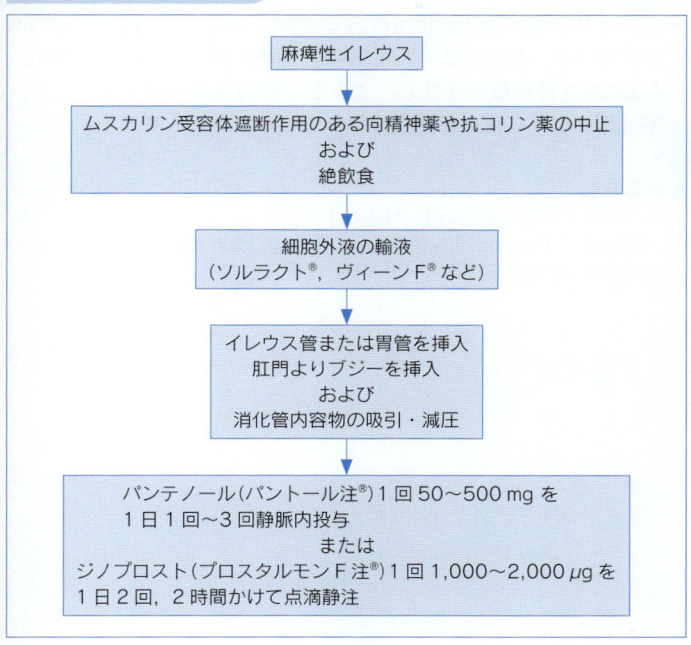

```
              ┌─────────────┐
              │ 麻痺性イレウス │
              └─────────────┘
                     ↓
┌─────────────────────────────────────────┐
│ ムスカリン受容体遮断作用のある向精神薬や抗コリン薬の中止 │
│                および                    │
│                絶飲食                    │
└─────────────────────────────────────────┘
                     ↓
       ┌──────────────────────────┐
       │      細胞外液の輸液         │
       │ (ソルラクト®, ヴィーンF®など) │
       └──────────────────────────┘
                     ↓
       ┌──────────────────────────┐
       │  イレウス管または胃管を挿入  │
       │      肛門よりブジーを挿入    │
       │           および            │
       │    消化管内容物の吸引・減圧   │
       └──────────────────────────┘
                     ↓
┌─────────────────────────────────────────┐
│ パンテノール（パントール注®）1回 50～500 mg を │
│ 1日1回～3回静脈内投与                     │
│                または                    │
│ ジノプロスト（プロスタルモンF注®）1回 1,000～2,000 μg を │
│ 1日2回，2時間かけて点滴静注                │
└─────────────────────────────────────────┘
```

精神科医への申し送りのポイント

- 向精神薬の**多剤併用の改善**を考慮してほしい。
- フェノチアジン誘導体や三環系抗うつ薬などの**強いムスカリン受容体遮断作用のある向精神薬や抗コリン薬の減量または中止**を検討してほしい。

- 抗精神病薬についてはムスカリン受容体遮断作用が弱く，錐体外路症状の発現率が少ないために抗コリン薬を併用する必要が少ないリスペリドンなどの SDA に変更することを検討してほしい。
- 抗うつ薬についてはムスカリン受容体遮断作用の弱いパロキセチンなどの SSRI やミルナシプランなどの SNRI に変更することを検討してほしい。

ひとことメモ

- ムスカリン受容体遮断作用のある薬物によって慢性的に便秘のある患者では，糞便によって結腸の腸管壁が伸展され続けた結果，Auerbach 神経叢が変性し，さらなる蠕動運動の低下をまねき，本症例のように巨大結腸症を伴っていることがあります。

▶参考文献

【フェノチアジン誘導体による巨大結腸症】
1) Ritama V, Vapaatalo HI, Neuvonen PJ et al: Phenothiazines and intestinal dilatation. Lancet 1(7592)：470, 1969.

20 急性腹症で搬送された精神障害者（2）

向精神薬よる尿閉

要諦

- 強いムスカリン受容体遮断作用のある向精神薬や抗コリン薬を服用している精神障害者では排尿障害や尿閉に注意する。
- 薬物による慢性的な排尿障害がある場合は症状に乏しいことがある。

CASE 20

【患者】 54歳，男性

【現病歴】
躁うつ病の診断で某精神科病院にて通院加療され，抗躁薬である炭酸リチウム 800 mg/日，抗精神病薬であるゾテピン 150 mg/日およびレボメプロマジン 400 mg/日，抗コリン薬であるビペリデン 4 mg/日およびプロメタジン 75 mg/日，ベンゾジアゼピン系睡眠薬を処方されていた。以前より排尿障害を認めたため臭化ジスチグミン 15 mg/日も併用されていた。外出中に激しい腹痛が出現したため救急施設に搬送された。

【来院時現症】
意識レベル：JCS 0
瞳孔：3.0 mm 同大，対光反射迅速
血圧：180/110 mmHg，心拍数：110/分（整）
呼吸数：24/分，体温：36.8℃
下腹部の著明な膨隆および同部位の圧痛を認めた。

【来院時検査所見】
腹部単純X線：膀胱の著明な拡張
腹部単純CT：膀胱の著明な拡張（図42）

【来院後の経過】
尿閉による膀胱の著明な拡張が腹痛および腹部膨隆をきたしたと判断して導尿した。大量の排尿が認められ，腹部症状は消失したた

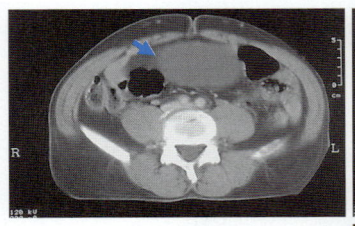

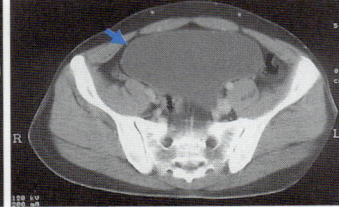

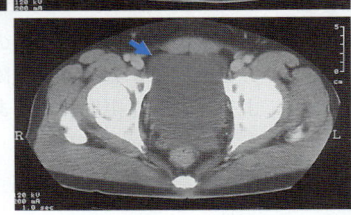

図42 来院時の腹部単純CT

め某精神科病院に転送となった。

解説

尿を膀胱に貯めておいたり，排尿するためには膀胱と**外尿道括約筋**が適切に協調して機能しなくてはならない。膀胱では，図43の上に示すように副交感神経の節後神経末端より遊離されたアセチルコリンがムスカリン受容体と結合すると膀胱の壁筋のトーヌスが上昇する一方で，括約筋トーヌスの低下が生じ，排尿が促される。ところが，強いムスカリン受容体遮断作用のある**フェノチアジン誘導体や三環系抗うつ薬**を服用していたり，抗精神病薬の副作用である錐体外路症状の予防・治療の目的でムスカリン受容体遮断作用のある**抗コリン薬**などを服用していたりすると，図43の下に示すように膀胱の壁筋のトーヌスが低下するばかりでなく，括約筋のトーヌスが亢進し，**排尿障害**さらには**尿閉**をきたすことがある。

診断のポイント

- ムスカリン受容体遮断作用のある薬物を服用している精神障害者に排尿が認められない。
- 下腹部の膨隆を認める。

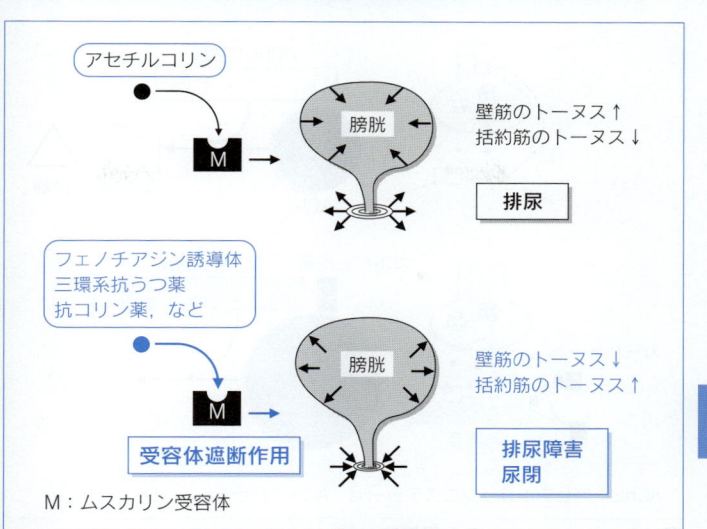

図 43　ムスカリン受容体の結合と作用（膀胱）

- 超音波検査や腹部単純 CT で膀胱の拡張や腎盂・腎杯の拡大を認める。
- 薬物により慢性的な排尿障害がある場合は症状に乏しいことがある。

治療のポイント

- 導尿する。
- カーバメートである**臭化ジスチグミン**を投与する。
  → ジスチグミンなどのカーバメートは，図 44 に示すように神経末端より遊離された**アセチルコリン**をコリンと酢酸に分解する**アセチルコリンエステラーゼ**にカルバミル基を可逆的に結合させて**失活**させる。その結果，神経終末にアセチルコリンがプールされて排尿障害が改善する。

AChE：アセチルコリンエステラーゼ　ACh：アセチルコリン

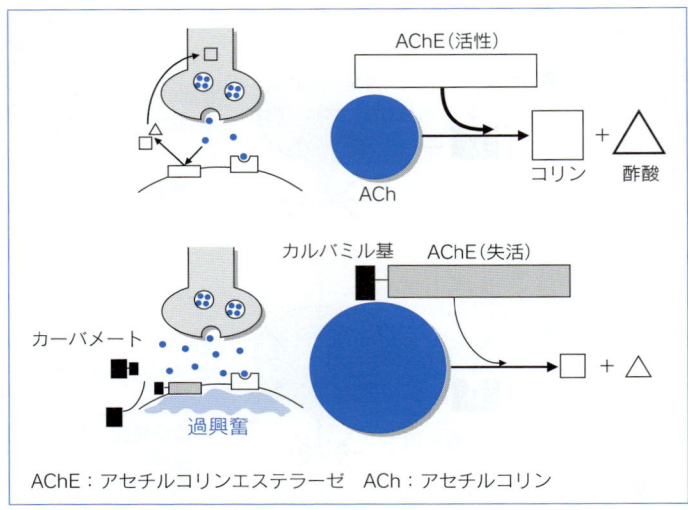

図44　カーバメートの作用機序

治療のフローチャート

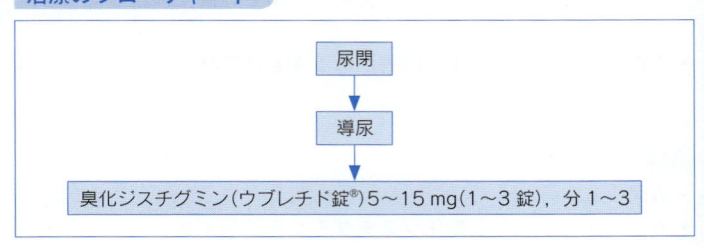

尿閉
↓
導尿

臭化ジスチグミン（ウブレチド錠®）5〜15 mg（1〜3錠），分1〜3

精神科医への申し送りのポイント

- 向精神薬の多剤併用の改善を考慮してほしい。
- フェノチアジン誘導体や三環系抗うつ薬などの強いムスカリン受容体遮断作用のある向精神薬や抗コリン薬の減量または中止を検討してほしい。
- 抗精神病薬についてはムスカリン受容体遮断作用が弱く，錐体外

路症状の発現率が少ないために抗コリン薬を併用する必要が少ないリスペリドンなどの SDA に変更することを検討してほしい。
- 抗うつ薬についてはムスカリン受容体遮断作用の弱いパロキセチンなどの SSRI に変更することを検討してほしい。ミルナシプランなどの SNRI は**排尿障害や尿閉のある患者には禁忌である**。

ひとことメモ

【まずひとこと】
- ムスカリン受容体遮断作用のある薬物によって慢性的に排尿障害のある患者では，膀胱内の尿によって膀胱壁が伸展され続けた結果，本症例のように**巨大膀胱**を伴っていることがあります。

【もうひとこと】
- ムスカリン受容体遮断作用の弱いリスペリドンなどの SDA は尿失禁をきたすことがあります。中枢神経系への作用を介して外尿道括約筋の機能障害をきたすのではないかと考えられています。

▶参考文献

【フェノチアジン誘導体による排尿障害】
1) Finkbeiner AE, Bissada NK: *In vitro* study of phenothiazine effects on urinary bladder. Urology 14:206-208, 1979.

【リスペリドンの膀胱および外尿道括約筋の機能に及ぼす影響】
2) Vera PL, Miranda-Sousa A, Nadelhaft I: Effects of two atypical neuroleptics, olanzapine and risperidone, on the function of the urinary bladder and the external urethral sphincter in anesthetized rats. BMC Pharmacol 1:4, 2001.

21 悪心・嘔吐，腹痛で搬送された アルコール依存症の患者

アルコール性ケトアシドーシス

要諦

- アルコール依存症の患者の腹痛ではアルコール性ケトアシドーシスを鑑別診断に加える。
- 尿中ケトン体が陰性であっても否定しない。
- 5% グルコース液の点滴静注によって糖分を投与しつつ脱水を補正する。
- アルコール性ケトアシドーシスはアルコール依存症の患者の突然死の原因の1つである。

CASE 21

【患者】 51歳，男性
【現病歴】
 30年来の大酒家で，ビールを2L/日飲んでいた。最近は酒量が増えてウイスキーも加えて飲むようになっていた。数日前より悪心・嘔吐，心窩部痛が出現したため，食事も酒もほとんど摂取していなかった。腹部症状が徐々に増悪したため救急受診となった。

【来院時現症】
 意識レベル：JCS 0
 瞳孔：3.0 mm 同大，対光反射迅速
 血圧：194/132 mmHg，心拍数：98/分(整)
 呼吸数：36/分，体温：36.0℃
 頻呼吸および心窩部の圧痛を認めた。

【来院時検査所見】
 動脈血ガス：代謝性アシドーシス(pH 6.73, P_{aCO_2} 9.3 torr, HCO_3^- 1.2 mmol/L, BE -34.0 mmol/L)
 末梢血：白血球増多(16,500/μL)
 血液生化学：低血糖(50 mg/dL)，高乳酸血症(221.1 mg/dL)
 尿定性：ケトン(2+)

腹部単純X線：異常なし
腹部単純CT：異常なし
血中ケトン体：3,880 μg/mL
血中アセト酢酸：1,170 μg/mL
血中β-ヒドロキシ酪酸：2,710 μmol/L

【来院後の経過】

アルコール性ケトアシドーシスの診断にて，5% グルコース液の点滴静注およびビタミン B_1 の静注を施行した。次第に代謝性アシドーシス改善したが，入院翌日よりアルコール離脱せん妄を発症したためミダゾラムの持続静注を開始した。入院5日目の血中アセト酢酸（28 μg/mL）および血中β-ヒドロキシ酪酸（13 μmol/L）は正常値であった。入院7日目にアルコール離脱せん妄の解毒目的にて某精神科病院（アルコール専門病棟）に転院となった。

解説

1940年に Dillon らは9例の糖尿病のないアルコール依存症の患者に生じた重度のケトアシドーシスを報告した。1970年になってさらに Jenkins らは3例の糖尿病のないアルコール依存症の患者に生じたケトアシドーシスを報告し，**アルコール性ケトアシドーシス**と命名した。その後も同様の報告が相次いだが，いずれの患者も**長期のアルコール多飲歴があり，しばらく前から飲酒量が増え，悪心・嘔吐，腹痛が生じて数日前より断酒していた**。

エタノールは肝臓でアルコール脱水素酵素によって酸化されてアセトアルデヒドになるが，この際に NAD は NADH に還元される。アセトアルデヒドはさらに肝臓でアルデヒド脱水素酵素によって酸化されて酢酸となるが，この際にも NAD は NADH に還元される。このようにアルコールに暴露された肝臓では，**NADH/NAD 比が上昇するためにグリコーゲンの産生が障害**される。さらに，アルコール依存症の患者はエタノールからある程度のカロリーを摂取しているが，他の食事からの摂取は慢性的に減少しているため，肝臓ではグリコーゲンの貯蔵が涸渇する。この結果，血糖値が下がり，インスリンが減少し，グルカゴンは上昇し，脂肪細胞に貯蔵されていたトリグリセリドからの遊離脂肪酸の遊離が促進される。この状態で断酒によってカロリーの摂取が途絶えると，過剰な遊離脂肪酸の酸

化が促進されてアセチル CoA が産生される。2分子のアセチル CoA が結合すると**アセト酢酸**になるが，NADH/NAD 比が高値の環境では，アセト酢酸のほとんどは**β-ヒドロキシ酪酸**になり，さらに β-ヒドロキシ酪酸が脱炭酸されて**アセトン**になる。これらのケトン体によってケトアシドーシスをきたす。

診断のポイント

- しばらく前からアルコール依存症の患者の**飲酒量が増えた**。
- **悪心・嘔吐，腹痛**によって**数日前に飲酒を中断**した。
- **頻呼吸，頻脈，低血圧**を認める。
- 触診で**腹部の圧痛**を認める。腹膜刺激症状は認めない。
- **意識は比較的保たれている**。
- **アニオンギャップ開大性代謝性アシドーシス**を認める。
- **血糖値は正常または低値**である。
- BUN および Cr は正常または軽度上昇を認める。
- 乳酸はアシドーシスを説明できるほど高値ではない。
- アセト酢酸や β-ヒドロキシ酪酸などの**ケトン体が高値**である。
- **血中遊離脂肪酸の異常高値**を認める。
- **血中インスリンの低値**を認める。
- **血中アルコールは低値または検出できない**。
- （ニトロプルシドテストによる）**尿中ケトン体は陽性**であることが多いが，陰性であっても否定できない（ニトロプルシドはアセト酢酸には鋭敏に反応するが，β-ヒドロキシ酪酸にはまったく反応しない）。
  - →尿中ケトン体は陰性でも β-ヒドロキシ酪酸が高値である可能性がある。

治療のポイント

- **5% グルコース液の点滴静注**によって糖分を投与しつつ脱水を補正する。
- **カリウム補正**を施行する。
- **ビタミン B_1** を静注する。
- 患者の同意を得て**アルコール専門外来**を紹介する。

治療のフローチャート

```
アルコール性ケトアシドーシス
        ↓
5% グルコース液による糖分の投与および脱水の補正
           および
     必要であればカリウム補正
           および
ビタミン B₁（メタボリン®など）50～100 mg の静注
```

精神科医への申し送りのポイント

- アルコール依存症に対する治療意欲が確認できていることを伝える。
- アルコール性ケトアシドーシスはアルコール依存症患者の突然死の原因になる。できれば断酒に導いてほしい。

ひとことメモ

- 一般に，アルコール性ケトアシドーシスは 5% グルコース液の投与によって後遺症を残さずに速やかに治癒するのですが，一方で**アルコール性ケトアシドーシスはアルコール依存症患者の突然死の大きな原因となっている**ことを示唆する報告が相次いでいます。

▶参考文献

【アルコール性ケトアシドーシスの特徴，病態生理，診断，治療】
1) McGuire LC, Cruickshank AM, Munro PT: Alcoholic ketoacidosis. Emerg Med J 23: 417-420, 2006.

【原因不明の突然死をきたしたアルコール依存症の患者の多くで，血中 β-ヒドロキシ酪酸が異常高値である】
2) Thomsen JL, Felby S, Theilade P et al: Alcoholic ketoacidosis as a cause of death in forensic cases. Forensic Sci Int 75: 163-170, 1995.
3) Kadis P, Balazic J, Ferlan-Marolt V: Alcoholic ketoacidosis: a cause of sudden death in chronic alcoholics. Forensic Sci Int 103: S53-59, 1999.

D 呼吸・循環器系症状編

22 過呼吸状態で発見されたうつ状態の患者

過換気症候群

要諦

- 精神的ストレス，興奮，疲労などが引き金となる。
- 解離性障害や不安障害などの精神障害や未熟性格が背景にあることが多い。
- 過換気となる他の疾患を否定する。
- 支持的，受容的な対応により患者の気分をやわらげるよう努める。
- 5～10分経っても症状が改善しなければジアゼパムを筋注する。
- 繰り返すようなら精神科外来を紹介する。
- ペーパーバッグ法は現在では推奨されていない。

CASE 22

【患者】 20歳，女性，会社員

【現病歴】

1ヶ月前よりうつ状態となっていた。1週間前より気分不快が続いていたが，3時間前に仕事を始めた頃より頭がくらくらするようになった。1時間前より顔面および両手のしびれ感，息をしづらい，ものが見づらいといった症状が出現した。顔面蒼白，発汗著明，過呼吸状態を同僚に発見されて救急要請となった。

【来院時現症】

意識レベル：JCS 0

瞳孔：3.5 mm 同大，対光反射迅速

血圧：134/86 mmHg，心拍数：76/分（整）

呼吸数：34/分，体温：37.8℃

顔面および両前腕～手にかけてのしびれ感を認めた。

【来院時検査所見】

動脈血ガス：呼吸性アルカローシス（pH 7.62, $P_{a}CO_2$ 20.2 torr,

HCO$_3^-$ 19.3 mmol/L, BE 0.2 mmol/L)
末梢血：白血球増多（12,500/μL）
血液生化学：低カリウム血症（3.2 mEq/L）
心電図：異常なし
心エコー：異常なし
胸部単純X線：異常なし

【来院後の経過】
　過換気症候群と診断し，命にかかわるような病気ではないことを説明し，落ち着いてゆっくり呼吸するように促した．しかし，改善を認めなかったためS$_{pO_2}$モニター下でジアゼパム5 mgを筋注した．その後次第に呼吸状態は穏やかになった．背景に精神科的問題がある可能性を考慮し，本人の同意をとり精神科外来を紹介した．

解説

　過換気症候群では**精神的ストレス，興奮，疲労**などが引き金となって過換気が生じて**低炭酸ガス血症および呼吸性アルカローシス**が生じる．これらに対するネガティブフィードバックから生じる呼吸困難感がさらなる不安や恐怖を生じて悪循環をきたす．症状は**アルカローシスによるテタニー症状と血管攣縮による臓器の虚血症状**があり，筋攣縮や助産婦手位（念誦手位），手足のしびれ感などの症状が生じる．一般に本症例のように若い女性に多いが，男性，小児，高齢者でも生じる．ストレス耐性が低い**解離性障害や不安障害**などの**精神障害**や**未熟性格**が背景にあることが多い．

診断のポイント

- 過換気となる他の疾患が否定できる．
- 呼吸困難感を認める．
- めまい，頭痛，頭重感，失神，意識障害などの中枢神経症状を認める．
- 筋攣縮，助産婦手位（念誦手位），口唇や四肢末梢のしびれ感や疼痛などの筋症状や末梢神経症状を認める．
- その他，動悸，胸部痛，胸部絞扼感，悪心・嘔吐，腹痛などを認める．
- 動脈血ガスで**低炭酸ガス血症**や**呼吸性アルカローシス**を認める．

- 心電図で QTc 時間の延長，ST-T 変化，T 波の陰転化などを認める。

治療のポイント

- 医療機関に搬送されたことで不安が軽減され，改善することもある。
- 過換気状態の患者に呼吸法を指導しても，自らの意思で制御することは困難な場合が多い。
- 患者に検査では心配するような異常がないこと，命にかかわる病気ではないことを伝えながら，支持的，受容的な対応により患者の気分をやわらげるように努める。
- 5～10 分経っても症状が改善しなければベンゾジアゼピン系薬物を投与する。
- 過換気発作を繰り返しているようなら精神科を紹介する。

治療のフローチャート

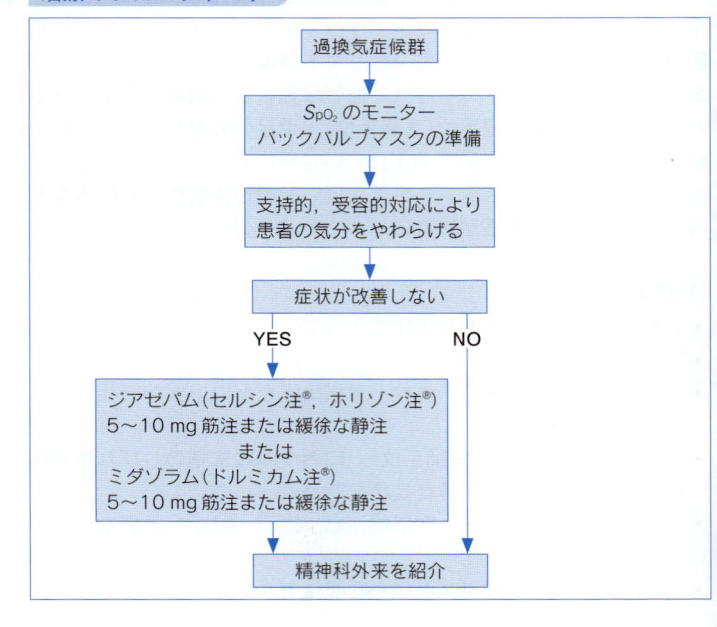

```
過換気症候群
  ↓
S_pO2 のモニター
バックバルブマスクの準備
  ↓
支持的，受容的対応により
患者の気分をやわらげる
  ↓
症状が改善しない
  ├─ YES →  ジアゼパム（セルシン注®，ホリゾン注®）
  │          5～10 mg 筋注または緩徐な静注
  │          または
  │          ミダゾラム（ドルミカム注®）
  │          5～10 mg 筋注または緩徐な静注
  │              ↓
  └─ NO  →  精神科外来を紹介
```

精神科医への申し送りのポイント

- 過換気症候群の背景に精神障害がないか精査し，必要であれば治療してほしい。

ひとことメモ

【まずひとこと】

- 以前は過換気症候群の補助診断として(3分間の過呼吸によって過換気発作を誘発させる)**過換気誘発試験**がおこなわれていたのですが false-positive が多く，現在では推奨されていません。

【もうひとこと】

- 以前は過換気症候群の治療として**ペーパーバッグ法**によって自分の呼気を再呼吸させて低炭酸ガス血症を改善させる方法がとられていたのですが，過呼吸によって心筋虚血を生じている患者が炭酸ガスを吸入すると急変することがあるなどの理由で，現在では推奨されていません。

▶ 参考文献

【過換気誘発試験は過換気症候群の診断には無効】

1) Hornsveld HK, Garssen B, Fiedeldij Dop MJC et al: Double-blind placebo-controlled study of the hyperventilation provocative test and the validity of the hyperventilation syndrome. Lancet 348 : 154-156, 1996.

23 失調性の呼吸をきたした精神障害者

呼吸性ジスキネジア

要諦

- 抗精神病薬の慢性投与後，または慢性投与後の中断によって遅発性ジスキネジアが生じることがある。
- 離脱性ジスキネジアは抗精神病薬の投与によって隠蔽されていた遅発性ジスキネジアの症状が抗精神病薬の減量や中断によって顕在化したものと考えられている。
- 遅発性ジスキネジアが呼吸筋群に生じて異常な不随意運動をきたすのが呼吸性ジスキネジアである。
- 治療法は確立されていないが，離脱性に生じたものであれば，その薬物を再投与するか，ハロペリドールかリスペリドンを投与する。

CASE 23

【患者】 68歳，男性
【現病歴】

2年前より**前頭側頭型認知症**の診断で某院精神科にて通院加療され，抗精神病薬の**リスペリドン**を1 mg/日，抗認知症薬のドネペジル5 mg/日，抗コリン薬のプロメタジン25 mg/日を処方されていた。認知症は軽度でADLは自立していた。10日前より腹部膨満および腹痛が出現したため近医受診した。腹部単純X線で腸管ガスの貯留を認めたため，下剤を処方され，**精神科処方薬の休薬を指示**され帰宅となった。5日前より**呼吸が促迫したり不規則**になったりした。次第に臥床がちとなり当日には呼びかけに反応が乏しくなったため家族によって救急要請された。

【来院時現症】
　意識レベル：JCS 10
　瞳孔：3.0 mm同大，対光反射緩慢
　血圧：144/69 mmHg，心拍数：114/分（整）

呼吸数：10/分（不規則），体温：37.2℃

口をモグモグさせる不随意運動が認められた。呼吸は失調様であった。

【来院時検査所見】

動脈血ガス（室内気）：高炭酸ガス血症，低酸素血症，呼吸性アシドーシス（pH 7.26，P_{aO_2} 45 torr，P_{aCO_2} 81 torr，HCO_3^- 36.0 mmol/L，BE 5.7 mmol/L）

末梢血，血液生化学：異常なし

【経過】

ただちに気管挿管し，人工呼吸器管理とした。高炭酸ガス血症が改善して意識は清明となったが，その後も失調性呼吸が改善しなかった。抗精神病薬による呼吸性ジスキネジアを疑い，入院4日目よりもともと処方されていた抗精神病薬のリスペリドンを1 mg/日で再開した。次第に失調性呼吸の改善が認められ，入院7日目には失調性呼吸は消失した。入院10日目に自発呼吸によって酸素化および換気は良好となったため呼吸器からの離脱および抜管を施行した。その後の呼吸状態は良好で入院15日目に退院となり某院精神科外来通院となった。

解説

抗精神病薬の数ヶ月以上の慢性投与によって遅発性ジスキネジアが生じることがある。主として口の周囲，舌，顔面の筋肉の異常運動で，典型的には口をモグモグするような咀嚼様運動，舌を突出させたり舌なめずりしたりする運動，唇をすぼめる運動などが認められる。遅発性ジスキネジアのメカニズムは不明であるが，抗精神病薬によるドパミンD_2受容体の長期遮断による受容体の過感受性（denervation hypersensitivity）が原因の1つだと考えられている。遅発性ジスキネジアは抗精神病薬を慢性的に服用している患者の15〜20%に認められ，高齢や脳器質障害などが危険因子である。遅発性ジスキネジアは慢性投与後の減量や中断によって生じることがあり，離脱性ジスキネジアと呼ばれている。離脱性ジスキネジアは抗精神病薬の投与によって隠蔽されていた遅発性ジスキネジアの症状が抗精神病薬の減量や中断によって顕在化したものと考えられている。

本症例のように，遅発性ジスキネジアが呼吸筋群に生じるのが呼吸性ジスキネジアで口部ジスキネジアを伴うことが多く，日中の活動時には増悪し，休息時には軽減もしくは消失する。呼吸性ジスキネジアは呼吸筋の異常な不随意運動により**不規則呼吸，頻呼吸，努力呼吸，息切れ，喘ぎ呼吸，呼吸困難**などをきたす。呼吸時の呻き声や胸痛をきたすこともある。さらに，誤嚥性肺炎や本症例のような**換気障害**をきたして生命を脅かすこともある。呼吸性ジスキネジアは抗精神病薬を慢性的に服用している患者の 1～4% に認められる。呼吸性ジスキネジアの重症例の報告の多くは離脱性である。

診断のポイント

- 高齢や脳器質障害などの危険因子がある。
- 抗精神病薬を数ヶ月以上服用している患者，抗精神病薬を数ヶ月以上服用した後に減量もしくは中断した患者に呼吸筋群の不随意運動を認める。
- スパイログラフ(呼吸運動記録器)によって呼吸数，呼吸のリズム，呼吸の深さに不規則性を認める。

治療のポイント

- 確実な治療法は確立されていない。
- (抗精神病薬の減量や中止によって)離脱性に生じた呼吸性ジスキネジアであれば，その薬物の再投与，ハロペリドールの投与，リスペリドンの投与，およびその後の漸減で改善したとする報告がある。
- カテコラミンの涸渇作用のあるレセルピンが有効であるとする報告がある。

治療のフローチャート

次ページ参照。

精神科医への申し送りのポイント

- ハロペリドールなどの従来型抗精神病薬から遅発性ジスキネジアなどの錐体外路症状をきたしにくいとされているリスペリドンなどの SDA に変更できないか検討してほしい。

〈治療のフローチャート〉

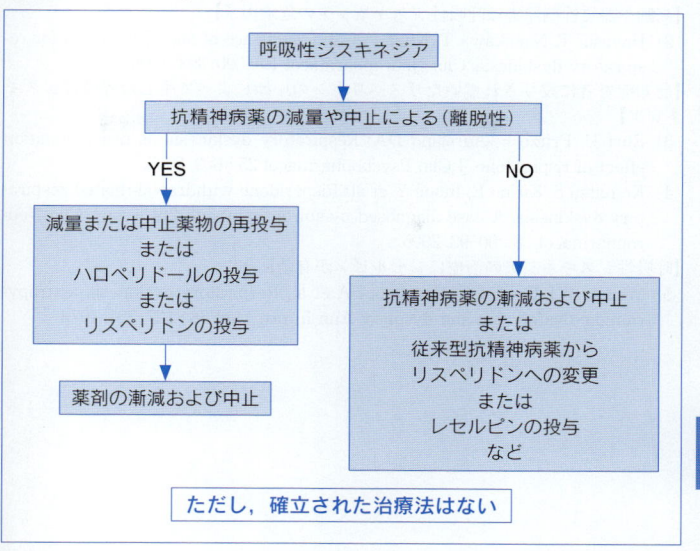

```
呼吸性ジスキネジア
        ↓
抗精神病薬の減量や中止による（離脱性）
    ↓YES              ↓NO
減量または中止薬物の再投与    抗精神病薬の漸減および中止
   または              または
ハロペリドールの投与       従来型抗精神病薬から
   または             リスペリドンへの変更
リスペリドンの投与          または
    ↓              レセルピンの投与
薬剤の漸減および中止           など
```

ただし，確立された治療法はない

- 抗精神病薬の長期投与を避け，徐々に薬物の減量および中止を試みることを検討してほしい。
- 異常不随意運動尺度（AIMS）によって定期的に異常な不随意運動を評価してほしい。

ひとことメモ

- リスペリドンなどのSDAはハロペリドールなどの従来型抗精神病薬に比べて遅発性ジスキネジアなどの錐体外路症状をきたしにくいとされています。しかし，本症例のように認知症のある高齢者に投与されていたリスペリドンの中断によって呼吸性ジスキネジアが生じたとする報告が散見されます。

▶参考文献
【呼吸性ジスキネジアの総説】
1) Kruk J, Sachdev P, Singh S: Neuroleptic-induced respiratory dyskinesia. J

Neuropsychiatry Clin Neurosci 7 : 223-229, 1995.

【高齢や器質性脳障害は呼吸性ジスキネジアの危険因子】

2) Hayashi T, Nishikawa T, Koga I et al: Prevalence of and risk factors for respiratory dyskinesia. Clin Neuropharmacol 19 : 390-398, 1996.

【認知症患者に投与されていたリスペリドンの中断によって生じた呼吸性ジスキネジア】

3) Ehrt U, Fritze F, Aarsland DA: Respiratory dyskinesia as discontinuation effect of risperidone. J Clin Psychopharmacol 25 : 609, 2005.
4) Komatsu S, Kirino E, Inoue Y et al: Risperidone withdrawal-related respiratory dyskinesia. A case diagnosed by spirography and fibroscopy. Clin Neuropharmacol 28 : 90-93, 2005.

【呼吸性ジスキネジアの治療にレセルピンが有効】

5) Weiner WJ, Goetz CG, Nausieda PA et al: Respiratory dyskinesia: extrapyramidal dysfunction and dyspnea. Ann Intern Med 88 : 327-331, 1978.

24 突然の呼吸困難，胸痛，失神，心肺機能停止をきたした精神障害者

抗精神病薬による肺動脈血栓塞栓症

要諦

- 肺動脈血栓塞栓症は，抗精神病薬を服用している患者の突然死の原因の1つである。
- 抗精神病薬は肺動脈血栓塞栓症や深部静脈血栓症などの静脈血栓塞栓症の危険因子である。
- 抗精神病薬を服用中の患者に突然の呼吸困難，胸痛，失神，心肺機能停止を認めたら肺動脈血栓塞栓症も鑑別疾患に加える。

CASE 24

【患者】 53歳，女性
【既往歴】
 特記すべきことなし。
【現病歴】
 統合失調症の診断で某精神科病院にて入退院を繰り返していた。外来で抗精神病薬である**クロルプロマジン 150 mg/日**の処方で安定していたが，1ヶ月前より精神運動興奮が認められたためクロルプロマジン 250 mg/日に増量され，レボメプロマジン 50 mg/日が追加処方された。しかし，精神症状の改善を認めず4日前に入院し，ハロペリドール 9 mg/日が追加処方された。12時30分に突然**呼吸苦**を訴えた後に**失神**したため救急要請された。
【来院時現症】
 意識レベル：JCS 30
 瞳孔：4.0 mm 同大，対光反射迅速
 血圧：86/60 mmHg，心拍数：140/分（整）
 呼吸数：30/分，体温：36.6℃
【来院時検査所見1】
 動脈血ガス（非再呼吸式リザーバー付きフェイスマスクで酸素 10 L/分）：**低炭酸ガス血症，低酸素血症，代謝性アシドーシス**

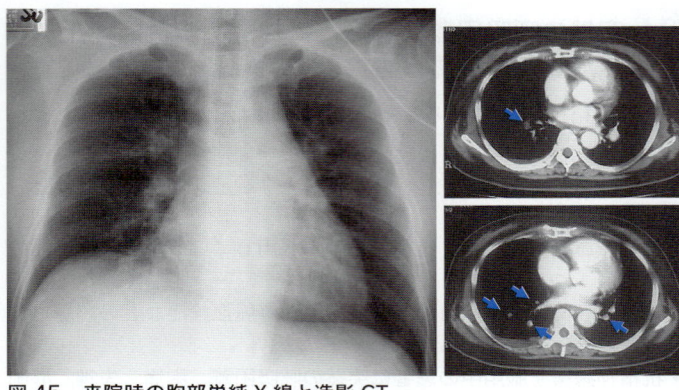

図 45　来院時の胸部単純 X 線と造影 CT

（pH 7.32, P_{aO_2} 64 torr, P_{aCO_2} 30 torr, HCO_3^- 19.0 mmol/L, BE -7.0 mmol/L）

末梢血, 血液生化学：異常なし

【来院時検査所見 2】

心電図：右軸偏位, 不完全右脚ブロック, V_{1-6} の陰性 T 波

心エコー：右心系の著明な拡大

胸部単純 X 線：右第 2 弓の突出（図 45 左）

胸部造影 CT：肺動脈の著明な拡大, 肺動脈葉間枝レベルから造影剤のコントラストのむら, 右底幹枝以降の Low density area（図 45 右）

【来院後の経過】

　肺動脈血栓塞栓症の診断にて Swan-Ganz カテーテルを挿入し集中治療室に入院となった。当初の肺動脈圧は 70 mmHg であった。ヘパリンおよびモンテプラーゼの投与により次第に圧データは改善したが, 一方で精神症状の悪化を認めたため入院 9 日後に某院精神科病院に転院となった

解説

　肺動脈血栓塞栓症は, 下肢や骨盤腔などにある深部静脈で形成された血栓（深部静脈血栓症）が遊離して肺動脈の内腔を塞ぐことによ

表30　肺動脈血栓塞栓症—突然死の原因

- 主として深部静脈血栓症より続発する
- 抗精神病薬による静脈血栓塞栓症の発症機序
    - 血流のうっ滞：鎮静作用による体動の減少？
    - 凝固異常：
        - 薬剤性SLEの関与？
        - 血小板セロトニン受容体を介する血小板凝集の亢進の関与？
        - 高プロラクチン血症の関与？
    - （血管内皮障害）

り，急速に肺動脈圧が上昇して急性右心不全をきたす致死的な疾患であるが，抗精神病薬を服用している患者の**突然死**の原因の1つである。欧米ではこれまでクロルプロマジンなどの従来型抗精神病薬のみならずクロザピンなどの非定型抗精神病薬によって治療されている患者における肺動脈血栓塞栓症の発症例が数多く報告されてきた。さらに，近年になって**抗精神病薬は肺動脈血栓塞栓症や深部静脈血栓症などの静脈血栓塞栓症の危険因子**であるというエビデンスが示された。このように抗精神病薬を服用している患者では，本症例のように肥満や活発な精神症状に対して身体拘束されているなどの他の危険因子がなくても肺動脈血栓塞栓症を発症する頻度が高い。

　抗精神病薬による静脈血栓塞栓症の発症の詳細なメカニズムはわかっていないが，表30に示したように鎮静作用による体動の減少に伴う**血液のうっ滞**や薬剤性SLEにより誘導された抗リン脂質抗体，血小板のセロトニン受容体を介した血小板凝集の亢進，抗精神病薬の副作用である**高プロラクチン血症**などの関与による凝固異常が考えられている。ちなみに本症例では検査の結果薬剤性SLEの関与は否定的であった。

診断のポイント

- 抗精神病薬服用中の患者が**突然の呼吸困難，胸痛，失神，心肺機能停止**などをきたした。
- 動脈血ガスで**低炭酸ガス血症および低酸素血症**を認める。
- 心電図で**右軸偏位，不完全右脚ブロック，V_{1-3}での陰性T波**などの所見を認める。

- 胸部単純X線で肺血管陰影の局在差(Westermark sign), 肺門部肺動脈陰影の拡大およびその末梢の狭小(Knuckle sign)などの所見を認める。
- 心エコーで**右心系拡大**の所見を認める。
- 胸部造影CTで肺動脈の拡大や肺動脈内の**造影剤のコントラストのむら**, Low density areaなどを認める。

治療のポイント

- 低酸素血症には非再呼吸式リザーバー付きフェイスマスクなどを用いて酸素投与する。必要であれば気管挿管して人工呼吸器管理とする。
- 循環不全にはドパミンを持続静注する。
- **抗凝固療法**としてヘパリンを持続点滴静注する。
- 下肢造影CTや下肢エコーにて下肢深部静脈血栓症を認めたら**下大静脈フィルター**を挿入する。
- 重症例では**血栓溶解療法**としてウロキナーゼまたはモンテプラーゼを点滴静注する。
- 血栓溶解療法が無効であったり禁忌である重症患者には**カテーテル・インターベンション**による**肺動脈内の血栓吸引**や**外科的治療**を考慮する。

治療のフローチャート

次ページ参照。

精神科医への申し送りのポイント

- 抗精神病薬の**多剤併用の改善**を考慮してほしい。
- 抗精神病薬の**減量**または**中止**を検討してほしい。
- **身体拘束**を要する際には, **弾性ストッキングの着用**, **間歇的空気加圧法**, **ヘパリンの投与**などを考慮してほしい。

ひとことメモ

- 筆者らが以前に救命救急センターで肺動脈血栓塞栓症と診断・治療された患者を対象として調査したところ, その当時までに指摘されてきたような静脈血栓塞栓症の危険因子のない患者のうち実

〈治療のフローチャート〉

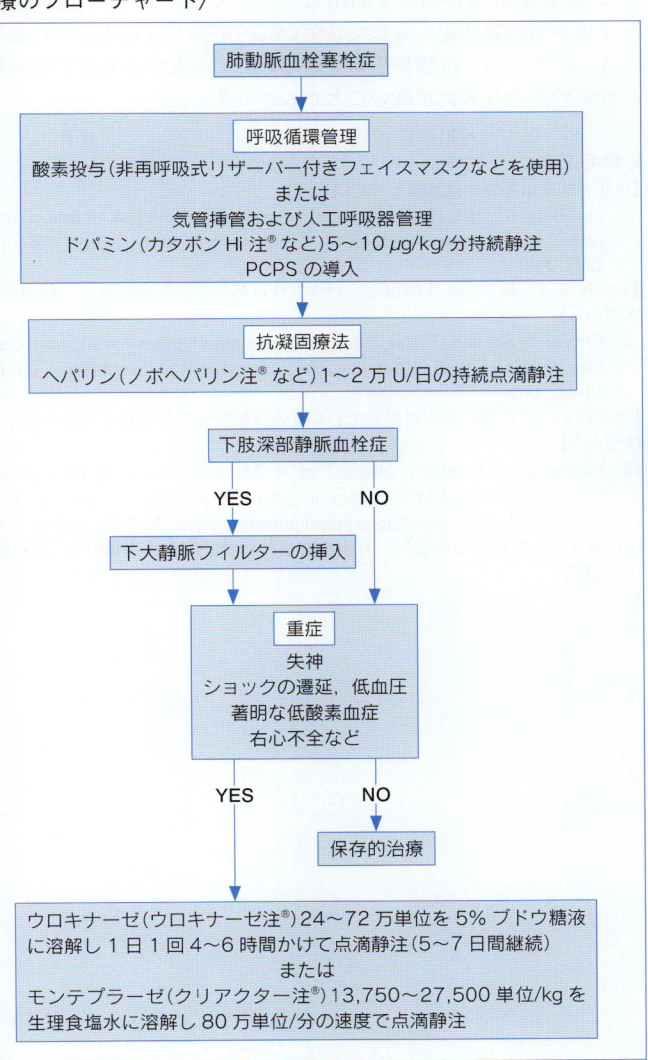

```
肺動脈血栓塞栓症
        ↓
   呼吸循環管理
酸素投与（非再呼吸式リザーバー付きフェイスマスクなどを使用）
        または
気管挿管および人工呼吸器管理
ドパミン（カタボンHi注®など）5～10 μg/kg/分持続静注
PCPSの導入
        ↓
    抗凝固療法
ヘパリン（ノボヘパリン注®など）1～2万U/日の持続点滴静注
        ↓
  下肢深部静脈血栓症
   YES      NO
    ↓
下大静脈フィルターの挿入
        ↓
      重症
     失神
 ショックの遷延，低血圧
  著明な低酸素血症
   右心不全など
   YES      NO
    ↓       ↓
         保存的治療
    ↓
ウロキナーゼ（ウロキナーゼ注®）24～72万単位を5％ブドウ糖液
に溶解し1日1回4～6時間かけて点滴静注（5～7日間継続）
        または
モンテプラーゼ（クリアクター注®）13,750～27,500単位/kgを
生理食塩水に溶解し80万単位/分の速度で点滴静注
```

に44%が抗精神病薬を服用し，ほとんどが女性でした。また，原因不明の突然死に対して法医（承諾）解剖された患者を対象に調査したところ，抗精神病薬を服用している女性は有意に肺動脈血栓塞栓症のリスクが高いことがわかりました。

▶ 参考文献
【抗精神病薬は静脈血栓塞栓症の危険因子】
 1) Zornberg GL, Jick H: Antipsychotic drug use and the risk of first-time idiopathic venous thromboembolism: A case-control study. Lancet 356 : 1219-1223, 2000.

【わが国では抗精神病薬を服用している女性は肺動脈血栓塞栓症の危険因子―臨床例から】
 2) Kamijo Y, Soma K, Nagai T et al: Acute massive pulmonary thromboembolism associated with risperidone and conventional phenothiazines. Cir J 67 : 46-48, 2003.

【わが国では抗精神病薬を服用している女性は肺動脈血栓塞栓症の危険因子―剖検例から】
 3) Hamanaka S, Kamijo Y, Nagai T et al: Massive pulmonary thromboembolism demonstrated at necropsy in Japanese psychiatric patients treated with neuroleptics including atypical antipsychotics. Cir J 68 : 850-852, 2004.
 4) 静脈血栓塞栓症予防指針．日本総合病院精神医学会治療指針2．星和書店，2006.

25 突然の呼吸困難とチアノーゼをきたした精神障害者

薬剤性パーキンソン症候群に合併した誤嚥による上気道狭窄・閉塞

要諦

- 抗精神病薬の副作用である薬剤性パーキンソン症候群の重篤な合併症が嚥下障害である。
- 食物の誤嚥によって上気道狭窄・閉塞や誤嚥性肺炎をきたして生命を脅かすことがある。
- 嚥下障害は薬剤性パーキンソン症候群の重症度とは相関しない。
- 薬剤性パーキンソン症候群による嚥下障害は可逆的で,抗精神病薬の減量や中止,抗コリン薬の投与によって改善する。

CASE 25

【患者】 43歳,女性

【現病歴】

23歳時より統合失調症の診断でこれまで4回の入院歴がある。最近の精神症状は安定していて,某精神科病院にて通院加療され,抗精神病薬である**クロカプラミン 75 mg/日,リスペリドン 3 mg/日**。抗コリン薬であるビペリデン 3 mg/日,および睡眠薬としてブロチゾラム 0.25 mg/日,ニトラゼパム 5 mg/日を処方されていた。以前より**軽度の手指の振戦や筋強剛**に気付かれていた。また,**食事を口いっぱい頬張ってからゆっくり飲み込んで**いた。昼食時にパンを詰まらせて苦しんでいるところを家族に発見され,ただちに救急要請された。3分後の救急隊現着時には心肺機能停止状態で,喉頭鏡および**マギール鉗子**によって直視下で気道内のパンの塊を除去され,心肺蘇生術を施行された。搬送中に心拍再開した。

【来院時現症】

意識レベル:JCS 200

瞳孔:5.0 mm 同大,対光反射緩慢

血圧:78/F mmHg,心拍数:83/分

呼吸数:4/分,体温:35.5℃

救急車内で心拍再開し，来院時には除脳硬直を認めた。

【来院時検査所見】

動脈血ガス：混合性アシドーシス(pH 7.12, P_{aCO_2} 53.1 torr, HCO_3^- 18.6 mmol/L, BE -11.9 mmol/L)

末梢血：異常なし

血液生化学：高血糖(327 mg/dL)

頭部単純CT：異常なし

【来院後の経過】

ただちに気管挿管し，人工呼吸器管理とした。窒息による低酸素脳症による意識障害と判断したが，次第に回復し24時間以内に意識は清明となった。しかし，手指の**振戦**，**筋強剛**などの**薬剤性パーキンソン症候群**による症状を認めた。また，飲水時にむせることがあった。入院3日目に某精神科病院に転院となった。

解説

抗精神病薬の副作用として知られている錐体外路症状の1つに**薬剤性パーキンソン症候群**がある(☞ p263)。薬剤性パーキンソン症候群の重篤な合併症が**嚥下障害**で，本症例のように食物の誤嚥によって**上気道狭窄・閉塞**や**誤嚥性肺炎**をきたして生命を脅かすことがある。薬剤性パーキンソン症候群による**嚥下障害は可逆的**で，抗精神病薬の減量や中止，抗コリン薬の投与によって改善する。**嚥下障害は薬剤性パーキンソン症候群の重症度とは相関しない**が，薬剤性パーキンソン症候群の筋強剛や運動緩徐などの症状による嚥下運動の口腔相および咽頭相の異常が関与していると考えられている。口腔相の異常としては**異常舌運動**，**舌運動開始の遅延を伴う舌の振戦**，**口腔移動時間の延長**などがあげられる。咽頭相の異常としては**嚥下開始の遅延**，**喉頭蓋の不規則運動**，**咽頭反射の遅延**，**咽頭移動時間の延長**などがあげられる。

診断のポイント

- 抗精神病薬による**薬剤性パーキンソン症候群**を認める患者に吸気時の呼吸困難とチアノーゼを認める。
- 頻呼吸，陥没呼吸，吸気時の喘鳴，嗄声などを認める。
- 苦痛の表情，青ざめた顔色，手を咽元や胸元にもっていくという

しぐさ(**窒息のサイン**)を認める。

治療のポイント

- 喉頭鏡および**マギール鉗子**があれば直視下で除去する。
- それでも換気できなければただちに**気管挿管**する。
- それでも換気できなければ気管チューブを進めて異物を気管支に押し込み，気管チューブを気管内に戻して**片肺換気**する。
- それでも換気できなければPCPSを考慮する。
- 換気可能であっても心肺機能停止状態であればACLSのガイドラインに沿って治療する。

治療のフローチャート

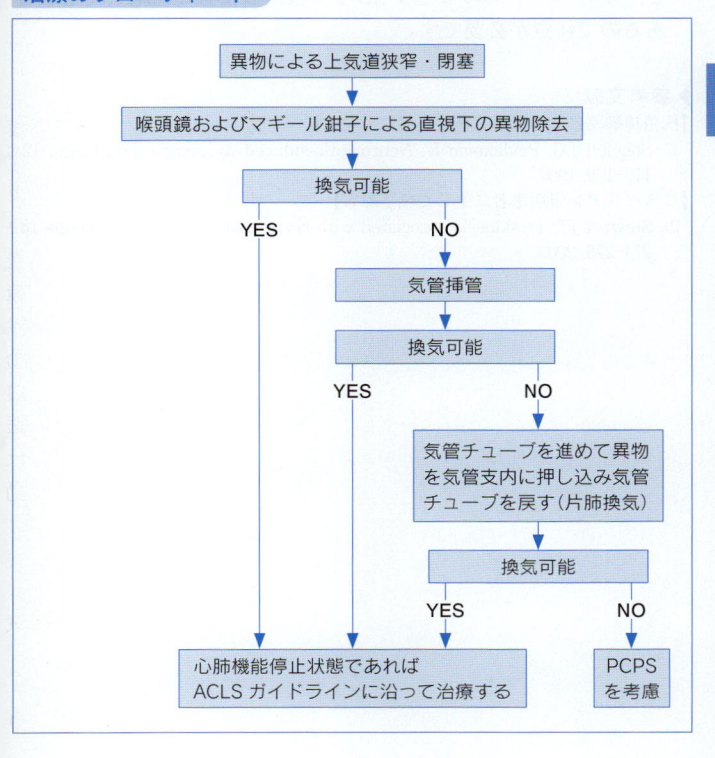

```
異物による上気道狭窄・閉塞
        ↓
喉頭鏡およびマギール鉗子による直視下の異物除去
        ↓
     換気可能
   YES ↙   ↘ NO
            気管挿管
              ↓
            換気可能
          YES ↙  ↘ NO
              気管チューブを進めて異物
              を気管支内に押し込み気管
              チューブを戻す(片肺換気)
                     ↓
                  換気可能
                YES ↙  ↘ NO
心肺機能停止状態であれば          PCPS
ACLSガイドラインに沿って治療する    を考慮
```

精神科医への申し送りのポイント
- 抗精神病薬の多剤併用の改善を考慮してほしい。
- 薬剤性パーキンソン症候群の原因と考えられる**抗精神病薬の減量または中止**を検討してほしい。
- リスペリドンなどの**薬剤性パーキンソン症候群をきたしにくい薬物への変更**を検討してほしい。

ひとことメモ
- 抗精神病薬による嚥下障害の報告のほとんどはハロペリドールなどの従来型抗精神病薬を服用している患者によるものです。しかし，リスペリドンのようなSDAを服用している患者でも報告があるので注意が必要です。

▶ 参考文献

【抗精神病薬による嚥下障害は一般に可逆的】
1) Sokoloff LG, Pavlakovic R: Neuroleptic-induced dysphagia. Dysphagia 12: 177-179, 1997.

【リスペリドン服用患者に生じた嚥下障害】
2) Stewart JT: Dyskinesia associated with risperidone therapy. Dysphagia 18: 274-275, 2003.

26 めまいや失神を起こした躁うつ病，側頭葉てんかんの患者

カルバマゼピン誘発性徐脈性不整脈
（完全房室ブロック）

要諦

- カルバマゼピン服用中にめまいや失神をきたしたら徐脈性不整脈を疑う。
- カルバマゼピン誘発性徐脈性不整脈は高齢の女性に多い。
- 治療としてはまずカルバマゼピンを中止し，必要であれば経静脈的ペースメーカーを挿入する。

CASE 26

【患者】 65歳，女性

【現病歴】

躁うつ病の診断にて某神経科クリニックにて通院加療され，炭酸リチウム 600 mg/日を服用していた。このところ精神症状が不安定となったため，2週間前に**カルバマゼピン 200 mg/日**が追加投与され，1週間前より 400 mg/日に増量された。めまいを自覚した後に転倒し救急要請された。

【来院時現症】

意識レベル：JCS 0
瞳孔：3.0 mm 同大，対光反射迅速
血圧：110/72 mmHg，**心拍数：42/分**（整）
呼吸数：14/分，体温：36.2℃
神経学的異常所見は認めなかった。

【来院時検査所見】

末梢血：異常なし
血液生化学：異常なし
血清カルバマゼピン濃度：6.6 μg/mL（治療域：6〜10 μg/mL）
心電図：洞性徐脈
ホルター心電図：**完全房室ブロック**（最大11秒の R-R 間隔）（図46）

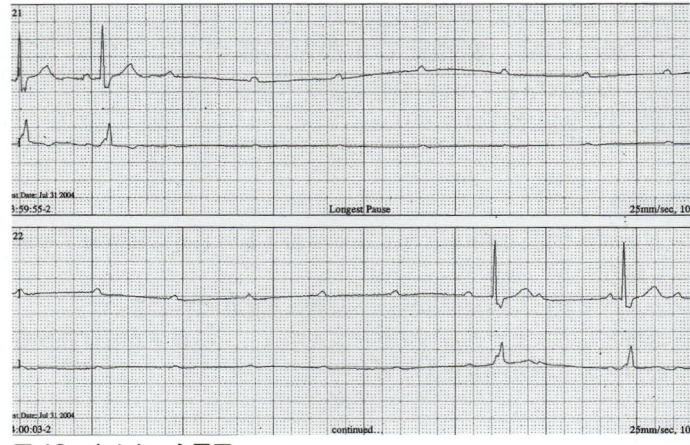

図46 ホルター心電図

【経過】

　カルバマゼピン誘発性完全房室ブロックを疑い，カルバマゼピンを中止した。また，**経静脈的ペースメーカー**を挿入した。4日後には自己心拍は80/分の洞調律となり，徐脈性不整脈は消失したため経静脈的ペースメーカーを抜去した。また，血清カルバマゼピン濃度は1.0 μg/mLに低下していた。その後に施行された心臓カテーテル検査による左室造影，冠動脈造影，および電気生理学的検査で異常所見は認められなかったため入院12日目に退院となった。

解説

　カルバマゼピンは側頭葉てんかんや三叉神経痛の治療薬として用いられるばかりでなく，感情安定作用があるため躁うつ病などの感情障害やその他の精神障害の治療にも用いられる。図47に示すように，**カルバマゼピンは三環系抗うつ薬と化学構造が類似している**ので，三環系抗うつ薬と同様に**膜興奮抑制（キニジン様）作用**をもち，常用量でも**洞性徐脈，洞房ブロック**，さまざまな程度の**房室ブロックなどの徐脈性不整脈**をきたすことがある。特に**完全房室ブロック**は生命を脅かす可能性がある。カルバマゼピン誘発性徐脈性不

カルバマゼピン　　イミプラミン（三環系抗うつ薬）

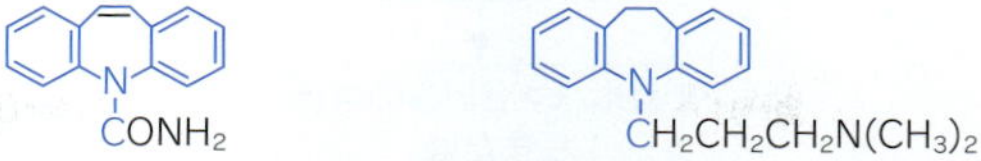

図 47　カルバマゼピンは三環系抗うつ薬と化学構造が類似

整脈は本症例のような**高齢の女性に多い**のが特徴である。

診断のポイント

- カルバマゼピン服用中の患者がめまいや失神をきたした。
- **高齢の女性に多い**。
- 心電図で**徐脈性不整脈**を認める。
  →ただし，本症例のように来院時の心電図では検出されないことがあるので，**ホルター心電図**を施行することが重要である。

治療のポイント

- **カルバマゼピンを中止**，または**他の薬物に変更**する。一般に速やかに徐脈性不整脈は消失する。
- 必要であれば**経静脈的ペースメーカー**を挿入する。

治療のフローチャート

次ページ参照。

精神科医への申し送りのポイント

- 今後はカルバマゼピンの投与をしないでほしい。
- 定期的に心電図を施行してほしい。

ひとことメモ

- ほとんどの報告では，徐脈性不整脈はカルバマゼピンの投与開始から数日〜数週間後に出現しているのですが，筆者らは 200 mg/日と低用量で，血中濃度も治療域を下回っていた高齢女性が投与

〈治療のフローチャート〉

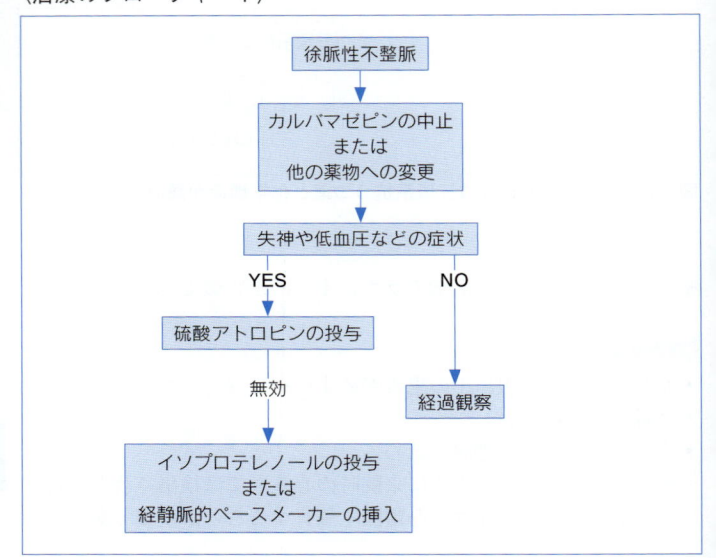

```
徐脈性不整脈
    ↓
カルバマゼピンの中止
    または
他の薬物への変更
    ↓
失神や低血圧などの症状
  YES ↙    ↘ NO
硫酸アトロピンの投与   経過観察
    ↓ 無効
イソプロテレノールの投与
    または
経静脈的ペースメーカーの挿入
```

開始から1年後に完全房室ブロックをきたした症例を経験しました。同様に200 mg/日と低容量で，高齢女性が投与開始から3年後に完全房室ブロックをきたしたとする報告もあります。

▶参考文献
【カルバマゼピンによる徐脈性不整脈】
1) Kasarskis EJ, Kuo CS, Berger R et al: Carbamazepine-induced cardiac dysfunction. Characterization of two distinct clinical syndromes. Arch Intern Med 152 : 186-91, 1992.
2) Ladefoged SD, Mogelvang JC: Total atrioventricular block with syncopes complicating carbamazepine therapy. Acta Med Scand 212 : 185-186, 1982.

【低容量のカルバマゼピンによる長期投与後の完全房室ブロック】
3) Labrecque J, Cote M-A, Vincent P: Carbamazepine-induced atrioventricular block. Am J Psychiatry 149 : 572-573, 1992.
4) Ide A & Kamijo Y: Intermittent complete atrioventricular block after long term low-dose carbamazepine therapy with a serum concentration less than the therapeutic level. Intern Med 46 : 627-629, 2007.

27 失神や心肺機能停止を起こした精神障害者

QTc時間の延長，房室ブロック，torsade de pointes

要諦

- フェノチアジン誘導体などの抗精神病薬は常用量でも QTc 時間の延長，房室ブロック，torsades de pointes などの心室性不整脈をきたすことがある。
- Torsade de pointes などの心室性不整脈は抗精神病薬を服用中の患者の突然死の原因の1つである。
- 治療としてはまず原因薬物を中止する。

CASE 27

【患者】 86歳，女性
【現病歴】
　数年前より記銘力障害，見当識障害などが出現し，認知症の診断で某精神科病院にて通院加療されていた。次第に夜間の徘徊や家族の介護に対する拒絶などの問題行動が認められたため，12日前に某精神科病院に入院となった。入院後に抗精神病薬である**チオリダジン 50 mg/日**(現在は製造中止)が就寝前に処方された。問題行動は改善したが，**失神を繰り返す**ようになったため救急要請された。

【来院時現症】
　意識レベル：JCS 2 ?（開眼して自分の名前や生年月日は言えるが失見当識が著明）
　瞳孔：3.0 mm 同大，対光反射迅速
　血圧：142/96 mmHg，心拍数：62/分(不整)
　呼吸数：12/分(浅い)，体温：36.4℃

【来院時検査所見】
　心電図：**完全房室ブロック**
　頭部単純CT：両側の前頭葉～側頭葉を中心とした脳萎縮

【経過】
　チオリダジンを中止して心電図モニター監視下で経過観察とし

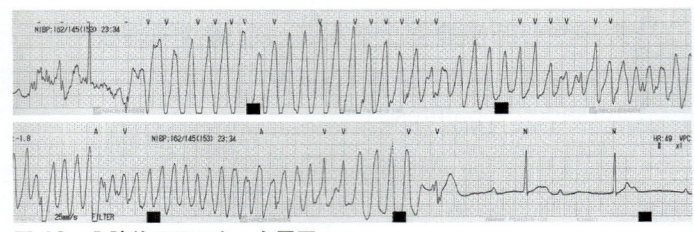

図48 入院後のモニター心電図

た。入院後，torsade de pointes と思われる多源性心室性頻拍が6回出現し（図48），その都度電気的除細動を施行した。また，硫酸マグネシウムを2g静注後0.5 g/時で持続静注した。入院3日目以降は洞調律となり心室性不整脈は認めなかったため，硫酸マグネシウムを中止できた。入院7日目に某精神科病院に転院となった。

解説

抗精神病薬は膜興奮抑制（キニジン様）作用をもち，常用量であっても QTc 時間の延長，房室ブロック，torsade de pointes などの心室性不整脈をきたすことがある。特に，torsade de pointes などの心室性不整脈は抗精神病薬を服用中の患者の突然死の原因の1つである。抗精神病薬の中では，図49に示すようにイミプラミンに代表される三環系抗うつ薬と同様に三環構造をもつクロルプロマジンなどのフェノチアジン誘導体は膜興奮抑制（キニジン様）作用が強く，注意が必要である。

診断のポイント

- フェノチアジン誘導体などの抗精神病薬を服用中の患者が失神や心肺機能停止をきたした。
- 心電図で QTc 時間の延長，房室ブロック，torsade de pointes などの心室性不整脈を認める。

治療のポイント

- 原因と思われる抗精神病薬を中止する。
- 心室細動，脈なし心室性頻拍，循環動態の不安定な torsade de

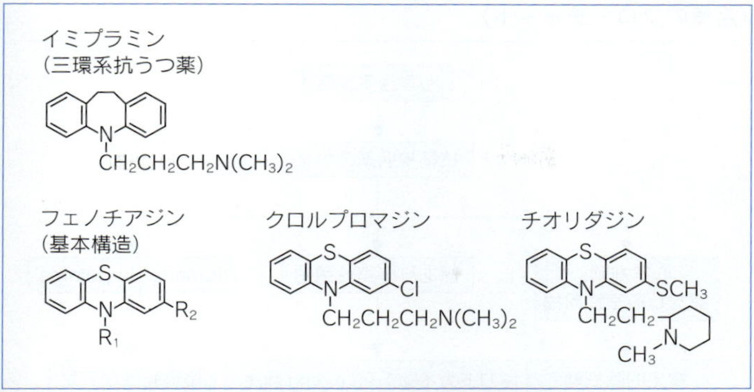

図 49　膜興奮抑制（キニジン様）作用が強い抗精神病薬
三環系抗うつ薬もフェノチアジン誘導体も膜興奮抑制（キニジン様）作用がある。

pointes ではまず**電気的除細動**を施行する。
- 脈あり心室性頻拍ではリドカイン（リドクイック注®やキシロカイン注®など），またはフェニトイン（アレビアチン注®）を静注。
- 循環動態の安定している torsade de pointes では硫酸マグネシウム（マグネゾール注®），またはイソプロテレノール（プロタノールL注®）を静注するか，オーバードライブペーシングを施行する。
- 塩酸プロカインアミドなどの Ia 型抗不整脈薬は禁忌である。

治療のフローチャート

次ページ参照。

精神科医への申し送りのポイント

- 膜興奮抑制（キニジン様）作用が強いフェノチアジン誘導体の減量または中止を検討してほしい。
- 膜興奮抑制（キニジン様）作用の弱いハロペリドールなどのブチロフェノン誘導体やリスペリドンなどの SDA への変更を検討してほしい。

〈治療のフローチャート〉

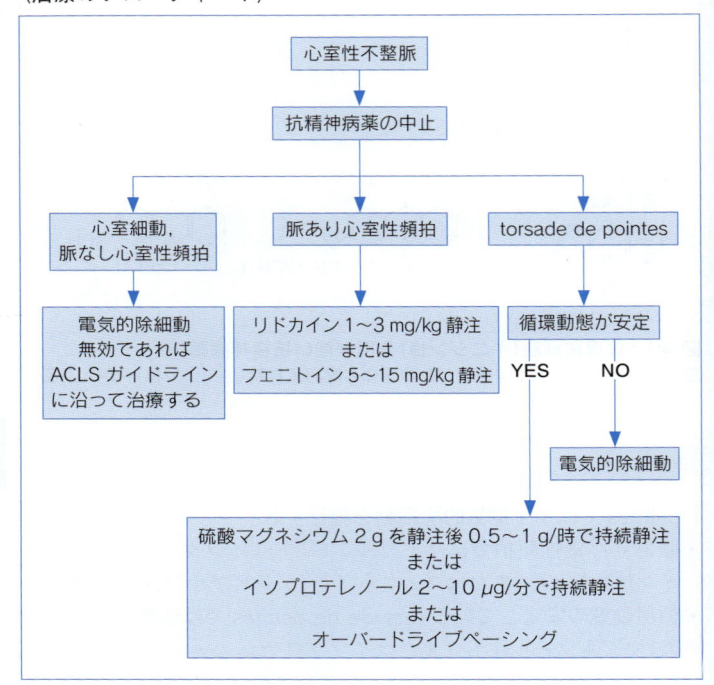

```
心室性不整脈
    ↓
抗精神病薬の中止
    ↓
┌─────────────┬─────────────┬─────────────┐
心室細動,      脈あり心室性頻拍   torsade de pointes
脈なし心室性頻拍
    ↓              ↓              ↓
電気的除細動      リドカイン 1～3 mg/kg 静注   循環動態が安定
無効であれば         または          YES   NO
ACLS ガイドライン   フェニトイン 5～15 mg/kg 静注
に沿って治療する                       ↓
                                 電気的除細動
```

硫酸マグネシウム 2 g を静注後 0.5～1 g/時で持続静注
または
イソプロテレノール 2～10 μg/分で持続静注
または
オーバードライブペーシング

ひとことメモ

- チオリダジンは本症例のように致死性不整脈をきたす頻度が高いなどの理由で 2005 年 11 月に製造中止となっています。

▶参考文献

【抗精神病薬による心停止および心室性不整脈】
1) Hennessy S, Bilker WB, Knauss JS et al: Cardiac arrest and ventricular arrhythmia in patients taking antipsychotic drugs: cohort study using administrative data. BMJ 325 : 1070-1074, 2006.

【チオリダジンによる致死性不整脈】
2) Reilly JG, Ayis SA, Ferrier IN et al: Thioridazine and sudden unexplained death in psychiatric in-patient. Br J Psychiatry 180 : 515-522, 2002.

28 失神や心肺機能停止を起こしたうつ病患者

急性三環系抗うつ薬中毒

要諦

- 急性三環系抗うつ薬中毒では膜興奮抑制（キニジン様）作用による心毒性が重要である。
- 重症度の指標としては，QRS 時間が最も鋭敏である。
- QRS 時間の延長，心室性不整脈，低血圧を認めたら炭酸水素ナトリウムの投与によって血液をアルカリ化する。
- プロカインアミド等の Ia 型抗不整脈薬は禁忌である。

CASE 28

【患者】 45歳，女性
【現病歴】
　うつ病の診断で某精神科クリニックに通院中であったが，朝方昏睡状態であるところを家族に発見され救急搬送となった。救急車内での心電図モニターでは QRS 時間と QTc 時間の延長を伴う洞性頻脈が認められた（図 50 の上）。
【来院時現症】
　意識レベル：JCS 300
　瞳孔：4.5 mm 同大，対光反射緩慢
　血圧：118/65 mmHg，心拍数：116/分（整）
　呼吸数：24/分（浅い），体温：38.0℃
【来院時検査所見】
　動脈血ガス：代謝性アシドーシス（pH 7.348，HCO_3^- 15.7 mmol/L，BE -8.7 mmol/L）
　末梢血：白血球増多（10,600/μL）
　血液生化学：筋原性酵素の上昇（CK 487 IU/L）
　頭部単純 CT：異常所見なし
　Triage DOA®：BZ（ベンゾジアゼピン類）および TCA（三環系抗うつ薬類）が陽性

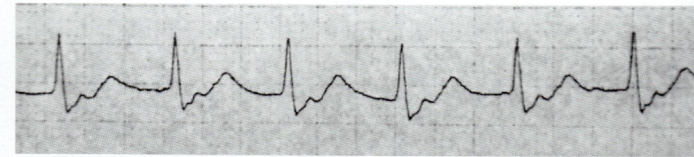

来院時(洞調律, QRS 時間 0.16 秒, QTc 時間 0.6 秒)

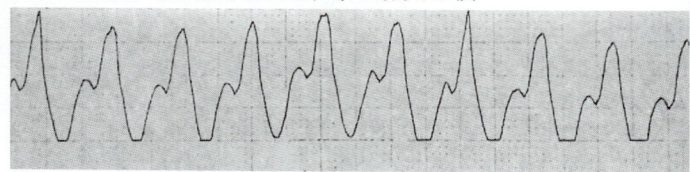

5 分後, 気管挿管後(脈あり心室性頻拍)
図 50　モニター心電図

血中アミトリプチリン濃度：3,500 ng/mL
【経過】
　来院5分後に気管挿管した直後より**脈あり心室性頻拍**となった(図50の下)。ただちに, **炭酸水素ナトリウム2 mEq/kg を静注**したところ, 洞調律に戻った。その後, 炭酸水素ナトリウム1～2 mEq/kg の静注を繰り返し pH 7.45～7.55 に保ったところ心室性不整脈をきたさずに次第に心電図異常は消失した。意識レベルが改善したため翌日抜管し, 入院4日目に某院精神科に転院となった。

解説

　抗うつ薬の中ではSSRIやSNRIは**図51**に示すように薬理作用の選択性が高いため大量服用しても重症化しにくい。ところが三環系抗うつ薬は中枢性ノルエピネフリン再取り込み阻害作用や中枢性セロトニン再取り込み阻害作用だけでなくヒスタミン H_1 受容体遮断作用, ムスカリン受容体遮断作用, $α_1$ アドレナリン受容体遮断作用, 膜興奮抑制(キニジン様)作用があり, **薬理作用の選択性が低いため大量服用により重症化をきたす可能性がある。**

　イミプラミン(トフラニール®, イミドール®), アミトリプチリン(トリプタノール®), クロミプラミン(アナフラニール®), ノル

```
┌─────────────────────────────┬──────────────────────────────┐
│         SSRI                │      三環系抗うつ薬           │
│ ・中枢性セロトニン再取り     │ ・中枢性ノルエピネフリン     │
│   込み阻害作用               │   再取り込み阻害作用         │
│                             │ ・中枢性セロトニン再取り     │
│         SNRI                │   込み阻害作用               │
│ ・中枢性ノルエピネフリン     │ ・受容体遮断作用             │
│   再取り込み阻害作用         │   [H₁] [M] [α₁]              │
│ ・中枢性セロトニン再取り     │ ・膜興奮抑制(キニジン様)     │
│   込み阻害作用               │   作用                       │
└─────────────────────────────┴──────────────────────────────┘
```

薬理作用の選択性が高い　　　　　薬理作用の選択性が低い
　　　　↓　　　　　　　　　　　　　　↓
　　重症化しにくい　　　　　　　　重症化の可能性

H_1:ヒスタミンH_1受容体　　M:ムスカリン受容体　　α_1:α_1アドレナリン受容体

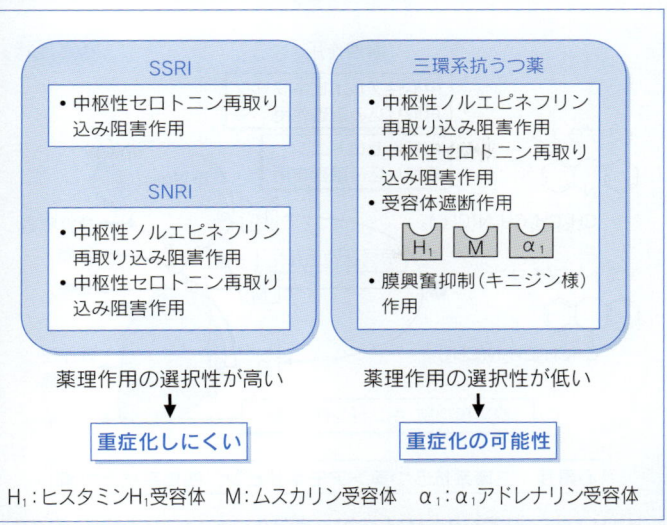

図51 SSRI，SNRI，環系抗うつ薬における薬理作用の選択性と重症化の関係

トリプチリン(ノリトレン®)などの三環系抗うつ薬による急性中毒の症状は図52に示すように薬理作用が増強されたものと考えればよい。急性三環系抗うつ薬中毒で特に重要なのは**膜興奮抑制(キニジン様)作用**で，大量服薬では心筋伝導障害および心筋収縮力抑制をきたし心筋異常伝導，心室性不整脈，低血圧などが生じる。典型的な心電図異常はQRS時間やQTc時間の延長を伴った洞性頻脈である。QRS時間の延長を伴った洞性頻脈は心室性頻拍と見分けるのが困難である。大量服薬後数時間以内の死亡の原因の多くは，**心室性頻拍や心室細動である。重症度の指標としては，血中濃度やQTc時間ではなくQRS時間が最も鋭敏とされ，0.12秒以上の延長は重症である。さらに0.16秒以上延長すると心室性不整脈をきたす可能性があり注意が必要である。**三環系抗うつ薬は治療係数が小さく常用量の10倍程度でも重篤な中毒をきたす。

- 中毒量の目安：10 mg/kg以上
- 致死量の目安：20 mg/kg以上

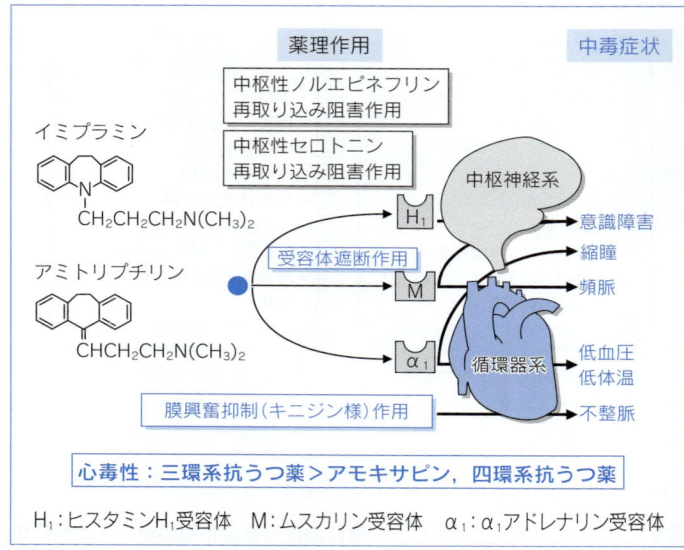

図52 三環系抗うつ薬と中毒症状

薬理作用／中毒症状

- イミプラミン
- アミトリプチリン

中枢性ノルエピネフリン再取り込み阻害作用
中枢性セロトニン再取り込み阻害作用
受容体遮断作用：H_1、M、α_1
膜興奮抑制（キニジン様）作用

中枢神経系：意識障害、縮瞳、頻脈
循環器系：低血圧、低体温、不整脈

心毒性：三環系抗うつ薬＞アモキサピン，四環系抗うつ薬

H_1：ヒスタミンH_1受容体　M：ムスカリン受容体　α_1：α_1アドレナリン受容体

診断のポイント

- うつ病などの精神障害の病歴やイミプラミン，アミトリプチリン，クロミプラミン，ノルトリプチリンなどの処方歴のある患者に**意識障害を伴うQRS時間やQTc時間の延長，心室性不整脈**を認める。
- 鑑別診断にはTriage DOA®が役立つ。

治療のポイント

- 全身管理：中毒量(10 mg/kg以上)を服用していれば無症状でも6時間，中毒症状があれば24時間はモニター監視下で管理する。
- 吸収の阻害：致死量(20 mg/kg以上)服用後1時間以内であれば胃洗浄を考慮する。中毒量(10 mg/kg以上)を服用していれば活性炭を投与する。致死量を服用していても活性炭がすぐに準備できれば活性炭の投与のみでよい。
- 排泄の促進：分布容積が大きく有効な手段はない。

- 解毒薬・拮抗薬：QRS 時間の延長，心室性不整脈，低血圧を認めたら炭酸水素ナトリウムの投与によって血液をアルカリ化する。
- プロカインアミド等の Ia 型抗不整脈薬は禁忌である。

治療のフローチャート

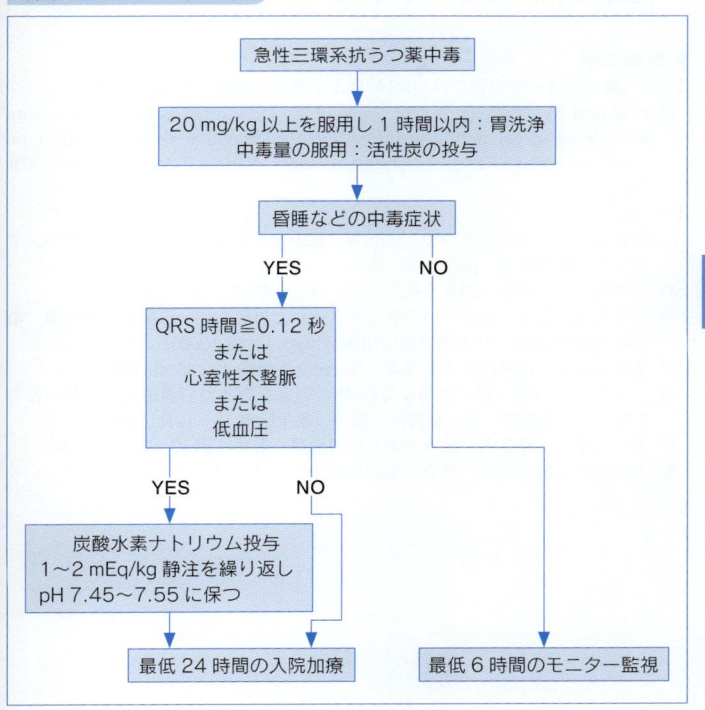

```
急性三環系抗うつ薬中毒
        ↓
20 mg/kg 以上を服用し 1 時間以内：胃洗浄
中毒量の服用：活性炭の投与
        ↓
昏睡などの中毒症状
    YES ／ ＼ NO
       ↓      ↓
QRS 時間≧0.12 秒
    または
  心室性不整脈
    または
    低血圧
  YES ／ ＼ NO
     ↓      ↓
炭酸水素ナトリウム投与
1～2 mEq/kg 静注を繰り返し
pH 7.45～7.55 に保つ
     ↓            ↓
最低 24 時間の入院加療   最低 6 時間のモニター監視
```

精神科医への申し送りのポイント

- 三環系抗うつ薬は大量服用により重症化しやすい。したがって，より安全な SSRI や SNRI などの抗うつ薬への変更を検討してほしい。

ひとことメモ

- 抗精神病薬ではQTc時間の延長がtorsade de pointesなどの致死性不整脈の予測に有用とされているのですが，**急性三環系抗うつ薬中毒ではQTc時間の延長よりもQRS時間の延長が致死性不整脈の予測に有用**とされています。

▶参考文献
【急性三環系抗うつ薬中毒ではQRS時間が心室性不整脈の予測に有用】
 1) Boehnert MT, Lovejoy Jr FH: Value of the QRS duration versus the serum drug level in predicting seizures and ventricular arrhythmias after an acute overdose of tricyclic antidepressants. N Engl J Med 313：474-479, 1985.

【その他】
 2) 上條吉人：三環系抗うつ薬：イラスト＆チャートでみる急性中毒診療ハンドブック．医学書院，pp. 87-90，2005．
 3) 上條吉人：三環系・四環系抗うつ薬．救急医学29：581-583，2005．
 4) 上條吉人：知っておきたい急変のシグナルと対応．10．三環系抗うつ薬，第1章 急変事例集．日本看護協会出版会，pp. 43-46，2005．
 5) 上條吉人：三環系抗うつ薬中毒．Nursing Today 19：46-49，2004．
 6) 上條吉人，相馬一亥：著明なQRS幅の開大を認めた三環系抗うつ薬中毒の1例：こんな症例，こんな画像．救急・集中治療13：1011，2001．
 7) 井出文子，上條吉人：抗うつ薬と自殺念慮．看護技術52：61-63，2006．
 8) 上條吉人：抗うつ薬．救急・集中治療19：412-417，2007．

E その他

29 ワルファリンを服用中に出血をきたしたうつ病の患者

抗うつ薬による薬物相互作用

要諦

- 薬物相互作用がないミルナシプラン以外の多くの抗うつ薬はワルファリンの作用を増強させる。
- まずはワルファリンと原因薬物を中止しビタミンK_1を投与する。

CASE 29

【患者】 51歳,男性

【既往歴】
3年前に心筋梗塞に対して冠動脈バイパス術が施行された。その後,ワルファリン1 mg/日,アスピリン100 mg/日を服用していた。

【現病歴】
うつ病の診断で某精神科病院に入院となり三環系抗うつ薬である**クロミプラミン90 mg/日**,および睡眠薬を処方された。その後歯磨きの際の**歯茎からの出血**,**血尿**,**黒色便**がたびたび認められた。入院2ヶ月後にショック状態となり,末梢血で**貧血**を認めたため救急施設に転送となった。

【来院時現症】
意識レベル:JCS 20
瞳孔:4.0 mm 同大,対光反射緩慢
血圧:70/F mmHg,心拍数:120/分(整)
呼吸数:20/分(浅い),体温:35.8℃
全身蒼白,**眼瞼結膜の貧血**,**口唇チアノーゼ**を認めた。
また,**左肺音の減弱**を認めた。

【来院時検査所見】
動脈血ガス:代謝性アシドーシス(pH 7.33, HCO_3^- 20.5 mmol/L, BE -6.0 mmol/L)

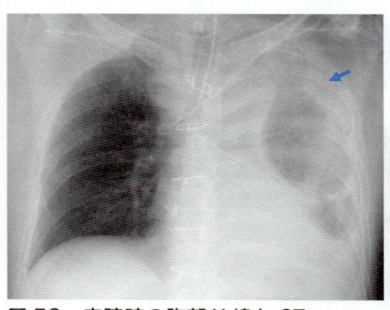

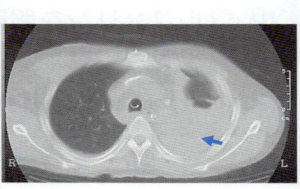

図 53 来院時の胸部 X 線と CT

末梢血：白血球増多(12,500/μL)，**貧血**(Hb 4.7 g/dL，Ht 13.1%)
凝固系：凝固異常(PT＞110 秒，aPTT＞200 秒，TT%＜5.0%，HT%＜5.0%)
血液生化学：低蛋白血症(TP 5.8 g/dL)，腎機能障害(BUN 28 mg/dL，Cr 1.94 mg/dL)
胸部単純 X 線：**左胸水貯留**(図 53 左)
胸部単純 CT：**著明な左胸水貯留**(図 53 右)

【経過】

出血性ショックと判断して，大量輸液および**赤血球 MAP および新鮮凍結血漿の輸血**を施行した。また，処方薬を中止し，ビタミン K₁ を 10 mg ずつ計 70 mg 静注した。翌日には凝固系の改善が確認されたため，左胸水貯留に対して胸腔ドレナージを施行したところ血性の排液を約 1 L 認めた。

入院 6 日目に胸腔ドレーンを抜去した。ワルファリンと三環系抗うつ薬であるクロミプラミンの薬物相互作用によってワルファリンの作用が増強して全身の出血傾向，および左血胸をきたしたと考え，ワルファリンを再開すると同時に**抗うつ薬を薬物相互作用のないミルナシプランに変更**した。その後ワルファリンのコントロール良好となり某精神科病院に転院となった。

解説

身体疾患によって常用薬を服用している患者が精神障害を合併して向精神薬の併用が必要になることがある。ところが，常用薬と向

表31　ワルファリン

- クマリン系の抗凝固薬で肝臓でビタミンK代謝に干渉し，**ビタミンK依存性凝固因子II，VII，IX，Xの合成を阻害する**。
- *S*-光学異性体と*R*-光学異性体があり，前者は後者の2〜5倍の抗凝固能がある。
- **蛋白結合率が高い。**
- *S*-光学異性体はCYP2C9によって，*R*-光学異性体はCYP1A2（主要ルート）およびCYP2C19，CYP3A4によって代謝される。

表32　ワルファリンと抗うつ薬との相互作用

抗うつ薬の種類		相互作用	原因
三環系抗うつ薬		あり	CYP1A2，CYP2C19，CYP3A4の基質
SSRI	フルボキサミン	あり	・CYP1A2，CYP2C9，CYP2C19，CYP3A4の阻害 ・CYP1A2の基質
	パロキセチン	あり	蛋白結合の置換，CYP2C9の阻害？
SNRI	ミルナシプラン	なし	—

　精神薬との**薬物相互作用**が思わぬ結果をもたらすことがある。特にワルファリンのように治療係数（LD_{50}/ED_{50}）が小さく，向精神薬との薬物相互作用によって効果が増強し，重篤もしくは致死的な結果をまねく可能性のある薬物には注意が必要である。表31に示すようにワルファリンはクマリン系の抗凝固薬で，チトクロームP450酵素系（CYP）で代謝される。また，蛋白結合率が非常に高い。このため，ワルファリンの代謝酵素の基質となる薬物や，代謝酵素を阻害する薬物や，蛋白結合を置換する薬物を併用すると，薬物相互作用によって効果が増強して出血をきたすことがある。

　表32に示すように向精神薬の中でも三環系抗うつ薬やSSRIであるフルボキサミンやパロキセチンはワルファリンの代謝酵素の基質であったり，ワルファリンの代謝酵素を阻害したり，蛋白結合を置換したりすることによってワルファリンの作用を増強する可能性があるので注意が必要である。ただし，SNRIであるミルナシプランとは相互作用をきたさない。

診断のポイント

- ワルファリンおよび抗うつ薬を服用中の患者に**出血症状**(点状出血,結膜下出血,歯肉出血,血尿など)を認める。
- PT-INR または PT 時間の延長を認める。

治療のポイント

- ワルファリンおよび原因薬物を中止する。
- 出血性ショックや貧血があれば赤血球 MAP および新鮮凍結血漿を輸血する。
- ビタミン K_1 を投与する。ただし,もともとワルファリンで治療を受けている患者にビタミン K を介した凝固作用を回復させることによって患者を危険にさらさないように,PT-INR または PT 時間を頻回にチェックする。
- 改善後にワルファリンを再開する。

治療のフローチャート

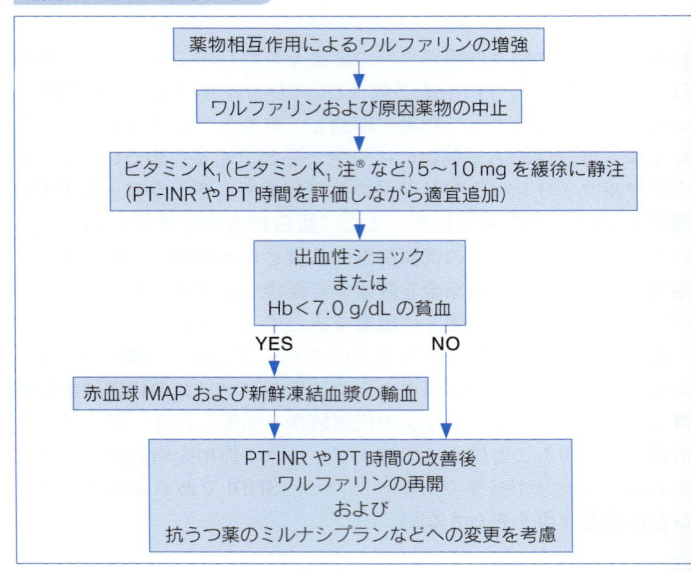

```
薬物相互作用によるワルファリンの増強
            ↓
ワルファリンおよび原因薬物の中止
            ↓
ビタミン K₁(ビタミン K₁ 注® など)5〜10 mg を緩徐に静注
(PT-INR や PT 時間を評価しながら適宜追加)
            ↓
     出血性ショック
       または
  Hb<7.0 g/dL の貧血
    YES ↓    ↓ NO
赤血球 MAP および新鮮凍結血漿の輸血
            ↓
  PT-INR や PT 時間の改善後
     ワルファリンの再開
        および
抗うつ薬のミルナシプランなどへの変更を考慮
```

精神科医への申し送りのポイント

- 薬物相互作用の原因となった抗うつ薬の中止を検討してほしい。
- ワルファリンとの薬物相互作用のない**ミルナシプラン**などへの変更を検討してほしい。
- PT-INR または PT 時間を頻回にチェックしてほしい。

ひとことメモ

- セロトニン動態を変化させる薬物は血小板機能に影響を及ぼすことがあります。たとえば，SSRI のようにセロトニン再取り込み阻害作用のある薬物は**セロトニン介在性血小板凝集を抑制**して出血をきたす可能性も指摘されています。

▶参考文献

【フルボキサミンとワルファリンとの薬物相互作用】
1) Limke KK, Shelton AR, Elliott ES et al: Fluvoxamine interaction with warfarin. Ann Pharmacother 36 : 1890-1892, 2002.

【抗うつ薬とワルファリンとの薬物相互作用による出血】
2) Kurdyak PA, Juurkink DN, Kopp A et al: Antidepressants, warfarin, and the risk of hemorrhage. J Clin Psychopharmacol 25 : 561-564, 2005.

【向精神薬とワルファリンの薬物相互作用】
3) Sayal KS, Duncan-McConnell DA, McConnell HW et al: Psychotropic interactions with warfarin. Acta Psychiatr Scand 102 : 250-255, 2000.

【SSRI による血小板凝集能の抑制】
4) Berk M, Jacobson BF: Selective serotonin reuptake inhibitor-induced disturbances of haemostasis: mechanisms and therapeutic implications. CNS Drugs 10 : 441-446, 1998.

30 神経・筋障害をきたした精神障害者

非外傷性コンパートメント症候群

要諦

- 向精神薬や精神病症状によって睡眠時の体位変換や寝返りが困難となり,長時間の圧迫から筋肉の挫滅をきたすことがある。
- 筋膜の中で挫滅した筋肉が腫脹すると,筋膜内圧が上昇して血行障害をきたして,神経・筋障害に至る。
- 精神障害者が,外傷がないのに四肢の痛みを訴えたら非外傷性コンパートメント症候群を鑑別疾患に加える。
- 向精神薬による意識障害や過鎮静,抗精神病薬の副作用である悪性症候群や急性ジストニア,緊張病性昏迷などの精神病症状の際には非外傷性コンパートメント症候群に注意する。

CASE 30

【患者】 28歳,男性

【現病歴】

統合失調症の診断で5ヶ月前より某精神科病院にて入院加療されていた。精神症状がなかなか安定しないために向精神薬は漸増され,抗精神病薬である**クロルプロマジン800 mg/日,クエチアピン750 mg/日**および睡眠薬として**フルニトラゼパム2 mg/日,ニトラゼパム10 mg/日**が処方されていた。最近は**過鎮静傾向**であったが,起床時に**左前腕のしびれ感,疼痛,腫脹**,および**左顔面の発赤,腫脹,水泡**を認めたため救急要請となった。

【来院時現症】

意識レベル：JCS 0
瞳孔：3.0 mm 同大,対光反射迅速
血圧：140/80 mmHg,心拍数：100/分(整)
呼吸数：20/分,体温：36.0℃

左前腕のしびれ感,疼痛,腫脹を認めた。左手関節の背屈は不可能で,左第4・5指の運動障害を認めた。左橈骨動脈の拍動は微弱

であった。

【来院時検査所見】
血液生化学：**筋原性酵素の上昇**（GOT 106 IU/L，CK 8,499 IU/L）
炎症反応の増加（CRP 8,749 μg/dL）
左前腕筋肉内圧測定（needle-manometer法）：掌側 14 mmHg，
橈側 44 mmHg，背側 46 mmHg

【経過】
needle-manometer法による左前腕筋肉内圧が高かったため，左前腕の緊急筋膜切開（減張切開）術を施行した。次第に左前腕のしびれ感，疼痛，腫脹および左手関節および手指の運動障害は改善した。血液検査でも筋原性酵素および炎症反応は低下した。入院11日目に創部洗浄および縫縮術施行し，その後の経過は順調で入院15日目に某精神科病院に転院となった。

解説

抗精神病薬をはじめとした向精神薬や精神病症状によって**睡眠時の体位変換や寝返り**（protective sleep reflex）が困難となり，図54に示すように長時間の圧迫から筋肉の挫滅をきたすことがある。筋肉が挫滅するとCKなどの筋原性酵素が上昇したり，ミオグロビンやカリウムが漏出したりする。さらに，筋膜の中で挫滅した筋肉が腫脹すると，筋膜内圧が上昇して**血行障害**をきたして，神経・筋障害に至る。これが非外傷性コンパートメント症候群である。向精神薬による**意識障害**や**過鎮静**に合併することが多いが，抗精神病薬の副作用である**悪性症候群**や**急性ジストニア**，**緊張病性昏迷**などの精神病症状に合併することもある。

診断のポイント

- 向精神薬を服用している患者や緊張病性昏迷などの精神病症状のある患者に長時間の圧迫が疑える。
- **筋原性酵素の上昇**を認める。
- **皮膚の発赤や水疱形成**，筋肉の疼痛や腫脹，脈拍の減弱や消失，**知覚異常や知覚麻痺**，**運動麻痺**などの症状を認める。
- needle-manometer法などによる筋肉内圧測定によって**筋肉内圧の上昇**を認める。

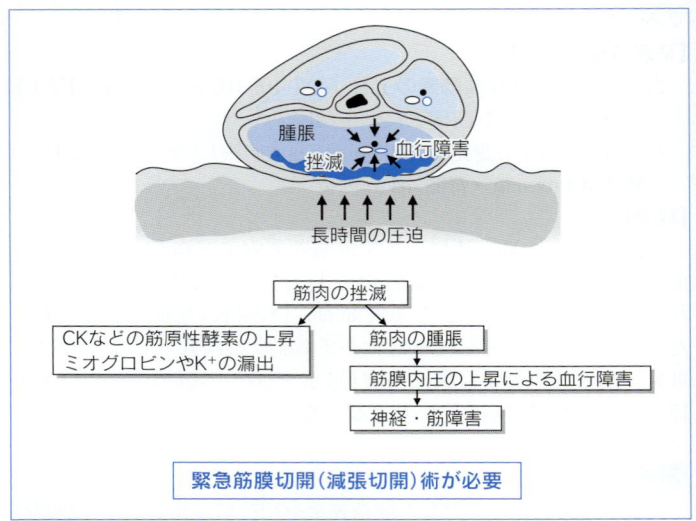

図54 非外傷性コンパートメント症候群の発症メカニズム

筋肉内圧が30〜40 mmHg以上になると局所の症状が出現する。

治療のポイント
- 筋肉内圧40 mmHgが持続すればただちに**筋膜切開(減張切開)術**を施行する。

治療のフローチャート
次ページ参照。

精神科医への申し送りのポイント
- 向精神薬(特に就寝前薬)の減量を検討してほしい。

ひとことメモ
- 向精神薬を服用している患者では,意識が清明で精神病症状が認められなくても非外傷性コンパートメント症候群が生じることもあるので注意が必要です。

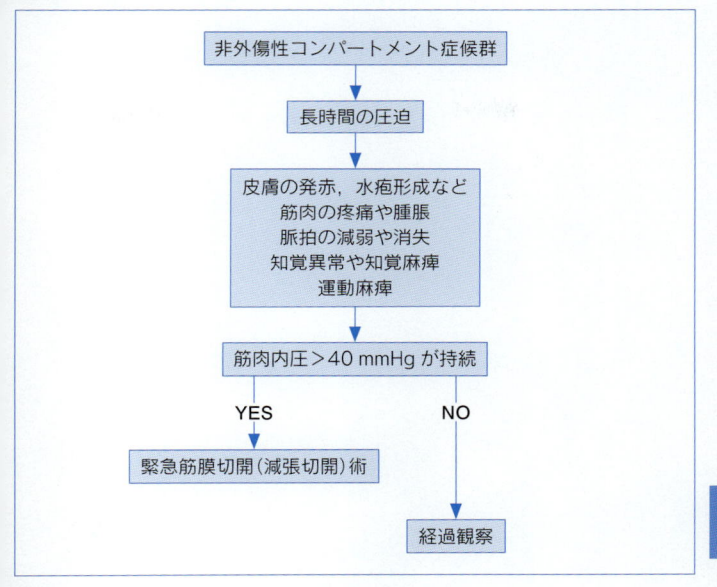

〈治療のフローチャート〉

```
非外傷性コンパートメント症候群
          ↓
      長時間の圧迫
          ↓
   皮膚の発赤，水疱形成など
      筋肉の疼痛や腫脹
       脈拍の減弱や消失
     知覚異常や知覚麻痺
         運動麻痺
          ↓
   筋肉内圧＞40 mmHg が持続
      ↓YES       ↓NO
 緊急筋膜切開(減張切開)術   経過観察
```

▶参考文献

【悪性症候群に合併したコンパートメント症候群】
1) Schneider JM: Bilateral forearm compartment syndromes resulting from neuroleptic malignant syndrome. J Hand Surg 21A : 287-289, 1996.

【意識障害のない抗精神病薬服用患者のコンパートメント症候群】
2) Higgs D, da Assuncao R: Atraumatic forearm compartment syndrome: alert patients taking neuroleptics are at risk. Injury 35 : 1200-1201, 2004.

Ⅳ 救急病棟編マスト10

A 精神障害編

1 わけのわからないことを言って不穏になった入院患者

せん妄

要諦

- せん妄の中核症状は軽度〜中等度の意識の混濁と，それに伴う意識の変容である．
- せん妄は急速に発現し，症状が時間単位で動揺し，激しい症状は夜間に強い．
- 看護師の観察や記録から正確に症状を把握することが重要である．
- せん妄の対応としては直接因子および誘発因子の改善が重要である．
- 薬物療法としてはハロペリドールまたはリスペリドンを投与する．
- 高齢者のせん妄にはリスペリドンの投与を回避する方向にある．

CASE 31

【患者】 72歳，男性
【既往歴】
　5年前に左被殻出血
【現病歴】
　10年前より高血圧を指摘され降圧薬を服用していた．トイレで排便中に突発する激しい背部痛が出現したため救急要請となった．
【来院時現症】
　意識レベル：JCS 0
　瞳孔：4.5 mm 同大，対光反射迅速
　血圧：184/120 mmHg，心拍数：118/分（整）
　呼吸数：24/分，体温：36.6℃

背部痛を訴え冷汗著明であった。

【来院時検査所見】

胸部単純 X 線：上縦隔の開大

胸部造影 CT：大動脈弓部より左右腎動脈分岐部までの急性大動脈解離（早期血栓閉塞型）

【身体症状の経過】

Stanford B の急性大動脈解離（早期血栓閉塞型）の診断で右橈骨動脈より**カテーテルを挿入**し動脈血圧を持続モニターしながら収縮期血圧を 120 mmHg 前後にコントロールした。その後，**尿道留置カテーテルを挿入**して集中治療室に入院した。

【精神症状の経過】

入院後は日中は傾眠がちで，夜間はなかなか入眠できなかった。入院 3 日目の夕方より「モニターの音がうるさくてイライラする」「腰が痛い」「のどが渇いた」などと訴え，頻回にナースコールするようになった。23 時頃より**放歌**するようになった。**失見当識**が著明で「公民館でのど自慢大会をしてるんだ」と話した。また，ルート類に手をやり抜こうとするなどの**危険動作**がみられたので，体幹および四肢を**抑制**した。翌 1 時頃より体動著明となったので，ハロペリドール 5 mg の静注を夜間 2 度施行した。その後，次第に落ち着き入眠した。

その後の 2 日間は，**朝方は比較的見当識が改善し簡単な会話は可能**であったが，日中は傾眠で経過し，夕方はイライラして訴えが増え，夜間には失見当識が認められ体動著明となった。必要に応じてハロペリドールの静注を繰り返した。経口の降圧薬で血圧コントロールが可能となり，入院 6 日目の朝に病棟の**個室**に**移動**した。その後は失見当識はみられず落ち着いて会話が可能となった。夜間も良眠できた。

解説

せん妄は身体治療を受けている患者の 10～20% に生じるとされている。中でも，**不穏や興奮が著しいタイプ**は身体治療や身体管理を困難とするので迅速な対応と薬物による治療が必要である。

図 55 に示すように，せん妄は複数の要因が重なりあって前駆症状を経由して発症すると考えられている。Lipowski はこれらの要

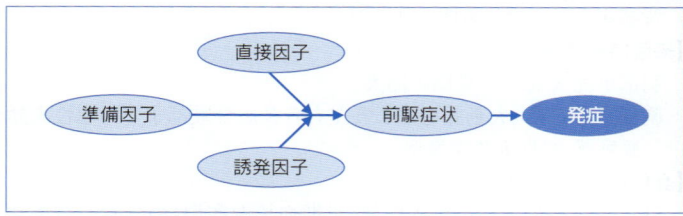

図55 せん妄発症に関する概念図

表33 せん妄の準備因子―脳の脆弱性の存在

❶ 高齢
- 脳細胞の変性
- ストレス耐性の低下
- 薬物代謝の減弱

❷ 頭蓋内病変
- 脳血管障害後の慢性期
- 認知症
- 中枢神経系の変性疾患

❸ 性格傾向?
- 神経質，几帳面，短気など

表34 せん妄の直接因子―脳機能に影響を及ぼす薬物や身体疾患

❶ 薬物：ベンゾジアゼピン系薬物，抗コリン薬，H_2受容体拮抗薬など
❷ 臓器障害：肝障害，腎障害，呼吸不全など
❸ 意識障害をきたす身体疾患：敗血症や髄膜炎などの感染，代謝・内分泌疾患など

因を準備因子，直接因子，誘発因子の3つに分類している。

せん妄の準備因子とは，せん妄を生じやすくさせる素因で，表33に示すようなもともと存在する脳の脆弱性に相当する。

せん妄の直接因子とは，表34に示すような脳機能に影響を及ぼす薬物や身体疾患である。最も多いのは治療に用いられるベンゾジアゼピン系薬物，抗コリン薬，H_2受容体拮抗薬などの薬物によるもので(表35)，次に多いのが肝障害，腎障害，呼吸不全などの臓器障害である。

せん妄の誘発因子には表36に示すような，心理的，環境的，身

表 35 せん妄の原因となる薬物

❶ 中枢神経作用薬：
- 鎮静薬・催眠薬：**ベンゾジアゼピン系薬物**，**バルビツール酸**，フェノチアジン誘導体など
- 抗てんかん薬
- パーキンソン病治療薬：**抗コリン薬**など
- 三環系抗うつ薬
- 炭酸リチウム

❷ 鎮痛薬：
- **麻薬**
- NSAIDs

❸ **抗ヒスタミン薬**：ジフェンヒドラミン，クロルフェニラミン，ヒドロキシジンなど

❹ 消化器系薬：
- 鎮痙薬
- **H_2 受容体拮抗薬**：シメチジンなど
- 制吐薬：スコポラミン，ジメンヒドリナートなど

❺ 抗菌薬

❻ 循環器用薬：
- 抗不整脈薬
- ジギタリス
- 降圧薬

❼ その他：
- 筋弛緩薬
- ステロイド

表 36 せん妄の誘発因子

❶ **不安やストレス**：
- 手術など治療に関する不安
- 入院による生活環境の変化によるストレス

❷ **睡眠障害**：24 時間行われる医療行為，照明，周囲の音などによる**睡眠の遮断・分散・リズム障害**

❸ **感覚遮断**：安静臥床による視覚，聴覚などの刺激の制限

❹ **過剰刺激**：呼吸器，アラーム音

❺ **束縛**：呼吸器，点滴ルート，膀胱留置カテーテル，CHDF などの装着による安静臥床，身体拘束

❻ **身体的ストレス**：疼痛，発熱，頻尿など

表 37 せん妄の前駆症状

> ❶ 睡眠障害：夜間は不眠で経過し日中は傾眠傾向（昼夜逆転）
> ❷ 集中力・注意力の低下
> ❸ 不安，落ち着きのなさ　　　★❷〜❺は夕方に多い
> ❹ イライラ
> ❺ 光や音に敏感

体的ストレスや睡眠を妨げるさまざまな原因などがあげられる。

せん妄は表 37 に示すような前駆症状を経て発症する。**睡眠障害は必発で夜間は不眠で経過し，日中は傾眠傾向（昼夜逆転）となる**ことが多い。また，特に夕方になると集中力・注意力の低下，不安，落ち着きのなさ，イライラ，光や音に対して敏感な状態などが生じる。多くの場合はこのような**前駆症状が 2〜3 日続いてからせん妄を発症する**。

せん妄の中核症状は軽度〜中等度の**意識の混濁**と，それに伴う意識の変容である。意識の混濁とは意識の清明度が量的に低下した状態で，軽度の傾眠から重度の昏睡に至るまでの連続した系列である。意識の変容とは意識の混濁に（錯覚や幻覚などの）知覚の変容，思考の変調，情動の変動，不安や恐怖，精神運動興奮などの精神活動の障害を伴っている状態である。救急病棟で対応に苦慮する不穏や興奮の著しいタイプのせん妄は「**意識が混濁することで自分の置かれている状況がわからなくなったり（失見当識），錯覚や幻覚が生じて，強い不安や恐怖を覚えて興奮している状態**」という一連の流れで理解するとよい。また，せん妄は症状が時間単位で動揺し，激しい症状は夜間に強いことが多いという特徴がある。このため看護師が夜間に非常に苦労しているのに医師にはその苦労が伝わらないことが多い。医師は**看護師の観察や記録から正確に症状を把握することが重要**である。

診断のポイント

- 準備因子および直接因子の特定：年齢，認知症や脳血管障害などの病歴，性格，せん妄の既往の有無などを聴取する。また，**治療に用いられている薬物から直接因子となりうる薬物を特定する**。単純および造影 CT，血液検査，髄液検査などによって直接因子

表38　せん妄の症状

❶ 意識の障害：軽度～中等度の意識の混濁
❷ 注意の障害：注意を向け，集中し，維持し，転導する能力の減弱
❸ 認知機能の障害：**失見当識**，思考錯乱，**錯覚**，幻覚（特に**幻視**）
❹ 精神運動性障害：**多動または寡動**，発語の増加または減少など
❺ 睡眠・覚醒周期の障害：**昼夜逆転**，症状の夜間増悪など
❻ 感情の障害：**不安**，恐怖，焦燥，多幸，困惑など

表39　せん妄の特徴

❶ 急速に発現する
❷ 経過中に**時間単位で症状が動揺する**
❸ 激しい症状は夜間に強く，日中は傾眠傾向にあることが多い（日内変動）
　→夜間の看護師の観察や記録が重要

となりうる身体疾患を特定する。
- 誘発因子の検討：表36を参考にする。
- せん妄の診断のポイント：表38に示したせん妄の症状および表39に示したせん妄の特徴を参考にする。

対応のポイント

【身体抑制】
　意識の混濁のレベルによって周囲の話しかけに対して応答できる程度からまったく疎通がとれない程度までさまざまであるが，疎通がとれず精神運動興奮が著しければ，**患者を事故から守るために四肢および体幹を抑制する**ことが重要である。しかし，身体抑制それ自体がせん妄の誘発因子であるので，治療が奏功して**不要と思われたらただちに中止**する。

【直接因子の改善】
- 薬物→直接因子となりうる薬物の中止または減量，薬物の変更
- 臓器障害，身体疾患→内科的または外科的治療

【誘発因子の改善】
　表40を参考にしてせん妄の誘発因子を改善する。

表40 せん妄の誘発因子の改善

❶ 不安やストレスの軽減
  ・平易でわかりやすい言葉で十分な説明をおこなう
  ・身体症状が改善したら早急に安らげる環境の部屋に移動する
❷ 睡眠・覚醒リズムの確保
  ・日中はなるべく明るくし，夜間はなるべく暗くする
  ・処置はできるだけ日中におこなう
  ・日中はときどき声かけする
  ・必要に応じて睡眠薬を投与する
❸ 感覚遮断への対応
  ・可能な時間は座位として視野を広げる
  ・状態がよければ車椅子に座らせたり外に連れ出す
  ・話しかけるときはできるだけ患者と同じ視線の高さにする
❹ 適切な刺激の確保
  ・アラーム音など治療上必要な音声は必要以上に大きくしない
  ・可能になり次第，経口で食事をとらせる
  ・音楽，テレビ鑑賞を考慮する
  ・家族の面会を充実する
  ・時計やカレンダーを患者が見える範囲に置く
  ・話しかける時には日時を教える
❺ 束縛への対応
  ・身体を束縛するライン類は不要になり次第，抜去する
  ・身体抑制は不要になり次第，解除する
❻ 身体的ストレスへの対応
  ・鎮痛薬や硬膜外麻酔などによって鎮痛する
  ・解熱薬や全身冷却によって解熱する

薬物治療のポイント

- CTなどの検査や処置の際に静止状態が必要な場合は**フルニトラゼパム**または**ミダゾラム**を静注する。
- 経口または経管投与ができれば**ハロペリドール**または**リスペリドン**の液剤，細粒，錠剤を投与する。
- 経口または経管投与ができなければ**ハロペリドール**の静注または筋注を施行する。
- ハロペリドールの静注の際には torsade de pointes などの不整脈に注意する。
  →QTc時間450 msec以上，以前のQTc時間より25％以上延長している場合は心電図の持続モニター，投与量の減量や投与の中止を考慮する。

- リスペリドンの投与の際には糖尿病性ケトアシドーシスや糖尿病性昏睡などに注意する。
  → 血糖値を適宜検査する。
- **高齢者のせん妄にはリスペリドンの投与を回避する方向にある。**
  → 高齢者の認知症患者への使用について，リスペリドン投与群では有意にプラセボ投与群に比べて死亡率が高いという 2005 年の FDA Talk Paper の報告がある。

治療のフローチャート

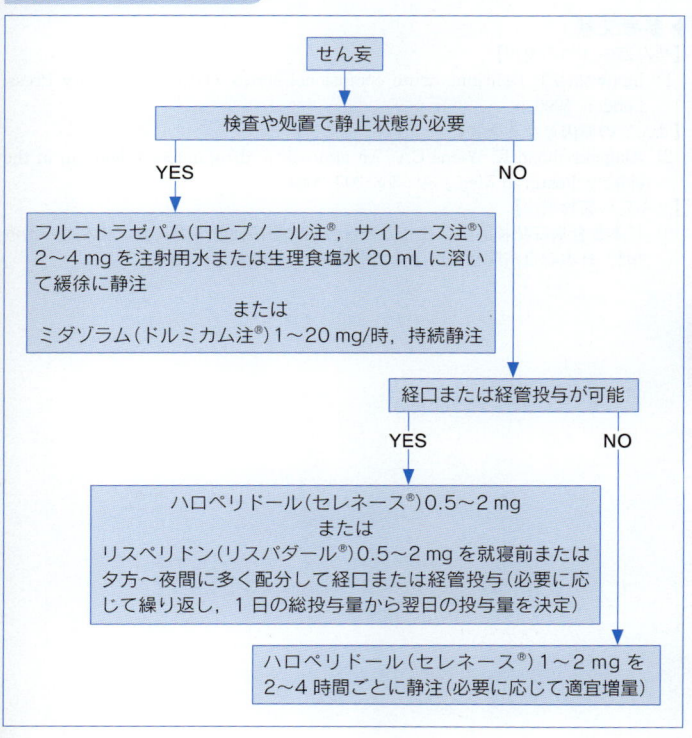

```
                        せん妄
                          │
                          ▼
              検査や処置で静止状態が必要
          YES  ◄─────────────────►  NO
           │                         │
           ▼                         │
 フルニトラゼパム(ロヒプノール注®，      │
 サイレース注®) 2～4 mg を注射用水      │
 または生理食塩水 20 mL に溶いて       │
 緩徐に静注                           │
     または                           │
 ミダゾラム(ドルミカム注®)             │
 1～20 mg/時，持続静注                │
                                     ▼
                         経口または経管投与が可能
                    YES  ◄─────────────────►  NO
                     │                         │
                     ▼                         │
 ハロペリドール(セレネース®)0.5～2 mg           │
     または                                    │
 リスペリドン(リスパダール®)0.5～2 mg を就寝前または│
 夕方～夜間に多く配分して経口または経管投与(必要に応│
 じて繰り返し，1日の総投与量から翌日の投与量を決定)│
                                               ▼
                          ハロペリドール(セレネース®)1～2 mg を
                          2～4 時間ごとに静注(必要に応じて適宜増量)
```

ひとことメモ

- 経口または経管投与が可能なうえに精神運動興奮が著しくなければ抗うつ薬であるミアンセリンやトラゾドンが有効な場合があります。
  → 塩酸ミアンセリン（テトラミド®）10〜30 mg の経口投与
  → 塩酸トラゾドン（デジレル®，レスリン®）25〜100 mg の経口投与

▶参考文献

【せん妄の3つの要因】
1) Lipowski ZJ: Delirium, acute confusional states. Oxford University Press, London, 1990.

【せん妄の原因となる薬物】
2) Alagiakrishnan K, Wiens CA: An approah to drug induced delirium in the elderly. Postgrad Med J 80: 388-393, 2004.

【せん妄の薬物療法】
3) 日本総合病院精神医学会在り方委員会薬物療法検討小委員会：せん妄の治療指針（日本総合病院精神医学会治療指針）．星和書店，2005.

2 意識障害改善の一方で，衝動性，攻撃性，暴力行為が出現した脳外傷患者

脳外傷後精神障害（急性期）

要諦

- 著しい衝動性の亢進，攻撃性，暴力行為などの激しい症状が目立つタイプでは迅速な鎮静が必要となる。
- 迅速な鎮静が必要な場合は鎮静作用の強いフェノチアジン誘導体を投与するが，単剤で必要最小量にとどめ，症状が改善したら漸減する。
- プロペリシアジンは衝動性や攻撃性の改善に非常に有効である。
- 迅速な鎮静が必要でない場合はカルバマゼピンまたはバルプロ酸ナトリウムを投与する。

CASE 32

【患者】25歳，男性
【現病歴】
　自転車走行中に信号のない交差点で左から来た乗用車と衝突し，受傷した。ボンネットに乗り上げ，フロントガラスは割れていた。救急隊現着時意識レベルは JCS 100 であったが，救急車内収容後に意識レベルは JCS 10 まで改善した。高エネルギー外傷と判断され救急搬送となった。

【来院時現症】
　意識レベル：JCS 1 で，失見当識は認めなかったがいまひとつはっきりしなかった。
　瞳孔：5.0 mm 同大，対光反射迅速
　血圧：140/96 mmHg，心拍数：100/分（整）
　呼吸数：24/分，体温：36.1℃
　左前額部〜側頭部にかけての挫創および左耳出血を認めた。

【来院時検査所見】
　胸部単純 X 線：左鎖骨骨折
　頭部単純 CT：左硬膜外血腫，外傷性クモ膜下出血，左中頭蓋底

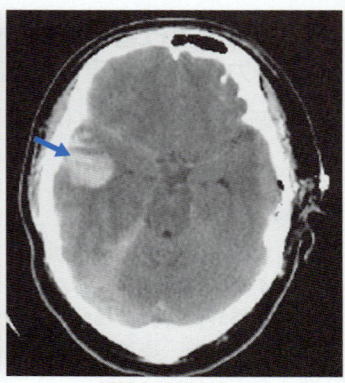

| 来院時 | 開頭血腫除去術後 |

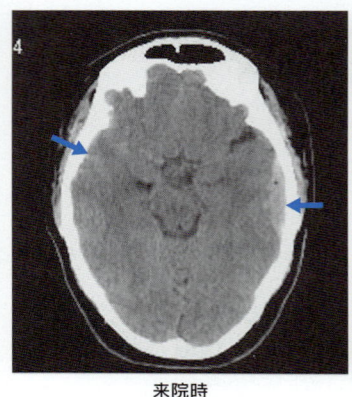

図56 頭部単純CT

骨折(図56)
【身体症状の経過】
 来院後に**左硬膜外血腫**に対して左中硬膜動脈塞栓術を施行したが,有効な止血が得られなかった。その後意識レベルの低下および頭部CTで左硬膜外血腫の増大を認めたため緊急開頭血腫除去術が施行された。術後の頭部CTでは**右側頭葉に脳挫傷に伴う血腫**が出現した。プロポフォールおよび臭化ベクロニウムを投与し,人工呼吸器管理下で低体温療法が施行された。入院4日目より復温開始した。翌日36℃となり,プロポフォールおよび臭化ベクロニウムを中止して気管チューブを抜管した。

【精神症状の経過】
 入院6日目は呼びかけに合視はみられたが,体動が多く従命は入らなかった。そのため**体幹抑制**を施行した。入院7日目は「家に帰りたいよ」「お母さん」など叫び声をあげ,**体動活発**であった。夜間は不眠で経過し,食事を拒否し,中心静脈ルートを自己抜去した。そのため**カルバマゼピン** 300 mg/日の投与を開始した。

 その後やや傾眠傾向であったが,入院12日目より「狙われてるんだよ,早く警察に連絡してよ」という**被害的な言動**がみられるようになった。また,**易刺激性**や**攻撃性**が亢進し,興奮して「もう,

疲れちゃったよ」「早く家に帰してよ」などと大声をあげた。カルバマゼピンを 600 mg/日に増量しても無効であった。入院 14 日目より看護師に対して**暴力的**となったので，プロペリシアジン 15 mg/日の投与に変更した。

次第に落ち着き，易刺激性，攻撃性，暴力行為は改善し睡眠状態および食事摂取は良好となった。入院 17 日目には落ち着いて会話が可能となったので，プロペリシアジンの減量を開始し，入院 21 日目に中止した。その後，歩行も可能となり，院内リハビリ，外泊を施行しても問題なかった。入院 39 日目に高次機能評価およびリハビリ目的でリハビリ専門病院に転院となった。

解説

救急病棟には脳外傷によってさまざまな程度の意識障害をきたした患者が入院する。脳外傷による意識障害からの回復過程において，身体管理を困難にし，患者の安全を脅かすだけでなく，スタッフや他の患者に多大なストレスをもたらす精神症状が生じることがある。ヴィークは身体的な発症原因の明らかな精神障害のうち意識障害を伴わない回復可能な可逆性病像に対して**通過症候群**という名称を提唱し，脳外傷後精神障害（急性期）を 1 つのモデルとした（1956 年）。しかし，実際には脳外傷後精神障害（急性期）の背景には軽度の意識障害を伴う急性全般性の脳機能低下が存在することがほとんどで，意識障害の回復とほぼ平行して精神症状は消退することが多い。

脳外傷後精神障害（急性期）の精神症状は多様である。障害部位との関係については**前頭葉眼窩部や側頭葉の障害では衝動性の亢進，抑制欠如，焦燥などの症状群**が，**前頭葉穹窿部や皮質下の障害では自発性の低下，精神運動緩慢，感情表出の低下などの症状群**がみられるとされている（図 57）。

臨床的には，①無感情で自発性や反応性の低下したタイプ，②情緒が不安定で不穏状態が目立つタイプ，③著しい衝動性，攻撃性，暴力行為などの激しい症状が目立つタイプ，の 3 つのタイプに大きく分けられる。最初のタイプはリハビリの障害となる程度であるが，それ以外のタイプは身体管理に支障をきたし，迅速な対応と**向精神薬による薬物療法**が必要となる。特に最後のタイプは患者の安

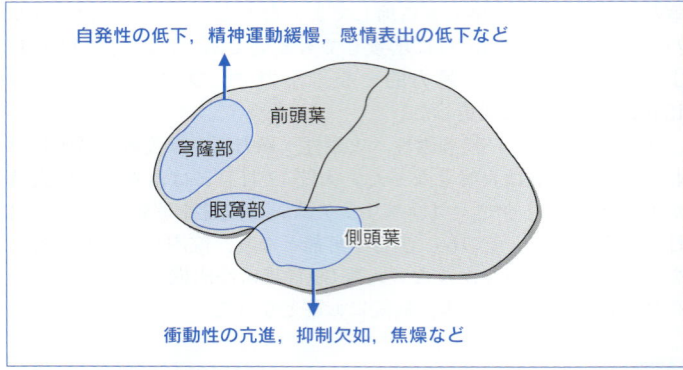

図57 障害部位と精神症状

図中:
- 自発性の低下,精神運動緩慢,感情表出の低下など
- 前頭葉
- 穹窿部
- 眼窩部
- 側頭葉
- 衝動性の亢進,抑制欠如,焦燥など

表41 脳外傷後精神障害(急性期)の代表的な臨床像

❶ 無感情で,自発性や発動性の低下,反応性の低下などが目立つ
❷ 情緒が不安定で,落ち着きがなく,不穏状態が目立つ
❸ 著しい衝動性,攻撃性,暴力行為などの激しい症状が目立つ

全確保を脅かすだけでなく,スタッフに多大なストレスをまねいたり,周囲の患者に及ぼす影響も大きく,**迅速な鎮静**が必要となる。ただし,激しい精神症状を呈していても4〜8週間程度の時間経過のうちに改善に向かうことが多い。転帰としては完全回復するもの,軽度の人格変化を残して回復するもの,非可逆的な痴呆状態に移行するものがある。

診断のポイント

- 脳外傷による意識障害は改善してきたが,表41に示すような臨床像が出現した。

対応のポイント

- 身体抑制:著しい衝動性,攻撃性,暴力行為などの激しい精神症状が認められる場合は,**患者を事故から守るために四肢および体幹を抑制する**。しかし,治療が奏功して**不要と思われたらただち**

に中止することが重要となる。
- 脳外科医とのカンファレンス：精神症状によって身体管理に支障をきたし，患者の安全確保が脅かされても意識レベルや高次機能評価への影響を懸念する脳外科医が薬物療法をなかなか受け入れてくれないことがある。脳外科医を含めたカンファレンスを設けて現場の事情を伝え，**患者の身体管理を円滑にしたり，患者の安全を確保するためには薬物療法が必要**であることを理解してもらうことが重要となる。

薬物治療のポイント

【身体疾患の診療にとって迅速な鎮静が必要な場合】

脳外傷患者では抗精神病薬による抗コリン作用や錐体外路症状などの副作用が生じやすいため，その使用はできるだけ避けたい。しかしながら筆者の経験では，**著しい衝動性，攻撃性，暴力行為などの激しい精神症状があり迅速な鎮静が必要な場合は鎮静作用の強いフェノチアジン誘導体に頼らざるをえない**。ただし，単剤で必要最少量にとどめ，症状が改善したら漸減する。
- 速効性を期待するのであれば，注射薬のあるレボメプロマジンを筋注する。
- 経口薬としてはプロペリシアジンを投与する。
  → 筆者の経験ではプロペリシアジンは脳外傷後精神障害（急性期）の衝動性や攻撃性の改善に非常に有効である。

【身体疾患の診療にとって緊急の鎮静が必要でない場合】
- 感情調整作用のある**カルバマゼピンまたはバルプロ酸ナトリウム**を投与する。

治療のフローチャート

次ページ参照。

ひとことメモ

【まずひとこと】
- フェノチアジン誘導体は副作用の面から精神科医が使用を敬遠する傾向があります。しかし，救急病棟では迅速な鎮静が必要で，他の薬剤の効果を待てない状況に遭遇することがしばしばあります。

〈治療のフローチャート〉

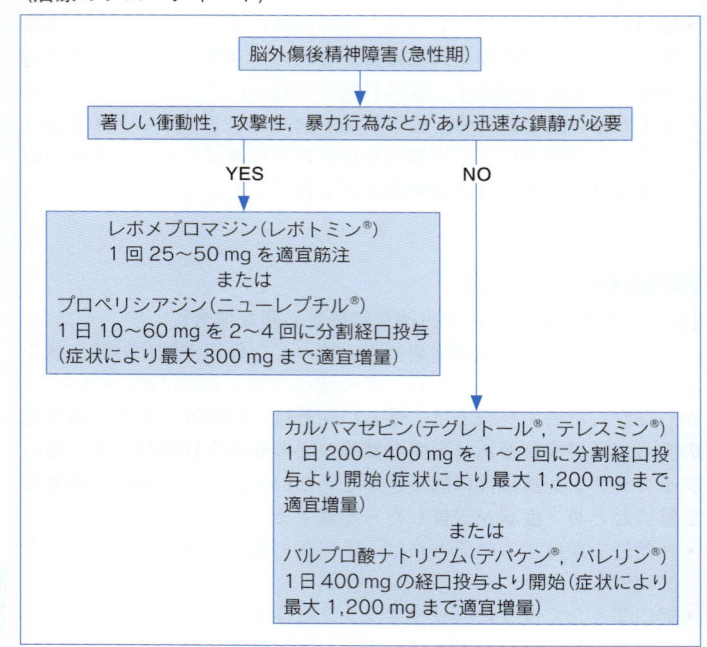

```
            脳外傷後精神障害(急性期)
                     ↓
    著しい衝動性，攻撃性，暴力行為などがあり迅速な鎮静が必要
         YES ↓                        NO ↓
   レボメプロマジン(レボトミン®)
   1回25〜50 mgを適宜筋注
         または
   プロペリシアジン(ニューレプチル®)
   1日10〜60 mgを2〜4回に分割経口投与
   (症状により最大300 mgまで適宜増量)

                                カルバマゼピン(テグレトール®, テレスミン®)
                                1日200〜400 mgを1〜2回に分割経口投
                                与より開始(症状により最大1,200 mgまで
                                適宜増量)
                                         または
                                バルプロ酸ナトリウム(デパケン®, バレリン®)
                                1日400 mgの経口投与より開始(症状により
                                最大1,200 mgまで適宜増量)
```

【もうひとこと】

- 脳外傷後精神障害(急性期)による暴力行為に対してはプロプラノロール(インデラル®)などのβアドレナリン受容体遮断薬が有効であるという報告があります。ただし，循環系に対する投与量より高用量が必要とされるのでわが国では推奨されません。

▶参考文献
【脳外傷後精神障害にバルプロ酸ナトリウムが有効】
1) Wroblewski BA, Joseph AB, Kupfer J et al: Effectiveness of valproic acid on destructive and aggressive behaviours in patients with acquired brain injury. Brain Inj 11 : 37-47, 1997.

【脳外傷後精神障害にカルバマゼピンが有効】
2) Bouvy PF, van de Wetering BJ, Meerwaldt JD et al: A case of organic brain syndrome following head injury successfully treated with carbamazepine. Acta Psychiatr Scand 77:361-363, 1988.

【その他】
3) 上條吉人:頭部外傷後の器質性精神障害(急性期). Modern Physician 27:101, 2007.

3 入院後にわけのわからないことを言って不穏になった，アルコールの慢性かつ大量摂取歴のある患者

大離脱（アルコール離脱せん妄・振戦せん妄）

要諦
- 大離脱は最終飲酒から48～96時間で生じる。
- 薬物療法としてはアルコールと交叉耐性のあるベンゾジアゼピン系薬物が第1選択となる。
- アルコール離脱症状の既往や小離脱を認めれば予防的にベンゾジアゼピン系薬物を投与する。
- 大離脱にはミダゾラムまたはジアゼパムを静脈内投与して解毒する。
- 幻視や精神運動興奮が著しい場合はハロペリドールを投与する。

CASE 33
【患者】 68歳，男性
【現病歴】
　20歳時よりの大酒家で最近では焼酎を5合/日以上摂取していた。前日の朝より心窩部痛が出現し，2度嘔吐した。自宅で様子をみていたが症状が悪化したため午前3時に救急要請となった。なお，最終飲酒は2日前の夜であった。
【来院時現症】
　意識レベル：JCS 0
　瞳孔：4.5 mm 同大，対光反射迅速
　血圧：84/60 mmHg，心拍数：108/分（整）
　呼吸数：36/min，体温：36.3℃
　心窩部痛，上腹部の圧痛，腸蠕動音の減弱が認められた。
【来院時検査所見】
　動脈血ガス：代謝性アシドーシス（pH 7.21，HCO_3^- 9.3 mmol/L，BE −16.7 mmol/L）
　末梢血：血小板減少（83,000/μL）
　血液生化学：低蛋白血症（TP 5.5 g/dL）

腎機能障害（BUN 51 mg/dL，Cr 4.49 mg/dL）
高アミラーゼ血症（AMY 1,672 IU/L：S 52%，P 48%）
CRP 4,435 μg/dL，リパーゼ 470 IU/L
腹部造影 CT：膵頭部の腫大およびまだらな造影（grade Ⅲ）

【身体症状の経過】

急性膵炎および著明な脱水による急性循環不全および急性腎不全と診断した。大量輸液およびメシル酸ガベキセート 2,000 mg/日の持続静注を施行した。腹腔動脈より動注カテーテルを挿入し，イミペネム 2 g/日およびウリナスタチン 150,000 U/日を投与した。また，持続血液濾過透析法を施行した。次第に急性膵炎は改善した。

【精神症状の経過】

入院当日の夕方に「足がだるい」「寒い」などと訴えた。呼吸数 40/分と促迫していたが，呼吸苦の自覚はなかった。23 時より「小さい虫がたくさんいるね，ほらそこに」と言い，膀胱留置カテーテルを引っ張るなど**危険動作**がみられるようになったので，体幹および四肢を抑制した。翌 0 時 30 分より「男の人と女の人がいるんだ」と激しい口調で話し，**体動著明**になった。ミダゾラム 2 mg/時の持続静注より開始し，5 mg/時まで増量した。その後は落ち着き 2 時より入眠した。入院 2 日目の**日中は傾眠**がちであった。呼名に覚醒して落ち着いて話はできるが**失見当識**が認められた。夕方より落ち着きがなくなり，夜間は再び**体動著明**となったので，ミダゾラム 10 mg/時に増量し，ハロペリドール 5 mg を静注した。

その後も，**日中は傾眠がちで，夕方より落ち着きがなくなり，夜間に体動著明**となった。ミダゾラム持続静注を夜間増量し，必要に応じてハロペリドールを静注した。次第に落ち着き，ミダゾラムを漸減できた。急性膵炎の軽快により入院 12 日目に経口摂取が可能になったためミダゾラムを中止し，**ジアゼパム 15 mg/日**および**フルニトラゼパム 2 mg/日**（就寝前）の経口投与に変更した。入院 35 日目に退院となったが，本人よりアルコール依存症の治療意欲を確認できたため某精神科病院アルコール専門外来に紹介した。

解説

図 27 の上（☞ p 105）に示すようにアルコールが GABA_A 受容体にあるアルコール結合部位に結合すると GABA 結合部位の GABA へ

表 42　アルコール離脱症状のメカニズム（再掲）

アルコールの慢性かつ大量摂取	・GABA_A 受容体の機能低下（受容体の down-regulation） ➡**耐性**
アルコールの中止	・GABA 作動性伝達の破綻 ➡**離脱症状**

の親和性が高まり，GABA は GABA 結合部位に容易に結合するようになる。また，高濃度では GABA とは独立して Cl^- チャネルを開放する。同様に，ベンゾジアゼピン系薬物が GABA_A 受容体にあるベンゾジアゼピン結合部位と結合すると，GABA 結合部位の GABA に対する親和性が高まり，GABA は GABA 結合部位に容易に結合するようになる。このため，アルコールはベンゾジアゼピン系薬物と（酒と一緒に睡眠薬を飲むと効き過ぎるといった）薬理学的**相乗作用**や（酒飲みには睡眠薬が効きづらいといった）**交叉耐性**がある。

図 27 の下（☞ p 105）に示すようにアルコールは GABA による細胞の興奮の抑制を増強する。ところが，アルコール依存症の患者のようにアルコールを慢性かつ大量に摂取していると次第に **GABA_A 受容体の機能低下**（受容体の down-regulation）が生じる。その結果，いままでより大量のアルコールを摂取しないと同等の効果を得られなくなる。これが**耐性**である。この状態でなんらかの理由でアルコールの摂取を中止すると **GABA 作動性伝達機能が破綻して離脱症状**を発現すると考えられている（表 42）。

Victor と Wolfe はアルコール離脱症状を表 43 に示したように最終飲酒より 7～48 時間と比較的短時間で発症する小離脱と最終飲酒より 48～96 時間と遅延性に発症する**大離脱**に分類している（小離脱については☞ p 103）。大離脱の中では**アルコール離脱せん妄**と**アルコール離脱振戦せん妄**が重要である。

アルコール離脱せん妄では意識の混濁，失見当識，錯視，幻視，強い不安および恐怖，精神運動興奮などが生じる（表 44）。幻聴，（患者の両眼瞼の上から眼球を軽く圧迫し，患者に暗示を与えることによって幻視が誘発される）**リープマン現象**，（せん妄の際に主婦が洗濯ものを畳む動作をするなど，日常の職業でおこなっている手慣れた動作をする）**作業せん妄**を認めることもある。アルコール離

表43　アルコール離脱症状（再掲）

小離脱	最終飲酒より 7〜48 時間で出現	・手指振戦，発汗 ・不安・焦燥 ・自律神経症状 ・**痙攣発作（一過性で通常は 6 時間以上は続かない）** ・一過性の幻覚 ・軽度の見当識障害
大離脱	最終飲酒より 48〜96 時間で出現	・せん妄 ・振戦せん妄

表44　振戦せん妄の症状

❶ **自律神経症状：発熱，高血圧，動悸，発汗，頻脈，散瞳**
❷ **振戦**
❸ せん妄の症状（☞ p 206）：
- **意識の混濁**
- **失見当識**
    TPO がわからない
        Time：今日は何月，何日の何曜日？
        Place：ここはどこ？
        Occasion：どうしてここにいるの？
- **錯視**
    - 壁のしみ：「たくさんの小さな虫が壁に這っている」「幽霊が覗いている」
    - ルート類：「何人かの腕で体を押さえつけられている」
- **幻視**
    - 小人幻視：「赤いランドセルを背負った小人がたくさん歩いている」
    - 小動物幻視：「小さな虫がいっぱい飛んでいる」
- **不安・恐怖**
- **精神運動興奮**

脱せん妄は 1 週間以内に消失することが多いが，まれに 1 ヶ月以上も遷延することがある。

　アルコール離脱振戦せん妄では，せん妄の症状に発熱や高血圧などの著しい**自律神経症状**および**体の各部位の激しい振戦**が伴う。アルコール離脱振戦せん妄の死亡率は 15〜30％ とされ，重篤になると死の転帰をとる。

診断のポイント

- 身体疾患の診断・治療と並行して，精神症状の原因が身体疾患やアルコール以外の薬物に由来するものでないか，頭部単純および造影 CT，血液検査，髄液検査，Triage DOA® などによって鑑別する。
- **アルコールの慢性かつ大量摂取歴**がある。
- 最終飲酒より 48～96 時間が経過している。
- アルコール離脱せん妄では意識の混濁，失見当識，錯視，幻視，強い不安および恐怖，精神運動興奮などの症状を認める(☞ p 206)。
- アルコール離脱振戦せん妄ではせん妄の症状に加えて**発熱や高血圧**などの**著しい自律神経症状**および**体の各部位の激しい振戦**を認める。

対応のポイント

- **身体抑制**を施行する。意識の混濁のレベルによって話しかけると応答できる程度からまったく疎通がとれない程度までさまざまであるが，疎通がとれず精神運動興奮が著しければ，**患者を事故から守るために四肢および体幹を抑制することが重要である**。

薬物治療のポイント

- 薬物療法としては**アルコールと交叉耐性のあるベンゾジアゼピン系薬物が第 1 選択**となる。図 27 の上(☞ p 105)に示すようにベンゾジアゼピン系薬物は $GABA_A$ 受容体にある GABA 結合部位の GABA に対する親和性を高めるため，**GABA 作動性伝達機能を回復させる**作用がある。
- アルコール離脱症状の既往や，小離脱を認めれば予防的にベンゾジアゼピン系薬物を投与する。
- 大離脱には**ミダゾラム**または**ジアゼパム**を静脈内投与して解毒する。
- 幻視や精神運動興奮が著しい場合は**ハロペリドール**などの高力価抗精神病薬を投与する。
- 抗精神病薬にはアルコール離脱症状に対する治療効果はないが，

幻視などの幻覚が著しい際や，精神運動興奮が著しくて緊急を要する際には有効な場合もある。
- 離脱症状が改善したらベンゾジアゼピン系薬物の経口投与に変更して漸減する。

治療のフローチャート

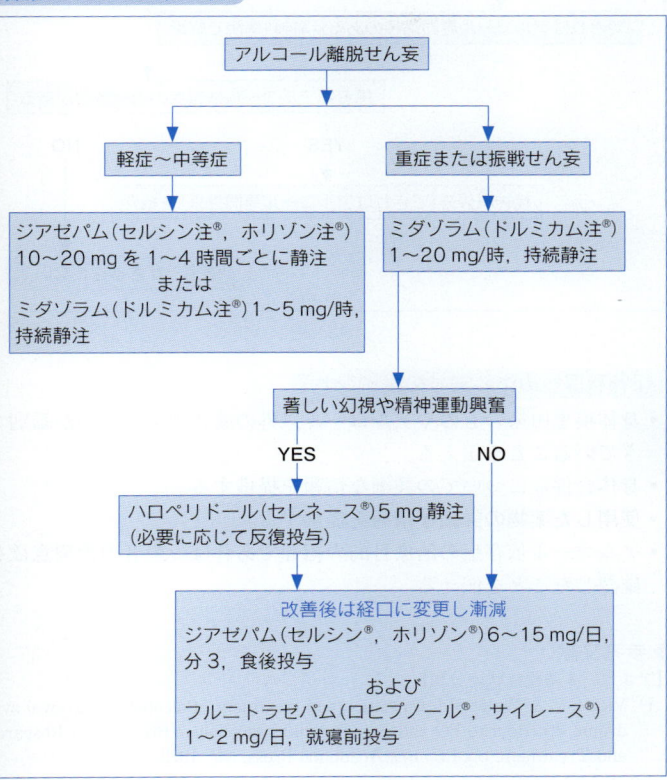

```
            アルコール離脱せん妄
           ┌──────┴──────┐
        軽症～中等症        重症または振戦せん妄
```

軽症～中等症：
ジアゼパム（セルシン注®，ホリゾン注®）10～20 mg を 1～4 時間ごとに静注
または
ミダゾラム（ドルミカム注®）1～5 mg/時，持続静注

重症または振戦せん妄：
ミダゾラム（ドルミカム注®）1～20 mg/時，持続静注

著しい幻視や精神運動興奮

YES：
ハロペリドール（セレネース®）5 mg 静注
（必要に応じて反復投与）

NO／改善後は経口に変更し漸減
ジアゼパム（セルシン®，ホリゾン®）6～15 mg/日，分 3，食後投与
および
フルニトラゼパム（ロヒプノール®，サイレース®）1～2 mg/日，就寝前投与

転院施設の選定 (身体疾患の治療終了後)

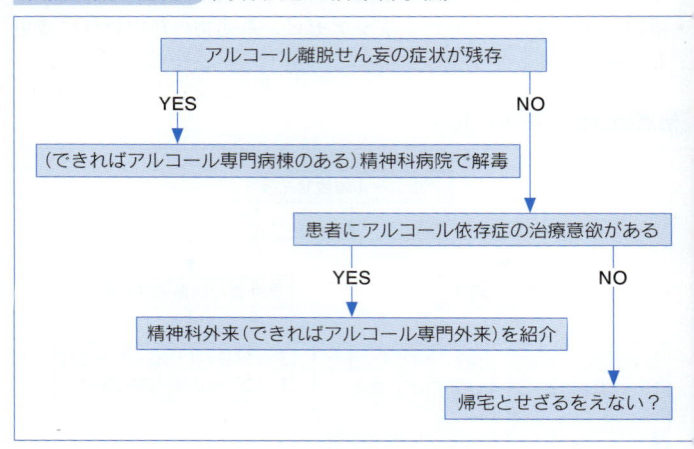

```
         アルコール離脱せん妄の症状が残存
        YES ↓                    ↓ NO
(できればアルコール専門病棟のある)精神科病院で解毒
                                  ↓
                          患者にアルコール依存症の治療意欲がある
                         YES ↓                ↓ NO
              精神科外来(できればアルコール専門外来)を紹介
                                              ↓
                                      帰宅とせざるをえない?
```

精神科医への申し送りのポイント

- 身体疾患由来のものやアルコール以外の薬物由来のものが鑑別できていることを伝える。
- 身体合併症についての詳細な情報を提供する。
- **使用した薬物の詳細な情報を提供する。**
- アルコール依存症の治療目的の紹介であれば,患者の治療意欲を確認したことを伝える。

▶参考文献

【アルコール離脱症状の分類】
1) Victor M & Wolfe SM: Causation and treatment of alcohol withdrawal syndrome. In: Bourne PG and Fox R (eds): Alcoholism-Progress in Research and Treatment. pp. 137-169, Academic Press, NY, 1973.

4 幻覚・妄想,精神運動興奮の症状を認めた,覚醒剤乱用のある自殺企図患者

アンフェタミン精神病

要諦

- 覚醒剤の乱用を続けていると,次第に精神病症状が出現する。
- 幻聴や被害妄想に操作されて自殺企図に及んだり,他人に危害を加えることがある。
- 覚醒剤の摂取を中止すれば精神病症状の持続時間は短いことが多い。
- 過去に覚醒剤の使用歴のある患者に精神病症状が出現した場合には統合失調症であることも多い。
- 幻聴や被害妄想にはハロペリドールやリスペリドンを投与経路に応じて使い分ける。
- 精神運動興奮が強ければレボメプロマジンを,不眠があればフルニトラゼパムを投与経路に応じて使い分ける。

CASE 34

【患者】 31歳,女性

【生活歴】

中学1年生の頃にシンナーの乱用による補導歴がある。19歳時に結婚して2子をもうけたが,24歳時に離婚した。その後パチンコ店のアルバイトなどをしながら子供を育てていた。

【現病歴】

27歳時より覚醒剤を乱用するようになった。29歳時に路上で興奮しているところを保護され某精神科病院にて3ヶ月間入院加療された。退院後は外来通院を自己中断したが,情緒不安定な状態が続き,タバコの火を腕に押し付けるなどの自傷行為を繰り返していた。団地の3階より飛び降り,仰臥位で倒れているところを通行人に発見され救急要請された。

【来院時現症】

意識レベル:JCS 0

瞳孔：4.0 mm 同大，対光反射迅速
血圧：134/52 mmHg，心拍数：96/分（整）
呼吸数：24/分，体温：37.4℃
「殺される，助けて」などと叫び興奮していた。

【来院時検査所見】
末梢血：白血球増多（15,000/μL）
血液生化学：筋原性酵素の軽度上昇（GOT 168 IU/L，CK 650 IU/L）
腰椎および骨盤単純X線：腰椎L3破裂骨折，左恥坐骨骨折
頭部単純CT：異常なし
Triage DOA®：AMP（アンフェタミン類）が軽度陽性

【身体的経過】
　腰椎L3破裂骨折および骨盤骨折の診断で，硬膜外麻酔による鎮痛，マジックベッドによる安静臥床などによる保存的治療が開始された。当初は絶飲食としたが，腹部所見を認めないため入院3日目より経管栄養が開始された。入院6日目より経口食が開始された。入院14日目に腰椎に対する固定術の目的で精神科のある某総合病院整形外科に転院となった。

【精神症状の経過】
　入院当初の意識は清明であったが「殺される，助けて」などと叫び興奮が著しく安静が保てなかった。ミダゾラム5～15 mg/時の持続静注によって鎮静し，アンフェタミン精神病の診断でハロペリドール20 mg/日を朝夕2回に分けて静脈内投与した。入院3日目にハロペリドールを中止し，経鼻胃管よりリスペリドン水液2 mg/日より開始，4 mg/日まで漸増した。入院5日目にミダゾラムが中止された。入院6日目より経口でリスペリドン4 mg/日に加えて，就寝前にフルニトラゼパム2 mg/日を投与した。

　その後，時に「もう限界」「帰る」とやや興奮して訴えることがあったが，過眠がちで食事や処置の時間以外は寝て過ごしていた。次第に覚醒している時間が長くなり，受傷前の話も落ち着いてできるようになった。入院10日目の面談では，（入院2日前に）久しぶりに少量の覚醒剤を静注したところ「『お前をぶっ殺す』という暴力団の声が聞こえた」「暴力団が私の部屋を取り囲んでいて，逃げないと殺されると思って飛び降りた」「以前にも同様の状態になっ

て精神科病院に入院したことがあった」と話していた。入院14日目に精神科のある某総合病院整形外科に転院となった。

解説

アンフェタミンやメタンフェタミンなどの覚醒剤の乱用を続けていると，次第に**幻聴**や**被害妄想**を中心とした精神病症状が出現する。当初は覚醒剤の使用により不眠が続いた後に断続的に出現するが，次第に覚醒剤の使用を中断した後もしばらく持続するようになる。乱用が長期化すると，**少量の覚醒剤の使用，飲酒，心理的ストレスで幻聴や被害妄想が再燃（フラッシュバック）する**ようになる。さらに進行すると幻聴や被害妄想が慢性的に存在するようになる。また，意欲低下や情動易変性などの人格変化が残遺することもある。幻聴は当初は複数の人間が自分のことを話しているという内容であるが，次第に「ぶっ殺してやる」など**本人を激しく脅迫する内容**になる。また，被害妄想も当初は「（暴力団や警官に）見張られている（注察妄想）」「（暴力団や警官に）につけられている（追跡妄想）」といった内容であるが，次第に「何人もの敵が自分を包囲して今にも襲ってくる（包囲襲来妄想）」といった内容になる。これらの幻聴や被害妄想に操作されて自殺企図に及んだり，他人に危害を加えることがある。

アンフェタミン精神病の場合は**覚醒剤の使用を中止すれば精神病症状の持続時間は短いこと**が多いのが特徴である。したがって，過去に覚醒剤の使用歴のある患者に幻覚・妄想などの精神病症状が出現した場合は，実際には統合失調症であることも多いので注意が必要である。

診断のポイント

- 身体疾患の診断・治療と平行して，精神病症状の原因が統合失調症によるものでないか，身体疾患（脳腫瘍や脳挫傷などの頭蓋内病変，脳炎や髄膜炎などの中枢神経系の炎症性疾患，SLEや甲状腺疾患などの全身性疾患，その他）に由来するものでないか，覚醒剤以外の薬物に由来するものでないかについて，頭部単純および造影CT，血液検査，髄液検査，Triage DOA® などによって鑑別する。

表45 アンフェタミン精神病の症状

❶ **幻聴**：複数の人間が自分のことを話しているといった内容から「ぶっ殺すぞ」といった**本人を激しく脅迫する内容**
❷ **被害妄想**：「(暴力団や警察に)見張られている」という内容(**注察妄想**)や「(暴力団や警察に)つけられている」という内容(**追跡妄想**)から「何人もの敵が自分を包囲して今にも襲ってくる」という内容(**包囲襲来状況**)
❸ **精神運動興奮**
❹ **人格変化**：意欲低下，情動の易変性など

- 覚醒剤の乱用がある患者に幻聴，被害妄想，精神運動興奮などの精神病症状を認める(表45)。

対応のポイント

- **言語的介入**：幻覚は実際に存在しないもの，妄想は誤った思考内容であるが患者にとっては現実である。一般に幻覚・妄想は苦痛を伴うものであるので，それらを否定しようとすると自分を理解してもらえないと感じて心を閉ざしてしまう。「そんなことがあるの」「それはつらいね」と幻覚・妄想を了解し，それらによる**苦痛に理解を示す**ことが信頼関係(ラポール)を築くうえで重要である。精神運動興奮に対しては冷静に話しかけ，援助者であることを伝え興奮を鎮める努力をする。しかしながら，**通常は言語的介入による鎮静効果は一時的**である。
- **身体抑制**：精神運動興奮が著しければ，患者を事故から守るためには四肢および体幹を抑制することが重要である。しかし，薬物療法が奏功して不要と思われたらただちに中止する。

薬物治療のポイント

- (CTなどの)検査や処置の際に静止状態が必要な場合は**フルニトラゼパム**または**ミダゾラム**を静注する。
- 精神運動興奮が著しく緊急の鎮静が必要な場合は**ハロペリドール**を筋注または静注，または**レボメプロマジン**を筋注する。
- 経口または経管投与ができれば**リスペリドン**の液剤，細粒，錠剤を投与する。
- 上記で精神運動興奮が強ければレボメプロマジンを投与する。

- 上記で不眠があれば就寝前に**フルニトラゼパム**を投与する。
- 経口または経管投与ができなければ**ハロペリドール**を静注する。
- 上記で精神運動興奮が強ければ**レボメプロマジン**を筋注する。
- 上記で不眠があれば就寝前に**フルニトラゼパム**を緩徐に静注する。
- ハロペリドールの静注の際には torsade de pointes などの不整脈に注意する。QTc 時間 450 msec 以上，以前の QTc 時間より 25％ 以上延長している場合は心電図の持続モニター，投与量の減量や投与の中止を考慮する。
- リスペリドンの投与の際には糖尿病性ケトアシドーシスや糖尿病性昏睡などに注意する。血糖値は適宜検査する。

治療のフローチャート

次ページ参照。

転院施設の選定

精神病症状のある患者の転院施設の選定の原則は**表 46** に示すとおりである。身体疾患の入院治療の継続が必要であれば**精神科病床をもつ総合病院**を選定する。身体疾患の治療は終了したか，外来でも可能な場合，**かかりつけの病院**があればそこに転送する。かかりつけの病院があっても，クリニックなどで入院病床がなかったり，満床であったり，遠方であって受け入れが困難な場合は**単科精神科病院などの精神科病床**を選定する。

表 46 アンフェタミン精神病患者の転院施設の選定

条件		施設
❶ 身体疾患の入院治療の継続も必要		精神科病床をもつ総合病院
❷ 身体疾患の治療は終了したか，外来でも可能	かかりつけの病院がある	そこに搬送
	かかりつけの病院があるが受け入れが困難（入院病床がない，満床，遠方） または かかりつけの病院がない	単科精神科病院などの精神科病床

〈治療のフローチャート〉

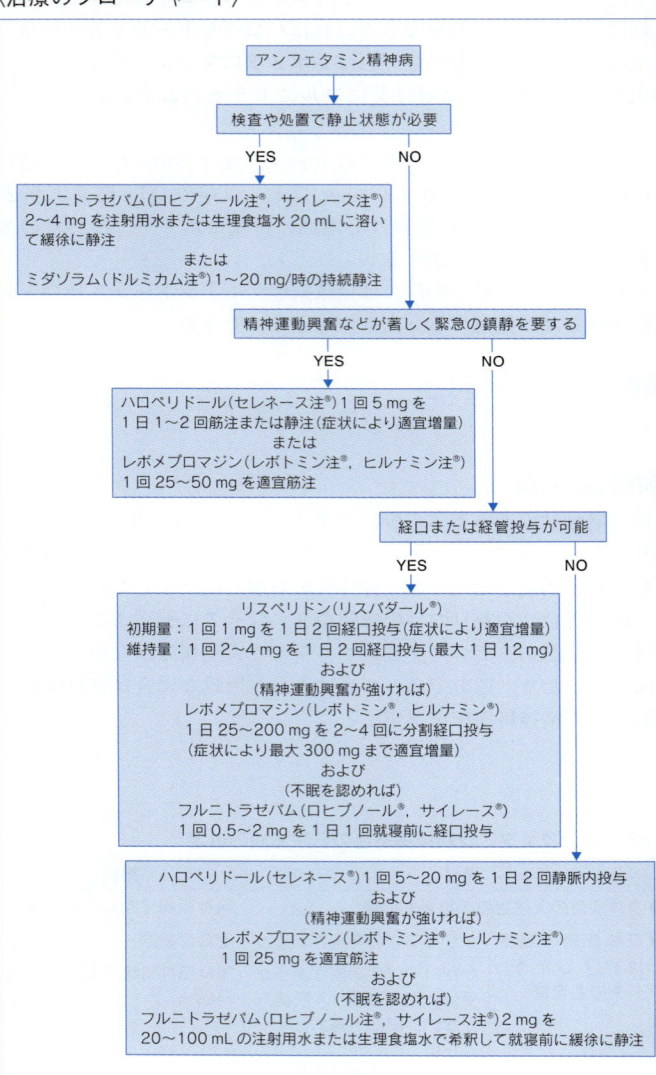

```
                    アンフェタミン精神病
                           │
                           ▼
                 検査や処置で静止状態が必要
                    YES ┃     ┃ NO
                        ▼     │
  フルニトラゼパム(ロヒプノール注®, サイレース注®)
  2～4 mg を注射用水または生理食塩水 20 mL に溶い
  て緩徐に静注
              または
  ミダゾラム(ドルミカム注®)1～20 mg/時の持続静注
                        │     │
                        ▼     ▼
              精神運動興奮などが著しく緊急の鎮静を要する
                    YES ┃     ┃ NO
                        ▼     │
  ハロペリドール(セレネース注®)1 回 5 mg を
  1 日 1～2 回筋注または静注(症状により適宜増量)
              または
  レボメプロマジン(レボトミン注®, ヒルナミン注®)
  1 回 25～50 mg を適宜筋注
                              │
                              ▼
                      経口または経管投与が可能
                        YES ┃     ┃ NO
                            ▼     │
  リスペリドン(リスパダール®)
  初期量:1 回 1 mg を 1 日 2 回経口投与(症状により適宜増量)
  維持量:1 回 2～4 mg を 1 日 2 回経口投与(最大 1 日 12 mg)
              および
  (精神運動興奮が強ければ)
  レボメプロマジン(レボトミン®, ヒルナミン®)
  1 日 25～200 mg を 2～4 回に分割経口投与
  (症状により最大 300 mg まで適宜増量)
              および
  (不眠を認めれば)
  フルニトラゼパム(ロヒプノール®, サイレース®)
  1 回 0.5～2 mg を 1 日 1 回就寝前に経口投与
                                  │
                                  ▼
  ハロペリドール(セレネース®)1 回 5～20 mg を 1 日 2 回静脈内投与
              および
  (精神運動興奮が強ければ)
  レボメプロマジン(レボトミン注®, ヒルナミン注®)
  1 回 25 mg を適宜筋注
              および
  (不眠を認めれば)
  フルニトラゼパム(ロヒプノール注®, サイレース注®)2 mg を
  20～100 mL の注射用水または生理食塩水で希釈して就寝前に緩徐に静注
```

精神科医への申し送りのポイント

- 統合失調症や身体疾患由来のものが鑑別できていることを伝える。
- 身体合併症についての詳細な情報を提供する。
- 精神病症状の治療で**使用した薬物の詳細な情報**を提供する。

▶ 参考文献

【覚醒剤精神病に対するリスペリドンの効果】
1) Jha A & Fourie H: Risperidone treatment of amphetamine psychosis (Correspondence). Br J Psychiatr 174 : 366, 1999.
2) Misra L & Kofoed L: Risperidone treatment of methamphetamine psychosis (letter). Am J Psychiatr 154 : 1170, 1997.

5 幻覚・妄想，精神運動興奮の症状を認めた自殺企図患者

統合失調症

要諦

- 自殺既遂者に多い3大精神障害の1つが統合失調症である。
- 自殺企図は硬い手段によることが多いが，手段の異常さや過激さが際立っている。
- 陽性症状にはハロペリドールやリスペリドンを投与経路に応じて使い分ける。
- 精神運動興奮が強ければレボメプロマジンを，不眠があればフルニトラゼパムを投与経路に応じて使い分ける。

CASE 35

【患者】 22歳，女性
【現病歴】

2週間前より包丁を持ち出そうとする，割箸を燃やして家に火をつけようとするなどの**衝動行為**をたびたび認めたため，家族は保健所に相談していた。自宅のあるマンションの3階より飛び降り受傷した。隣人に発見され救急要請された。

【来院時現症】

意識レベル：JCS 0
瞳孔：5.0 mm 同大，対光反射迅速
血圧：90/40 mmHg，心拍数：95/分（整）
呼吸数：12/分，体温：36.0℃
臍周囲の圧痛および両下肢のしびれ感を認めた。

【来院時検査所見】

末梢血：貧血（Hb 7.6 g/dL，Ht 25.5％）
骨盤単純X線：左恥坐骨骨折，仙骨骨折
胸部単純CT：左血胸，左肺挫傷

【身体的経過】

骨盤骨折の診断で，輸血，硬膜外麻酔による鎮痛，マジックベッ

ドによる安静臥床などによる保存的治療が開始された。当初は腹部症状が認められたため絶飲食とされた。入院4日目より飲水が，入院6日目より経口食が開始された。入院9日目に骨盤骨折に対する内固定術が施行された。その後の経過は順調でリハビリ目的にて入院20日目に某総合病院精神科に転院となった。

【精神症状の経過】

入院当日は幻覚・妄想などの陽性症状が活発で「人からいろいろさせられてしまう。でも，自分が大怪我をすればできなくなると思って飛び降りた」「フランスの王様の『民衆の前で処刑する』と言う声が聞こえる」「テレビタレントとのコントに自分も参加している。どうしよう」「チンコとかキンタマとかいう言葉が勝手に出てしまう」などと話していた。また，「あー」「死にたいよー」など頻繁に叫び声をあげ，「叫ばないといられないんです」と話していた。統合失調症による精神病症状と考えたが，絶飲食のためハロペリドール 20 mg/日を朝夕2回に分けて静脈内投与した。また，フルニトラゼパム 2～4 mg/日を生理食塩水 20 mL に希釈して就寝前に緩徐に静注した。

次第に落ち着き，叫び声は消失した。しかし，陽性症状は依然として活発であった。入院4日目より向精神薬を経口投与に変更した。リスペリドンを 2 mg/日より開始し，6 mg/日まで漸増した。また，就寝前にはフルニトラゼパム 2 mg/日に加えてレボメプロマジン 25 mg/日を投与した。次第に陽性症状は改善し入院20日目に主としてリハビリ目的で某総合病院精神科に転院となった。

解説

統合失調症の生涯発症率は一般人口の **1％程度**と高く，思春期以降の若年者に好発する。病因としてはドパミン仮説などの研究が進んでいる。精神症状は極めて多様であるが，大きく一見して異常とわかる**陽性症状**と精神機能の減退を反映している**陰性症状**に分けられる。陽性症状には**幻覚，妄想，緊張病性昏迷，思考障害，自我障害，奇異な行動**などがある。陰性症状には**意欲低下，感情鈍麻（平板化），無関心，自閉**などがある。その他にも躁状態やうつ状態などの**感情障害**を併発することもある。

統合失調症はその症状によっていくつかの病型に分けられる。救

急病棟では，本症例で示したような**妄想型**，**緊張型**，**鑑別不能型統合失調症の陽性症状**や**精神運動興奮**への対応に苦慮することが多い。統合失調症後うつ病のうつ状態も問題となることがあるが，一般に重症うつ病ほどの重症かつ多様な症状はみられない。また，**破瓜型**，**残遺型統合失調症**の患者の**陰性症状**に関しては，リハビリの障害になるなどの問題がある。

統合失調症はさまざまな経過や予後をとり，末期には人格的な欠陥や荒廃に至る例も少なくないが，意識や知的能力は通常は保たれる。

❶**妄想型**：幻聴および被害妄想を中心とした妄想などの陽性症状が症状の主体である。幻覚，妄想以外の統合失調症に特有な症状は少なく，陰性症状も軽度であるので，治療が奏功すると社会復帰が可能なことが多い。他の病型に比べて発症年齢は高く，30歳以上での発症もみられる。

❷**破瓜型(解体型)**：**滅裂な思考および行動や意欲低下，無為，自閉，感情鈍麻(平板化)，無関心などの陰性症状が症状の主体である**。幻覚，妄想はあまりみられない。難治性で徐々に進行して人格の荒廃に至る。予後は不良である。他の病型に比べて発症年齢は低く，思春期に好発する。

❸**緊張型**：(意識は清明であるのに刺激にまったく反応しない状態である)**昏迷**と，(激しい運動過多を伴う興奮状態である)**精神運動興奮**という対極的な病像がみられる。(他動的にとらされた肢位や姿勢を長時間保つ)**カタレプシー**，(他動的に自由に肢位や姿勢を変えられ，そのまま能動的に戻そうとしない)**蠟屈症**，(あらゆる指示に対して無目的に拒絶する)**拒絶症**，(言葉や運動をひたすら機械的に繰り返す)**常同症**，(相手の言葉や行動をまねる)**反響症状**，(わざとらしい行動である)**幻奇症**，奇妙なしかめ面などの症状を伴う。青年期に好発し，治療により比較的速やかに寛解するが，再発を繰り返すこともある。

❹**鑑別不能型**：統合失調症の一般的な診断基準を満たす精神病症状があるが，上記の3つの型のどれとも区分・断定できないものである。

❺**残遺型**：統合失調症の慢性段階で，以前は一般的な診断基準を満たす精神病症状があったが，病気が進行して**意欲低下，無為，自**

閉，感情鈍麻（平板化），無関心などの**陰性症状**が症状の主体である。

❻**単純型**：奇妙な行動，社会的機能の低下，全般的な遂行能力の低下が潜行的に進行する。精神病症状は目立たず**意欲低下，無為，自閉，感情鈍麻（平板化），無関心などの陰性症状**が症状の主体であるが，破瓜型よりも程度は軽いため，周囲が病気に気付かないことも多い。

❼**統合失調症後うつ病**：統合失調症の一般的な診断基準を満たす精神病症状が消退した後に現れるうつ状態である。統合失調症の精神症状は残存していなければならない。重症うつ病ほどの重症かつ多様な症状は一般にはみられないが**自殺の危険は増大**する。

【統合失調症と自殺】

自殺既遂者に多い3大精神障害の1つが統合失調症である。高所からの墜落などの致死率の高い手段（硬い手段）によることが多いが，頸部，胸部，腹部など複数部位をめった刺しにしたり自らに火を放ったりなど**手段の異常さや過激さ**が際立っている。発病初期や急性期に，「飛び降りろ」といった幻聴などの陽性症状に操作されたり，陽性症状が強い苦痛や恐怖をもたらして自殺企図に至る場合だけでなく，慢性期や寛解期に薬物療法により病的体験が改善した後に生じる**統合失調症後うつ病**や，病者として社会から脱落した現実を深刻に受け止めたりなど，**自己の状況の内省**が引き金になる場合もある。

診断のポイント

- 身体疾患の診断・治療と並行して，精神病症状の原因が，身体疾患（脳腫瘍や脳挫傷などの頭蓋内病変，脳炎や髄膜炎などの中枢神経系の炎症性疾患，SLE や甲状腺疾患などの全身性疾患，その他）に由来するものでないか，覚醒剤やステロイドなどの薬物に由来するものでないかについて，頭部単純および造影CT，血液検査，髄液検査，Triage DOA® などによって鑑別する。
- 表47に示した診断のポイントを参考にする。

対応のポイント

- **言語的介入**：幻覚は実際に存在しないもの，妄想は誤った思考内

表47 統合失調症の診断のポイント

以下の症状のうち少なくとも1つが1ヶ月以上持続
- (自分の考えが反響して聞こえる)**考想化声**
- (他人の考えが吹き込まれる)**考想吹入**
- (自分の考えが他人に抜き取られる)**考想奪取**
- (自分の考えが他人に伝わり知られてしまう)**考想伝播**
- (誰かが自分の行動を支配している)**身体への被影響体験**
- (実際の知覚に了解不能な意味付けをする)**妄想知覚**
- (他人の声が聴こえる)**幻声**
- 宗教的または政治的身分,超人的力や能力があるとする**妄想**

以下の症状のうち少なくとも2つが1ヶ月以上持続
- **持続的な幻覚**
- **まとまりのない,または関連性を欠いた話しかた**
- (本人しか通用しない言葉を作り出す)**言語新作**
- 昏迷,精神運動興奮,カタレプシー,拒絶症などの**緊張病性症状**
- (社会的ひきこもりや社会的能力低下をもたらす)著しい**意欲低下や感情鈍麻**などの**陰性症状**
- (関心の喪失,目的欠如,無為,自己没頭,社会的ひきこもりなどとして現れる)**行動の質の変化**

容であるが患者にとっては現実である。一般に幻覚・妄想は苦痛を伴うものであるので,それらを否定しようとすると自分を理解してもらえないと感じて心を閉ざしてしまう。「そんなことがあるの」「それはつらいね」と幻覚・妄想を了解し,それらによる**苦痛に理解を示すことが信頼関係(ラポール)を築くうえで重要**である。精神運動興奮に対しては冷静に話しかけ,援助者であることを伝え興奮を鎮める努力をする。しかしながら,**通常は言語的介入による鎮静効果は一時的**である。

- 身体抑制:精神運動興奮が著しければ,患者を事故から守るためには四肢および体幹を抑制することが重要である。しかし,薬物療法が奏功して不要と思われたらただちに中止する。

薬物治療のポイント

- (CTなどの)検査や処置の際に静止状態が必要な場合は**フルニトラゼパム**または**ミダゾラム**を静注する。
- 精神運動興奮が著しく緊急の鎮静が必要な場合は**ハロペリドール**を筋注または静注,または**レボメプロマジン**を筋注する。

- 経口または経管投与ができれば，**リスペリドン**の液剤，細粒，錠剤を投与する。精神運動興奮が強ければ**レボメプロマジン**を投与する。不眠があれば就寝前に**フルニトラゼパム**を投与する。
- 経口または経管投与ができなければ，**ハロペリドール**を静注する。精神運動興奮が強ければ**レボメプロマジン**を筋注する。不眠があれば就寝前に**フルニトラゼパム**を緩徐に静注する。
- ハロペリドールの静注の際には torsade de pointes などの不整脈に注意する。QTc 時間 450 msec 以上，以前の QTc 時間より 25% 以上延長している場合は心電図の持続モニター，投与量の減量や投与の中止を考慮する。
- リスペリドンの投与の際には糖尿病性ケトアシドーシスや糖尿病性昏睡などに注意する。血糖値は適宜検査する。

治療のフローチャート

次ページ参照。

転院施設の選定

精神病症状のある患者の転院施設の選定の原則は**表 48** に示すとおりである。身体疾患の入院治療の継続が必要であれば**精神科病床をもつ総合病院**を選定する。身体疾患の治療は終了したか，外来でも可能な場合，**かかりつけの病院**があればそこに転送する。かかりつけの病院があっても，クリニックなどで入院病床がなかったり，満床であったり，遠方であって受け入れが困難な場合は**単科精神科病院などの精神科病床**を選定する。

表 48 統合失調症患者の転院施設の選定

条件		施設
❶ 身体疾患の入院治療の継続も必要		精神科病床をもつ総合病院
❷ 身体疾患の治療は終了したか，外来でも可能	かかりつけの病院がある	そこに搬送
	かかりつけの病院があるが受け入れが困難（入院病床がない，満床，遠方）またはかかりつけの病院がない	単科精神科病院などの精神科病床

〈治療のフローチャート〉

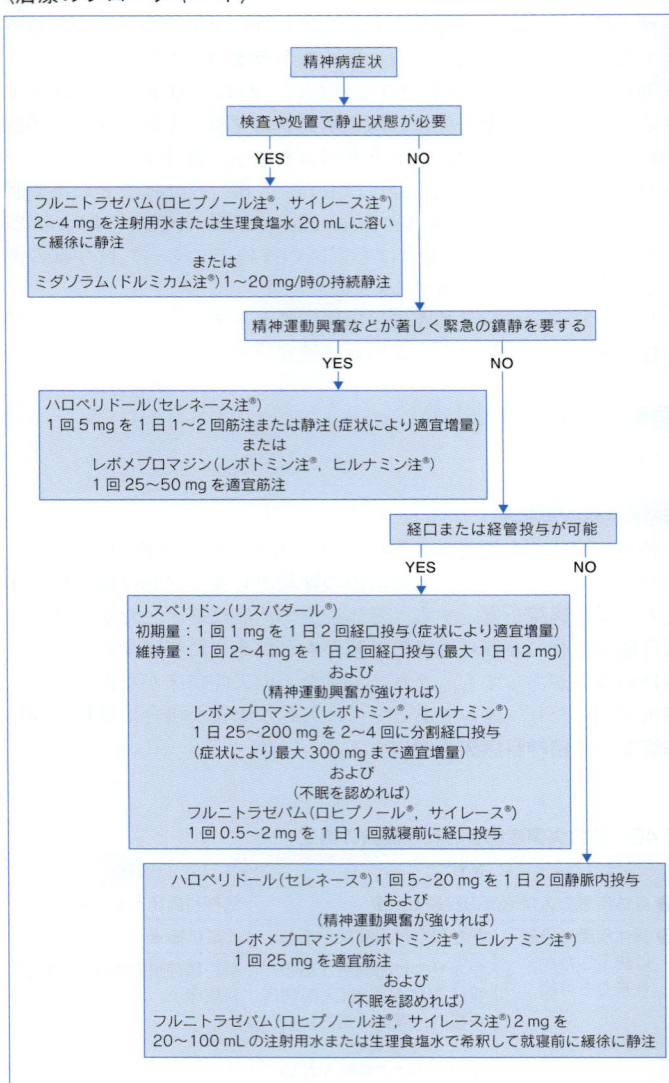

```
                    ┌─────────────┐
                    │ 精神病症状  │
                    └──────┬──────┘
                           ↓
                ┌────────────────────────┐
                │ 検査や処置で静止状態が必要 │
                └────────────────────────┘
                   YES ↓        ↓ NO
```

[YES]
フルニトラゼパム（ロヒプノール注®，サイレース注®）
2～4 mg を注射用水または生理食塩水 20 mL に溶いて緩徐に静注
　　　　　　　　または
ミダゾラム（ドルミカム注®）1～20 mg/時の持続静注

┌────────────────────────────────────┐
│ 精神運動興奮などが著しく緊急の鎮静を要する │
└────────────────────────────────────┘
　　　YES ↓　　　　　↓ NO

[YES]
ハロペリドール（セレネース注®）
1回 5 mg を 1日 1～2回筋注または静注（症状により適宜増量）
　　　　　　　　または
レボメプロマジン（レボトミン注®，ヒルナミン注®）
1回 25～50 mg を適宜筋注

┌──────────────────────┐
│ 経口または経管投与が可能 │
└──────────────────────┘
　　YES ↓　　　　↓ NO

[YES]
リスペリドン（リスパダール®）
初期量：1回 1 mg を 1日 2回経口投与（症状により適宜増量）
維持量：1回 2～4 mg を 1日 2回経口投与（最大 1日 12 mg）
　　　　　およそ
　　（精神運動興奮が強ければ）
レボメプロマジン（レボトミン®，ヒルナミン®）
1日 25～200 mg を 2～4回に分割経口投与
（症状により最大 300 mg まで適宜増量）
　　　　　およそ
　　（不眠を認めれば）
フルニトラゼパム（ロヒプノール®，サイレース®）
1回 0.5～2 mg を 1日 1回就寝前に経口投与

[NO]
ハロペリドール（セレネース®）1回 5～20 mg を 1日 2回静脈内投与
　　　　　およそ
　　（精神運動興奮が強ければ）
レボメプロマジン（レボトミン注®，ヒルナミン注®）
1回 25 mg を適宜筋注
　　　　　およそ
　　（不眠を認めれば）
フルニトラゼパム（ロヒプノール注®，サイレース注®）2 mg を
20～100 mL の注射用水または生理食塩水で希釈して就寝前に緩徐に静注

精神科医への申し送りのポイント

- 身体疾患由来のものや薬物由来のものが鑑別できていることを伝える。
- 身体合併症についての詳細な情報を提供する。
- 精神病症状の治療で使用した薬物の詳細な情報を提供する。

6 抑うつ気分や希死念慮の症状を認めた自殺企図患者

うつ病

要諦

- 自殺既遂者に1番多い精神障害はうつ病などの気分障害である。
- うつ病の中核症状は抑うつ気分，興味と喜びの喪失，易疲労性である。
- 自殺企図の直後は著しい緊張状態から解放されてむしろ調子が高くみえる（カタルシス状態）ことがあるので注意が必要である。
- 薬物療法としてはSSRIまたはSNRIを投与する。

CASE 36

【患者】 65歳，男性
【現病歴】

1年ほど前より「もの覚えが悪くなった」「ぼけてしまったんじゃないか」と訴えたり，好きなテレビも「ちっとも面白くない」と見なくなった。また，「おしっこが出にくい」「耳が聞こえづらい」など身体愁訴も増えてきた。次第に気分が滅入るようになり，ものごとを悲観的に考えるようになった。また，夜中に何度も目を覚ますようになった。1ヶ月前に車を購入したが「ディーラーに騙されたんじゃないか」などと心配し，不安で落ち着かずじっと座っていられないようになった。台所で右頸部を包丁で刺して倒れている所を家族に発見されて救急要請となった。

【来院時現症】

意識レベル：JCS 100
瞳孔：5.0 mm 同大，対光反射迅速
血圧：54/34 mmHg，心拍数：124/分（整）
呼吸数：12/分，体温：35.3℃

右頸部に長さ4 cmの刺創を認めた。皮膚の蒼白，冷汗，湿潤著明で出血性ショックが疑われた。

【来院時検査所見】

動脈血ガス：軽度の代謝性アシドーシス（pH 7.31，HCO$_3^-$ 17.8

mmol/L, BE −6.1 mmol/L)
末梢血, 生化学, 胸部単純 X 線:異常所見なし

【身体的経過】

　頸部刺創による出血性ショックと診断し, 創部の圧迫止血および大量輸液によりショックを離脱した後に緊急手術となった。内頸静脈の不完全切断, 胸鎖乳突筋の完全切断などを認め, 内頸静脈吻合術, 胸鎖乳突筋縫合術などを施行した。術後は頸部安静のためにミダゾラムの持続静注により鎮静された。入院 3 日目にミダゾラムを中止した。その後の創部の経過良好で入院 10 日目に抜糸し, 入院 14 日目にうつ病の治療目的で某総合病院精神科に転院となった。

【精神症状の経過】

　手術後は頸部の安静のためにミダゾラム 10〜20 mg/時の持続静注により鎮静した。入院 3 日目にミダゾラムが中止され意識清明となったところで面談し, うつ病と診断した。抗うつ薬としてミルナシプランを 50 mg/日より開始し, 100 mg/日まで漸増した。就寝前にフルニトラゼパム 1 mg/日を投与した。**不安・焦燥**が強く頻回にベッドで寝返りをして落ち着かなかったためレボメプロマジン 40 mg/日を投与した。その後, 夜間は良眠できるようになり, 日中もベッドで傾眠がちに過ごすようになった。入院 14 日目に某総合病院精神科に転院したが, その頃には表情が柔らかくなり, 自覚的にも「だいぶ落ち着けるようになりました」と話していた。

解説

　"うつ病"とは「うつ病エピソードのみがみられる**単極性うつ病**」に相当する。うつ病の生涯発症率は一般人口の **10% 前後**で, 中高年者に好発する。病前性格としては**秩序愛**を重んじ, 律儀で, 義理がたく, 他人との協調性を重んじる**メランコリー親和型性格**や, 理想が高く, 常に自らを叱咤し, 目標に駆り立て, 責任感も強く, 几帳面である**執着気質**が多いとされている。うつ病ではセロトニンやノルエピネフリンなどの脳内モノアミン仮説の研究が進んでいる。

　一方, うつ病エピソードと躁病エピソードがみられる**双極性障害（躁うつ病）**の生涯発症率は一般人口の **1〜2%** で, 若年者に好発する。病前性格としては社交的で, 親しみやすく, 元気で, 激しやすい一方で, ものごとを苦にしたり, 感じやすい**循環気質**に多いとさ

れている。

うつ病の精神症状の中では「気分が落ち込んでいる」「憂うつだ」といった**抑うつ気分**，「それまで楽しみにしていたものに興味がなくなった」「本来はうれしいことがあってもうれしい気持ちになれない」といった**興味と喜びの喪失**，「少し頑張ってもすぐ疲れてしまう」といった**易疲労性**が中核症状となる。その他，意欲が減退し行動が渋滞するため「何をするのもおっくう」といった**精神運動抑制**，思考の流れが緩慢になり，連想活動が困難となるため「頭が悪くなった」「考えが浮かんでこない」「テレビを見ても新聞を読んでも内容が頭に入ってこない」といった**思考抑制**，「いろんなことが不安になって，考えるとじっとしていられない」といった**不安・焦燥感**，「もの悲しくなって涙が出てくる」といった**悲哀感**，「周囲に迷惑をかけた，申し訳ない」といった**罪責感**，「生きてるのがつらい，死んだほうが楽だ」と考える**自殺念慮**などがある。これらの症状は朝方がひどく，夕方には楽になるといった**日内変動**がよくみられる。

うつ病の身体症状としては（夜中に何度も目が覚めてしまう）**中途覚醒**や（早朝から目が覚めてしまう）**早朝覚醒**などの**睡眠障害**，食欲低下およびそれに伴う**体重減少**，**性欲減退**，便秘などの**自律神経症状**などがある。

重症になるとうつ**病性昏迷**や**激越**に至ったり，**微小妄想**が出現することがある。うつ病は，回復すると通常の精神状態に戻り人格荒廃に至らないことが多い。

【うつ病性昏迷】
精神運動抑制や思考抑制が重度になって生じる。表情には悲哀感があることが多く，緊張病性昏迷のような硬さや冷たさはみられない。また，接し方により反応しようとする努力が感じられ，緊張病性昏迷のような拒絶的な感じはない。

【激越】
著しい**不安・焦燥感**と**運動興奮**が前面にたつタイプのうつ病で，将来に対する不安や心気的恐怖に陥り，一時もじっとしていられず絶えず体を揺すり，いらつき歩き回る。過度になると発作的に自らの衣服を破ったり，自傷行為さらには自殺企図に至ることがある。

【微小妄想】
自分の健康状態，経済状態，倫理感，能力などを過小に評価する

妄想である。癌などの重い病気に侵されていると思い込む**心気妄想**，経済的に破綻したと思い込む**貧困妄想**，些細な失敗を重大な罪と思い込む**罪業妄想**，すべての存在を否定する**虚無妄想**，永遠に苦しみ死ぬこともできないと思い込む**永遠妄想**などがある。

【自殺とうつ病】

　自殺既遂者に最も多い精神障害がうつ病などの気分障害である。うつ病と双極性障害（躁うつ病）の患者の 10～15% が自殺既遂するといわれている。うつ病は頻度が高いうえに，きちんと治療すればよくなるが，こじらせてしまうと自殺してしまうことがあるため"心の風邪"とも呼ばれている。うつ病患者の自殺企図は発病初期と回復期に多い。また激越や微小妄想などの精神病症状を伴ううつ病は自殺の危険が高い。縊首などの致死率の高い手段（硬い手段）によることが多い。ただし，**自殺企図の直後は著しい緊張状態から解放されてむしろ調子が高くみえる（カタルシス状態）ことがあるので注意が必要である。**

診断のポイント

- 身体疾患の診断・治療と平行して，精神病症状の原因が，身体疾患（脳腫瘍や脳挫傷などの頭蓋内病変，脳炎や髄膜炎などの中枢神経系の炎症性疾患，SLE や甲状腺疾患などの全身性疾患，その他）に由来するものでないか，覚醒剤やステロイドなどの薬物に由来するものでないか，頭部単純および造影 CT，血液検査，髄液検査，Triage DOA® などによって鑑別する。
- 表 49 に示すうつ病の中核症状および表 50 に示すその他のうつ病の症状のいくつかが 2 週間以上持続していればうつ病を疑う。
- うつ病性昏迷では緊張病性昏迷や解離性昏迷と鑑別する。

対応のポイント

- うつ病は必ず**治る疾患**であることを強調する。
- **休養**が重要であることを伝える。
- 抗うつ薬による薬物療法は効果の発現に 2～3 週間かかり，本格的な効果の発現に 4～8 週間かかることを説明する。
- 自殺念慮の有無を確認したり，治りかけの時期に注意を払うなどして，院内の**自殺企図に注意**する。

表49　うつ病の中核症状―これらを満たせばうつ病を疑う

> ❶ **抑うつ気分**：「気分が落ち込んでいる」「憂うつだ」「気分が滅入っている」など
> ❷ **興味と喜びの喪失**：「(ゴルフや読書など)それまで愉しみにしていたものが興味がなくなった」「(本来はうれしいことがあっても)うれしいという気持ちになれない」など
> ❸ **易疲労性**：「少し頑張ってもすぐ疲れてしまう」など

表50　その他のうつ病および重症うつ病の症状

その他のうつ病の症状
- 集中力と注意力の低下
- 自己評価と自信の低下
- 罪責感と無価値感
- 将来に対する希望のない悲観的な見かた
- 自殺念慮，自殺企図，自傷行為
- 睡眠障害
- 食欲低下

重症うつ病にみられる症状
- うつ病性昏迷
- 激越(激越うつ病)
- 微小妄想

- 思考抑制があり話の内容が頭に入りにくいので患者への指示は具体的に，分かりやすく，繰り返し伝える。
- もともと真面目で責任感の強いタイプが多いが，精神運動抑制が強い時期に「頑張って」と励ますとかえって重荷になるので注意が必要である。
- 自殺企図で搬送された場合，極度の緊張から解放され，カタルシス状態となり意外に元気であったりむしろやや調子が高いようにみえることがある。しかし，時間経過とともに本来のうつ状態に戻ることに注意する。

薬物治療のポイント

- (CTなどの)検査や処置の際に静止状態が必要な場合は**フルニトラゼパム**または**ミダゾラム**を静注する。
- 抗うつ薬は副作用の少ないSSRIまたはSNRIを投与する。ただし，身体合併症の治療などに用いられている**併用薬との相互作用**

が危惧されればミルナシプランを投与する。
- 不眠があればベンゾジアゼピン系薬物を就寝前に投与する。
- 不安・焦躁が強く安静が保てなければレボメプロマジンを投与する。

治療のフローチャート

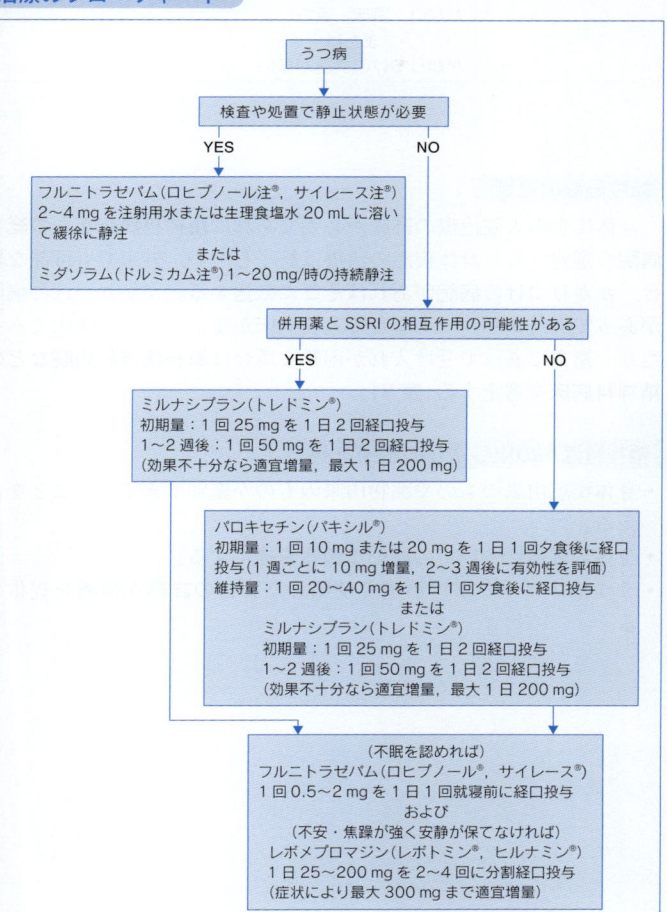

```
                    うつ病
                      │
                      ▼
          検査や処置で静止状態が必要
           YES ←──────┴──────→ NO
            │                    │
            ▼                    │
フルニトラゼパム(ロヒプノール注®, サイレース注®)
2~4 mg を注射用水または生理食塩水 20 mL に溶い
て緩徐に静注
          または
ミダゾラム(ドルミカム注®)1~20 mg/時の持続静注
            │                    │
            └──────┬─────────────┘
                    ▼
          併用薬とSSRIの相互作用の可能性がある
           YES ←──────┴──────→ NO
            │                    │
            ▼                    │
ミルナシプラン(トレドミン®)
初期量:1回 25 mg を 1日 2回経口投与
1~2 週後:1回 50 mg を 1日 2回経口投与
(効果不十分なら適宜増量,最大 1日 200 mg)
                                 │
                                 ▼
                    パロキセチン(パキシル®)
                    初期量:1回 10 mg または 20 mg を 1日 1回夕食後に経口
                    投与(1週ごとに 10 mg 増量,2~3 週後に有効性を評価)
                    維持量:1回 20~40 mg を 1日 1回夕食後に経口投与
                              または
                    ミルナシプラン(トレドミン®)
                    初期量:1回 25 mg を 1日 2回経口投与
                    1~2 週後:1回 50 mg を 1日 2回経口投与
                    (効果不十分なら適宜増量,最大 1日 200 mg)
            │                    │
            └──────┬─────────────┘
                    ▼
                (不眠を認めれば)
        フルニトラゼパム(ロヒプノール®, サイレース®)
        1回 0.5~2 mg を 1日 1回就寝前に経口投与
                    および
        (不安・焦躁が強く安静が保てなければ)
        レボメプロマジン(レボトミン®, ヒルナミン®)
        1日 25~200 mg を 2~4回に分割経口投与
        (症状により最大 300 mg まで適宜増量)
```

表 51　うつ病患者の転院施設の選定

条件		施設
❶ 身体疾患の入院治療の継続も必要		精神科病床をもつ総合病院
❷ 身体疾患の治療は終了したか，外来でも可能	かかりつけの病院がある	そこに搬送
	かかりつけの病院があるが受け入れが困難（入院病床がない，満床，遠方）またはかかりつけの病院がない	単科精神科病院などの精神科病床

転院施設の選定

　身体疾患の入院治療の継続が必要であれば**精神科病床をもつ総合病院**を選定する。身体疾患の治療は終了したか，外来でも可能な場合，**かかりつけの病院**があればそこに転送する。かかりつけの病院があっても，クリニックなどで入院病床がなかったり，満床であったり，遠方であって受け入れが困難な場合は**単科精神科病院などの精神科病床**を選定する（**表 51**）。

精神科医への申し送りのポイント

- 身体疾患由来のものや薬物由来のものが鑑別できていることを伝える。
- 身体合併症についての詳細な情報を提供する。
- うつ病エピソードの治療で使用した薬物の詳細な情報を提供する。

7 受傷場面を再体験し、イライラや不眠を訴えた外傷患者

心的外傷後ストレス障害（PTSD）

要諦

- 診断にはトラウマ（心的外傷体験）の存在が必須条件である。
- 急性ストレス障害（ASD）の4大症状である解離、再体験、回避、過覚醒のうち解離を除いた3大症状が1ヶ月以上持続した場合はPTSDと診断される。
- PTSDが疑われたら（可能であれば）精神科医に診察を依頼する。
- 薬物療法としてはSSRIが第1選択である。

CASE 37

【患者】 17歳、女性
【現病歴】

自転車登校中、青信号を渡っていたところを左折中の40トン・クレーン車に巻き込まれ受傷した。自転車ごと両下肢を巻き込まれたが、ドライバーが気付かなかったため、通行人が知らせるまでそのまま後輪に約15m引きずられた。救急隊現着時は意識清明で、冷静に応じることができた。受傷時の記憶は保たれていた。両大腿の変形および両下腿の著明な挫創を認めたため救急施設に搬送となった。搬送中も特に痛がる様子はなかった。

【経過】

坐骨骨折、両大腿骨骨折、両下腿の広範囲挫創、腱断裂の診断のもとに治療が開始された。入院直後より車に引きずられた体験を主とした**フラッシュバック、悪夢や不眠**が頻繁にみられた。**救急車のサイレンに敏感に反応し、耳をふさぎ、表情をこわばらせ、泣き出して、動悸や過呼吸を呈するなどの急激な不安症状**も認められた。こうした症状はリハビリを進めていく中でも断続的に出現した。不眠に対しては**フルニトラゼパム1mg/日**が就寝前に投与され、急激な不安発作に対しては**ジアゼパム5mg**が頓用で投与された。次第に家族や恋人に対し退行する場面が目立つようになった。神経障害

はほとんどなく，事故後3ヶ月で退院となった。

【退院後の経過】

退院後1ヶ月半で復学に至ったが，**自転車に乗ることを拒み**，単身で登校することが困難になった。思うように学校生活が営めないことに失望し，それまであまり気にならなかったしびれ感，こわばり，疼痛が増悪した。挫滅の著しかった両下腿に残った美容障害を苦に「もう一生スカートは履けない」「外出したくない」と訴えるようになった。次第にうつ状態となり，**無気力**，**意欲低下**が著しくなったため精神科外来を紹介された。

精神科外来では認知行動療法をはじめとする精神療法に加えて抗うつ薬の**パロキセチン 30 mg/日**が投与された。次第に症状が軽減した。

解説

急性ストレス障害（Acute Stress Disorder：ASD）および外傷後ストレス障害（Post-traumatic Stress Disorder：PTSD）は，**トラウマ（心的外傷体験）**すなわち災害，事故，犯罪，ドメスティックバイオレンス（DV），児童虐待などによって生死にかかわる衝撃的な出来事を直接に体験した，もしくはその出来事に直面したことによって生じる深刻な精神障害である。したがって，いずれの診断にも，**トラウマの存在が必須条件**となる。ASDの4大症状は，**解離**，**再体験**，**回避**，**過覚醒**であるが，このうち解離を除いた3大症状が1ヶ月以上持続した場合はPTSDと診断される。しかしながら，PTSDの診断の根拠はトラウマとみなされる出来事の重大さと自覚症状のみであるため，出来事の重大さをどう評価するか，またどの程度自覚症状が強く訴えられればよいのかなど，医師により診断のばらつきが出やすく，事故後の補償や労働災害をめぐり社会問題となっている。

診断のポイント

- 表52に示した症状が1ヶ月以上持続すればPTSDと診断する。

対応のポイント

- PTSDが疑われたら（可能であれば）精神科医に診察を依頼する。

表52 PTSDの診断のポイント

❶ トラウマ	災害，事故，犯罪，ドメスティックバイオレンス，児童虐待などによって生死にかかわる衝撃的な出来事を直接に体験した，もしくはその出来事に直面した
❷ 再体験	その出来事に関する**悪夢**や突然その出来事が再び起きているかのように感じる（**フラッシュバック**）など，不快な記憶が昼夜を問わず出現し苦しめる
❸ 回避	その出来事を思い出させる対象や刺激（場所や人など）を避ける
❹ 過覚醒	些細なことに怯え驚愕する。イライラする。眠れない

表53 PTSDの薬物療法開始の指標

❶ PTSDの症状が重症または持続的
❷ 日常生活の機能障害が深刻
❸ 重症の不眠，うつ，不安，自殺念慮などが存在する
❹ 現在も多くのストレス下にある
❺ すでに精神療法を受けているが，なお症状が顕著

→延長曝露法，眼球運動による脱感作と再処理法，ストレス免疫訓練法などの**認知行動療法**のエビデンスがある。

薬物治療のポイント

- 表53のいずれかに該当すれば**パロキセチン**を投与する。SSRIはPTSDの中核症状のみならずうつ病やパニック障害などの併発疾患にも有効で，第1選択薬とされている。しかし，効果発現までに少なくとも4～6週間は必要である。
- 睡眠障害があれば**フルニトラゼパム**を投与する。
- 急激な不安症状には**ジアゼパム**を頓用で経口投与する。

治療のフローチャート

次ページ参照。

〈治療のフローチャート〉

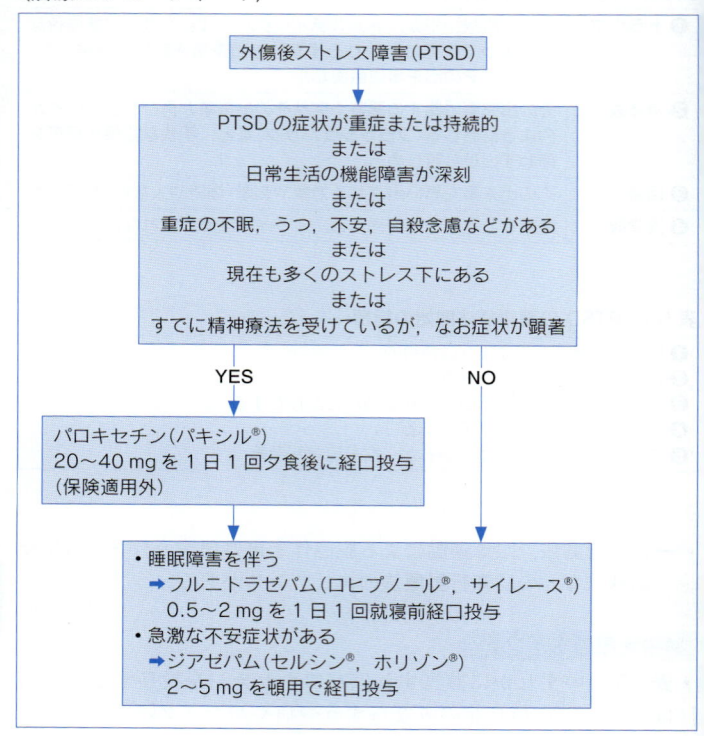

```
外傷後ストレス障害(PTSD)
        │
        ▼
PTSDの症状が重症または持続的
        または
日常生活の機能障害が深刻
        または
重症の不眠,うつ,不安,自殺念慮などがある
        または
現在も多くのストレス下にある
        または
すでに精神療法を受けているが,なお症状が顕著
```

YES → パロキセチン(パキシル®)
20～40 mgを1日1回夕食後に経口投与
(保険適用外)

NO →

- 睡眠障害を伴う
  → フルニトラゼパム(ロヒプノール®,サイレース®)
    0.5～2 mgを1日1回就寝前経口投与
- 急激な不安症状がある
  → ジアゼパム(セルシン®,ホリゾン®)
    2～5 mgを頓用で経口投与

ひとことメモ

- 当院で入院加療された交通外傷患者のASDおよびPTSDを調査したところ,ASDおよびPTSDの発症率はそれぞれ9.0%および8.5%で,海外の報告に比べると低い結果でした。

▶参考文献

【わが国の救命救急センターにおける交通外傷患者のASDおよびPTSD】
1) Hamanaka S, Asukai N, Kamijo Y et al: Acute stress disorder and post-traumatic stress disorder symptoms among patients severely injured in motor vehicle accidents in Japan. Gen Hosp Psychiatry 28 : 234-241, 2006.

B 副作用編

8 抗精神病薬を投与され筋緊張の異常をきたした患者

急性ジストニア

要諦

- 急性ジストニアは抗精神病薬の投与を開始してから数日以内に生じることが多く,若い男性患者に好発する。
- 舌突出,痙性斜頸,後弓反張などの筋緊張の異常による症状を認める。
- 嚥下困難や喉頭ジストニアによる呼吸困難をきたして生命を脅かすことがある。
- 治療としてはビペリデンなどの抗コリン薬を筋注する。
- 予防としては従来型抗精神病薬をリスペリドンなどのSDAに変更するか,抗精神病薬を減量し,ビペリデンなどの抗コリン薬を投与する。

CASE 38

【患者】 18歳,男性
【現病歴】
　自殺企図にて腹部刺創し救急搬送され,緊急手術後に救急病棟に入室となった。幻覚・妄想が著しく統合失調症と診断されたが,当初は絶飲食であったため**ハロペリドール20 mg/日の静注が開始された。翌日ナースコールにかけつけると舌が突出したまま戻らず,表情は苦悶様**であった。
【その後の経過】
　抗精神病薬の副作用による錐体外路症状の1つである**急性ジストニア**の診断にてビペリデン5 mgの筋注を施行したところ次第に症状は消失した。

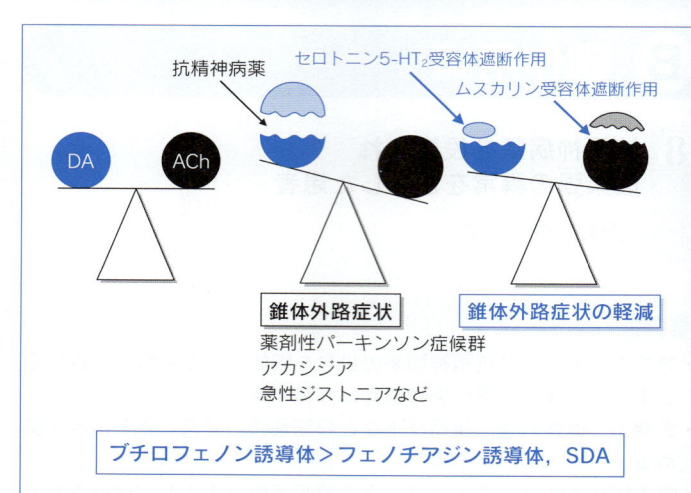

図58 錐体外路症状発現の概念図

図中：
- 抗精神病薬
- セロトニン5-HT$_2$受容体遮断作用
- ムスカリン受容体遮断作用
- DA：ドパミン　ACh：アセチルコリン
- 錐体外路症状：薬剤性パーキンソン症候群、アカシジア、急性ジストニアなど
- 錐体外路症状の軽減
- ブチロフェノン誘導体＞フェノチアジン誘導体，SDA

解説

　線条体から淡蒼球に投射して，錐体外路系運動調節に関与しているニューロンは，黒質から投射するドパミン作動性ニューロンと線条体内のコリン作動性ニューロンによって，図12（☞p24）に示す左上の天秤のようにバランスを保って制御されている。

　ところが，図58の中央で示すように，ドパミン D$_2$ 受容体遮断作用のある抗精神病薬によって，ドパミン作動性活動が弱まると，相対的にコリン作動性活動が強まり，錐体外路症状が生じる。ドパミン D$_2$ 受容体遮断作用が強い（高力価）うえに選択性の高いハロペリドールなどのブチロフェノン誘導体は錐体外路症状を生じやすい（☞p27）。図58の右で示すように，ドパミン D$_2$ 受容体遮断作用が弱い（低力価）うえに，中枢性ムスカリン受容体遮断作用を併せもっているためにコリン作動性活動も弱めるクロルプロマジンなどのフェノチアジン誘導体では頻度は低い（☞p29）。また，セロトニン 5-HT$_2$ はドパミン作動性活動に拮抗的に作用すると考えられている

- 抗精神病薬開始から数日以内が多い。
- 若年男性に多い。

症状

筋緊張異常による持続的筋緊張，姿勢異常，捻転運動
- 眼球上転発作
- 舌突出
- 痙性斜頸
- 嚥下困難
- 呼吸困難
- 後弓反張など

苦痛が強く自殺企図の誘因となる

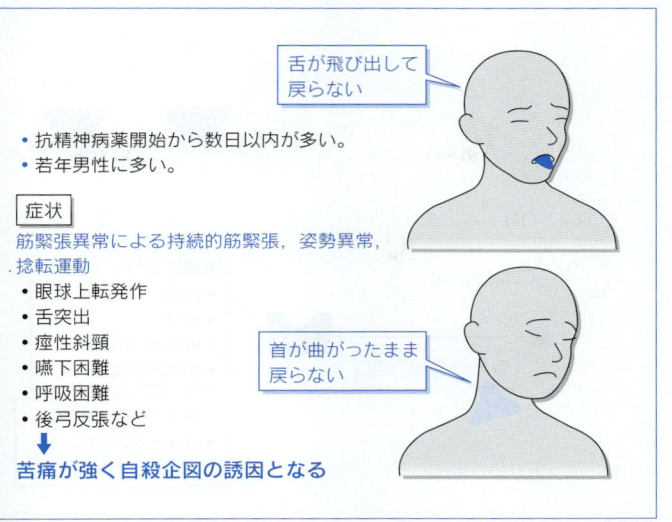

（吹き出し）舌が飛び出して戻らない
（吹き出し）首が曲がったまま戻らない

図 59　急性ジストニアの症状

が，セロトニン 5-HT$_2$ 受容体遮断作用のあるリスペリドンなどの SDA でも頻度が低い（☞ p 31）。

錐体外路症状の１つである**急性ジストニア**は抗精神病薬の投与を開始してから**数日以内**に生じることが多い。急性ジストニアは**若年の男性患者**での発生頻度が高いのが特徴である。症状としては**筋緊張の異常**により持続的な筋緊張，姿勢異常，捻転運動などをきたす。本症例や図 59 に示すように舌が突出したまま戻らなくなったり（舌突出），首が傾いたまま戻らなくなったり（痙性斜頸）などの顔面，頸部，咽頭部の症状が多いが，後弓反張などの四肢・体幹部の症状が認められることがある。**嚥下困難や喉頭ジストニアによる呼吸困難をきたして生命を脅かすことがある**。患者にとっては大変不快で，恐怖を及ぼすため，苦痛が強く自殺企図を誘発することもある。

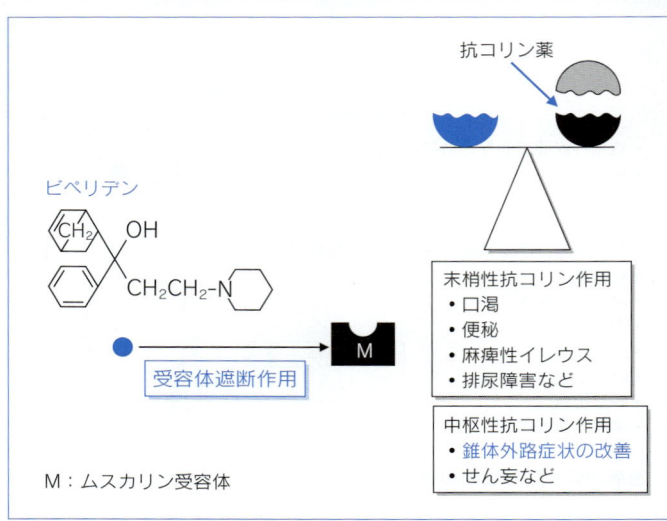

図60 錐体外路症状の治療

診断のポイント

- 抗精神病薬の投与を開始して数日以内に舌突出，痙性斜頸，後弓反張などの筋緊張の異常による症状を認める。
- 若年の男性に多い。
- 患者は不快感，恐怖，苦痛などを訴える。

治療のポイント

- ビペリデンなどの中枢性ムスカリン受容体遮断作用のある抗コリン薬を筋注して相対的に強まっているコリン作動性活動を弱める（抗コリン作用）（図60）。
- 抗コリン薬が無効であれば，ジアゼパムの緩徐な静注を試みる。
  → アマンタジンやブロモクリプチンのようなドパミン作動性活動を高める薬物を投与して図58の天秤の傾きを戻す方法も考えられる。しかし，それでは原病が悪化する可能性がある。

予防のポイント

- 従来型抗精神病薬をリスペリドンなどの SDA に変更するか，(抗精神病薬を変更しないのであれば)抗精神病薬を有効最低量まで減量する。
- ビペリデンなどの抗コリン薬を経口投与する。

治療のフローチャート

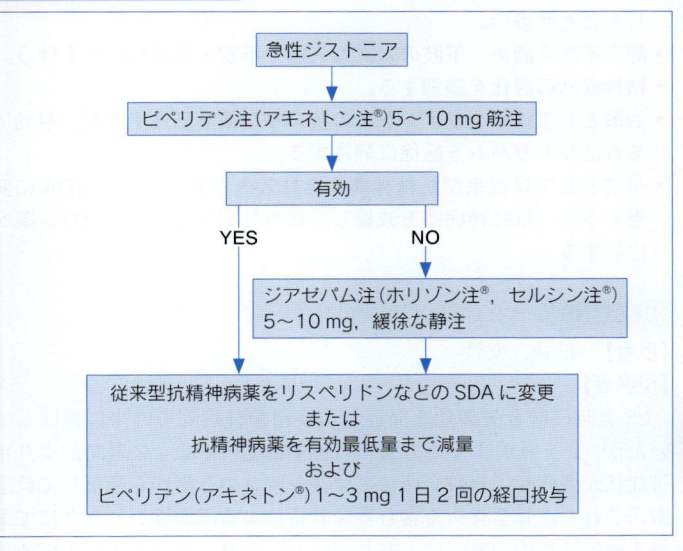

```
            急性ジストニア
                ↓
   ビペリデン注(アキネトン注®)5～10 mg 筋注
                ↓
              有効
         YES ↙    ↘ NO
                  ジアゼパム注(ホリゾン注®, セルシン注®)
                  5～10 mg，緩徐な静注
                        ↓
   従来型抗精神病薬をリスペリドンなどの SDA に変更
              または
        抗精神病薬を有効最低量まで減量
              および
   ビペリデン(アキネトン®)1～3 mg 1 日 2 回の経口投与
```

9 抗精神病薬を投与され落ち着かずじっとしていられなくなった患者

アカシジア

要諦

- アカシジアは抗精神病薬の投与を開始してから2ヶ月以内に生じることが多い。
- 静座不能を認め，下肢のムズムズ感や不安・焦燥感などを伴う。
- 精神症状の悪化を鑑別する。
- 治療としてはビペリデンなどの抗コリン薬を筋注するが，無効であればジアゼパムを緩徐に静注する。
- 予防としては従来型抗精神病薬をリスペリドンなどのSDAに変更するか，抗精神病薬を減量し，ビペリデンなどの抗コリン薬を投与する。

CASE 39

【患者】 45歳，女性
【現病歴】

25歳時に統合失調症を発症し，某精神科病院の外来に通院していたが，2ヶ月前より処方薬を自己中断していた。2週間前より精神症状が悪化し，自殺企図にてマンションの5階から墜落して救急搬送された。骨盤骨折を含む多発骨折による出血性ショックにて緊急手術後に集中治療室に入室となった。全身状態は改善し入院4日目に救急病棟に移動したが，硬く険しい表情でまったく発語せず，自発的な動きも認めず，緊張病性昏迷と診断された。入院5日後より経管栄養チューブから**リスペリドン液剤2mg/日**が開始され，漸増された。次第に精神症状は改善し疎通がとれるようになったが，投与2週間後の夕方にベッドで起き上がろうともがいているのを発見された。ベッド上での安静を促すも「**足がムズムズして，じっとしていられない，つらい**」と訴えていた。

【その後の経過】

抗精神病薬の副作用による錐体外路症状の1つである**アカシジア**

- 抗精神病薬開始から2ヶ月以内が多い。
- 中年女性に多い。

症状
- 静座不能
- 下肢のムズムズ感
- 不安・焦燥感
- 不眠

→ 苦痛が強く自殺企図の誘因となる

（図中ラベル：じっとしていられない／イライラ／ムズムズ／ムズムズ）

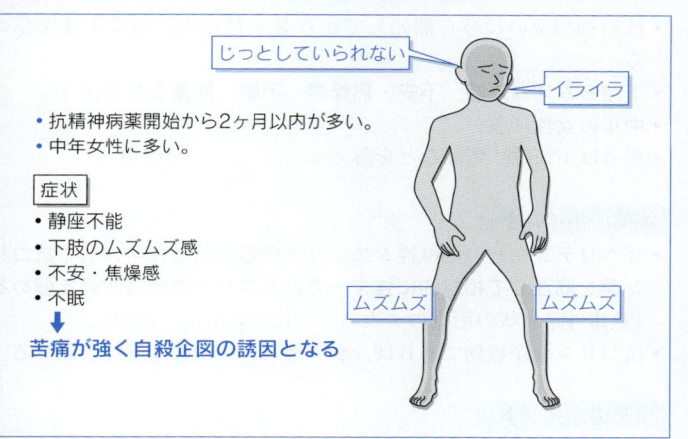

図 61 アカシジアの症状

の診断にてビペリデン 5 mg の筋注およびジアゼパム 5 mg の緩徐な静注を施行したところ次第に症状は消失した。

解説

錐体外路症状の1つである**アカシジア**は抗精神病薬の投与を開始してから**2ヶ月以内**に生じることが多い（錐体外路症状のメカニズムについては☞ p 255）。アカシジアは**中年の女性患者**での発生頻度が高いのが特徴で，ハロペリドールなどのブチロフェノン誘導体はクロルプロマジンなどのフェノチアジン誘導体やリスペリドンなどの SDA より発現率が高い。症状としては，じっとしていられず，立ち上がって歩き回りたいという強い欲求（**静座不能**）が生じ，**下肢のムズムズ感，不安・焦燥感，不眠**，興奮などを伴う。**精神症状の悪化を鑑別することが重要**である。この症状自体は生命を脅かすことはないが，急性ジストニアと同様に非常に不快であるため患者の苦痛が強く自殺企図を誘発することもある（**図 61**）。

診断のポイント

- 精神症状の悪化を鑑別する。

- 抗精神病薬の投与を開始してから2ヶ月以内に静座不能を認める。
- 下肢のムズムズ感,不安・焦燥感,不眠,興奮などを伴う。
- 中年の女性に多い。
- 患者は不快感,苦痛などを訴える。

治療のポイント

- ビペリデンなどの中枢性ムスカリン受容体遮断作用のある**抗コリン薬**を筋注して相対的に強まっている**コリン作動性活動を弱める**(錐体外路症状の治療のメカニズムについては☞ p 255)。
- 抗コリン薬が無効であれば,ジアゼパムの緩徐な静注を試みる。

予防のポイント

- 従来型抗精神病薬をリスペリドンなどのSDAに変更するか,(抗精神病薬を変更しないのであれば)抗精神病薬を有効最低量まで減量する。
- ビペリデンなどの**抗コリン薬**を経口投与する。

治療のフローチャート

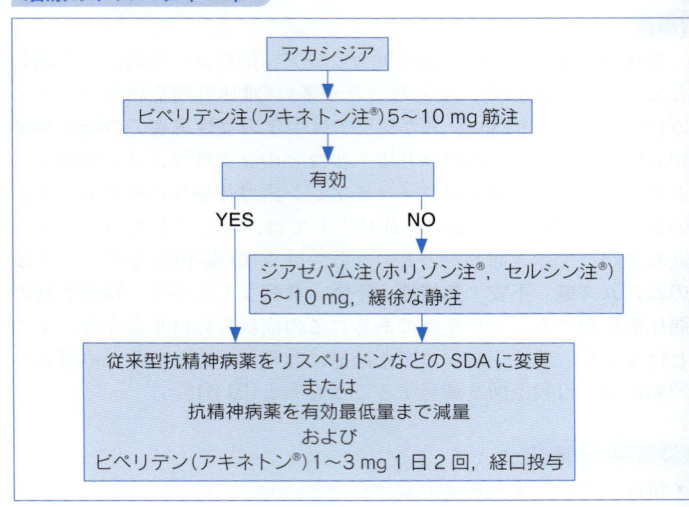

```
アカシジア
   ↓
ビペリデン注(アキネトン注®)5～10 mg 筋注
   ↓
  有効
 YES / NO
  │    │
  │    ↓
  │   ジアゼパム注(ホリゾン注®,セルシン注®)
  │   5～10 mg,緩徐な静注
  │    │
  ↓    ↓
従来型抗精神病薬をリスペリドンなどのSDAに変更
   または
抗精神病薬を有効最低量まで減量
   および
ビペリデン(アキネトン®)1～3 mg 1日2回,経口投与
```

10 抗精神病薬を投与され無動・緘黙となった患者

薬剤性パーキンソン症候群

要諦

- 薬剤性パーキンソン症候群は抗精神病薬の投与を開始してから数日〜数週の間に生じることが多く、高齢の患者に好発する。
- 振戦、筋強剛、仮面様顔貌、oily face、前屈姿勢、突進歩行、運動緩慢、流涎などを認める。
- 重症になると無動・緘黙となり緊張病性昏迷との鑑別が問題となる。
- 治療としては従来型抗精神病薬をリスペリドンなどのSDAに変更するか、抗精神病薬を減量し、ビペリデンなどの抗コリン薬を投与する。

CASE 40

【患者】 75歳、男性

【現病歴】

3年前より認知症の診断で某精神科クリニックにて通院加療され、抗認知症薬のドネペジル5mg/日を処方されていた。自宅の2階のベランダより誤って墜落し救急搬送された。腰椎L5の破裂骨折の診断にてマジックベッドで腰部を固定され保存的治療が開始された。入院3日目の夜間にせん妄状態となり、安静が保てず、点滴および膀胱留置カテーテルを自己抜去した。ハロペリドール2mgの静注を2時間ごとに繰り返し施行したところ、次第に落ち着き就寝した。翌日よりハロペリドール2mg/日を夕食後および就寝前に経口で分割投与した。その後せん妄は次第に改善したが入院2週間目より**無動・緘黙**となり、その他にも**手指の振戦、歯車様の筋強剛、仮面様顔貌、oily face、流涎**が認められた。

【その後の経過】

抗精神病薬の副作用による錐体外路症状の1つである**薬剤性パーキンソン症候群**の診断にてハロペリドールを中止し、リスペリドン

- 抗精神病薬開始から数週間以内が多い。
- 高齢者に多い。

症状
- 振戦
- 筋強剛（鉛管様または歯車様）
- 仮面様顔貌
- oily face
- 前屈姿勢
- 突進歩行
- 運動緩慢
- 流涎
- 無動・緘黙など

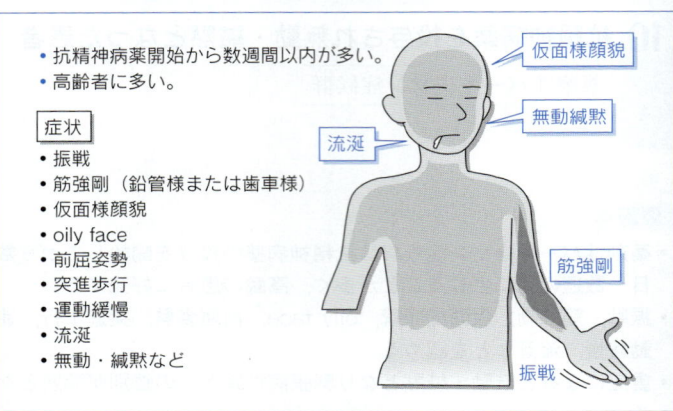

（図中ラベル：仮面様顔貌、無動緘黙、流涎、筋強剛、振戦）

図62　薬剤性パーキンソン症候群の症状

2 mg/日およびビペリデン2 mg/日を夕食後および就寝前に経口で分割投与したところ次第に症状は改善した。

解説

抗精神病薬の副作用として知られている錐体外路症状の1つである**薬剤性パーキンソン症候群**は抗精神病薬服用患者の10～40%に，治療開始から**数日～数週**の間に生じることが多い（☞ p 255）。薬剤性パーキンソン症候群は**高齢**の患者での発生頻度が高いのが特徴で，ハロペリドールなどのブチロフェノン誘導体はクロルプロマジンなどのフェノチアジン誘導体やリスペリドンなどのSDAより発現率が高い。症状としては**振戦**，（鉛管様または歯車様）**筋強剛，仮面様顔貌，oily face，前屈姿勢，突進歩行，運動緩慢，流涎**などを認める（図62）。重症になると**無動・緘黙**となり緊張病性昏迷との鑑別が問題となる。薬剤性パーキンソン症候群は**可逆的**で，抗精神病薬の変更や減量，抗コリン薬の投与によって改善するが，数ヶ月を要することもある。

診断のポイント

- 抗精神病薬の投与を開始してから**数日～数週**の間に**振戦**，（鉛管

様または歯車様)**筋強剛**, **仮面様顔貌**, **oily face**, **前屈姿勢**, **突進歩行**, **運動緩慢**, **流涎**, **無動・緘黙**などの症状を認める。
- 無動・緘黙では緊張病性昏迷を鑑別する。
- 高齢者に多い。

治療のポイント

- 従来型抗精神病薬をリスペリドンなどのSDAに変更するか, (抗精神病薬を変更しないのであれば)抗精神病薬を有効最低量まで減量する。
- ビペリデンなどの中枢性ムスカリン受容体遮断作用のある**抗コリン薬を経口投与**して相対的に強まっている**コリン作動性活動を弱める**(図60 ☞ p 255)。
  →アマンタジンやブロモクリプチンのようなドパミン作動性活動を高める薬剤を投与して図60の天秤の傾きを戻す方法も考えられる。しかし, 原病が悪化する可能性もある。

治療のフローチャート

```
         薬剤性パーキンソン症候群
                  ↓
  従来型抗精神病薬をリスペリドンなどのSDAに変更
              または
     抗精神病薬を有効最低量まで減量
              および
  ビペリデン(アキネトン®)1~3 mg 1日2回, 経口投与
```

Ⅴ 救急医療における精神障害 Q&A

❶「自殺企図患者を救命する必要はあるのか？」

要諦

- 「理性的な自殺であって，本人の意思によるものだからそれを尊重すべき自殺」などほとんどない。

救急医療スタッフへのメッセージ

「精神障害に罹患している自殺企図患者を救命し，身体的および精神的に治療して社会復帰させることは大きな社会貢献となる」

解説

自殺既遂者の配偶者や両親などからの情報提供による「心理学的剖検法」を用いたいくつかの実証的な地域調査研究によって，**自殺既遂者の90％以上には自殺時になんらかの精神障害があって，残りの10％にもパーソナリティ障害などの精神医学的問題があることが多いことがわかっています。つまり，「理性的な自殺であって，本人の意思によるものだからそれを尊重すべき自殺」などほとんどないのです。**

上述の「心理学的剖検法」を用いた研究によると**自殺既遂者の60％前後はうつ病などの気分障害に罹患していました**。また，自殺企図患者も，うつ病などの気分障害に罹患している割合は高く，当院をはじめとして三次救急施設に搬送される自殺企図患者の30％前後とする報告が多くみられます。そこで，うつ病を例にして，精神障害に罹患している自殺企図患者を救命する社会的意義を考えてみましょう。うつ病にとっては，**自殺念慮は症状の1つです。うつ病は抗うつ薬による薬物療法が非常に有効な疾病で，回復すると自殺念慮は消失し，通常の精神状態に戻り，人格荒廃に至らないことが多いという特徴があります**（☞ p244）。つまり，うつ病に罹患している自殺企図患者は，身体的治療と精神的治療によって社会復帰が十分可能なのです。

ハーバード大学のMurrayらはWHOと共同で，疾病による死亡

表54 2020年に予想されるDALYsの上位5疾病（全世界）

疾病	2020年	（1990年）
虚血性心疾患	1	(5)
うつ病	**2**	(4)
交通外傷	3	(9)
脳血管障害	4	(6)
下気道感染症	5	(12)

や障害によってもたらされる社会的損失を定量的に捉えるための新しい単位を提唱しました。これが DALYs(Disability Adjusted Life Years：障害調節生存年)です。表54に全世界において DALYs が上位である疾病を示します。これによると2020年には，うつ病は1990年の第4位から第2位にランクアップすると予想されています。当然ながらうつ病に罹患した患者による自殺が大きな要因となっていて，うつ病に罹患した患者の自殺による社会的損失は世界規模で大きいことを示しています。**うつ病に罹患している自殺企図患者を救急医療現場で救命し，身体的および精神的に治療して社会復帰させることは大きな社会貢献となるのです。**

　統合失調症も自殺既遂者や自殺企図患者が罹患していることの多い精神障害の1つです。以前は予後不良な精神障害を代表していたのですが，近年新たなタイプの薬物が次々に開発されたこともあって，統合失調症に罹患している患者の社会復帰率は高まっています。**うつ病のみならず精神障害に罹患している自殺企図患者を救命して，身体的および精神的に治療して社会復帰させることも大きな社会貢献となるのです。**

　本項の終わりに，「自殺予防ウェブサイト・コラム」に掲載された筆者の文章を紹介します。精神障害に罹患している自殺企図患者を救命する意義が少しでも伝われば幸いです。

　40代後半の女性が自殺目的で致死量をはるかに超える有機リン系農薬を服用した。現場が墓地であったために発見が遅れた。救急隊が要請されたが近隣の病院での受け入れを拒否された。長時間かけて越県して救命救急センターに到着した際にはすでに瀕死の状態

であった。通常の治療にはまったく反応せず厳しい状態だった。わずかな望みを託して足の付け根から太い動脈と静脈にカテーテルを挿入して人工心肺補助装置を回した。さらに，ポンプで取り出した血液を洗浄して戻すという治療をおこなった。家族には死を覚悟してほしいと伝えた。夫，結婚を2ヶ月後に控えた息子，年頃の美しい娘が患者のベッドサイドで泣き崩れた。

　奇跡が起こった。ショック状態から脱することができたのである。自ら呼吸する力がなかなか戻らずに人工呼吸器管理を3週間も要したが，身体的にはめざましく回復した。ところが患者は強く死を望んでいた。「しばらく前から何をするのもおっくうで，頭も働かないし，家事もどうしていいかわからなくなった」「家族に迷惑をかけている。生きているのはつらい。死んだほうが楽だ」と話した。

　うつ病の診断で抗うつ薬が処方された。2週間もした頃から患者の表情が柔和になった。やがて，「あの頃の私はどうしちゃったのかしら」「なんで死にたいなんて思ってたのかしら」と不思議がるようになった。「"うつ病"という病にかかってしまった。死にたいと思うのは症状の1つだ。うつ病がよくなってきたから死にたいと思う気持ちもなくなったのだ」と説明した。患者は「へえーっ」と笑顔を返した。

　退院の日がきた。うつ病はすっかり軽快していた。しかし，人工心肺補助装置を回した際に生じた左足の血行障害の後遺症で左足を引きずっていた。左膝の周囲の鈍い痛みも続いていた。

　あれから早いもので6年の歳月が流れた。今でも筆者の外来を受診して抗うつ薬を服用している。うつ病の再発はなく，安定していた。自宅近くの精神科への転医をすすめたこともあったが首を縦に振らず，夫の運転で片道2時間かけてやってくる。長男は予定どおりに結婚し2人の子供をもうけた。遠方に嫁いだ長女にも子供が生まれた。「孫が遊びに来るのがすごく楽しみだし，可愛いくてしょうがないの」と目を細める。夫も「あの時のことが嘘みたいに元気です」とうれしそうに話す。歩行は傍目にはまったく問題ないが，本人はいまだに左膝に鉛が入ったように重いという。「あのときのことを忘れずにちゃんと薬を飲んでなさいってことでしょう」と笑う。

最重症の中毒患者の救命のために人工心肺補助装置を用いることは，当時は非常にまれな試みであった．もし，あの時あの決断をしていなかったらこの家族の運命は大きく変わっていただろう．患者はすっかり本来の自分を取り戻して優しい夫とともに幸せな日々を過ごしている．患者も，家族も，そして筆者も，こうして患者が生き続けていることに満足している．

▶参考文献

【自殺既遂者の 90% 以上に精神障害があり，60% 前後に気分障害がある】
1) Cavanagh JT, Carson AJ, Sharpe M et al: Psychological autopsy studies of suicide: a systematic review. Psychol Med 33 : 395-405, 2003.

【残りの 10% もパーソナリティ障害などのなんらかの精神医学的問題があることが多い】
2) Ernst C, Lalovic A, Lesage A: Suicide and no axis I psychopathology. BMC Psychiatry 4 : 7, 2004.

【DALYs の上位疾病】
3) Murray CJ, Lopez AD: Alternative projections of mortality and disability by cause 1990-2020 : Global Burden of Disease Study. Lancet 349 : 1498-1504, 1997.

❷「自殺企図患者が罹患していることの多い精神障害は？」

要諦

- 自殺企図患者に罹患していることの多い精神障害はうつ病，統合失調症，アルコールや薬物の乱用や依存，境界型パーソナリティ障害などである。

救急医療スタッフへのメッセージ

「救急医療現場で精神障害に対する差別的な発言は絶対に慎む」

解説

「心理学的剖検法」を用いた研究によると**自殺既遂者の60％前後はうつ病などの気分障害**に罹患していました。次いで多いのが**統合失調症とアルコールや薬物などの乱用や依存**です。これらは自殺既遂者が罹患していた精神障害の大部分を占め，**自殺既遂者の3大精神障害**と呼ばれています。ところが，救急医療を受診する自殺企図患者が罹患している精神障害は多少異なります。縊首や高所からの墜落などの救命率の低い手段（硬い手段）によるものばかりでなく，大量服薬やリストカットなどの救命率の高い手段（柔らかい手段）によるものもかなり含まれるために，うつ病，統合失調症，アルコールや薬物などの乱用や依存（☞ p 244, 236, 229）に加えて**境界型パーソナリティ障害**に罹患している患者の割合が大きくなります（☞ p 73）。境界型パーソナリティ障害に罹患している自殺企図患者は圧倒的に若い女性が多いため，自殺既遂者は男性のほうが多いのですが，自殺企図患者は女性のほうが多いという逆転現象が生まれます。

ところで，筆者が救急医に転身した頃，救急医療スタッフによる精神障害に対する差別的な発言を耳にして不愉快な思いをしたことが時々ありました。しかし，救急医療現場には自殺企図患者をはじめとして精神障害に罹患している多くの患者が受診します。自殺企図患者に多いうつ病と統合失調症の生涯発症率だけをみてもそれぞ

れ10%前後と1%前後と非常に高いのです。また，境界型パーソナリティ障害は近年増加傾向にあるといわれています。DSM-Ⅳではパーソナリティ障害を3群に分けているのですが，境界型パーソナリティ障害と反社会性パーソナリティ障害を代表とするB群パーソナリティ障害の生涯発症率は10%にも達するといわれています。

　たとえば，若手の救急医療スタッフを例にとって考えてみましょう。統合失調症の好発年齢は超えてはいるのですが，30代でも発症することのある妄想型統合失調症をはじめとして，まだ統合失調症を発症する可能性はあります。もちろん，10人に1人は今後に発症のピークを迎えるうつ病を発症する可能性があります。この救急医療スタッフの子供たちはどうでしょうか。今後100人に1人は統合失調症を，10人に1人はうつ病を，10人に1人はB群パーソナリティ障害を発症する可能性があります。また，両親も今後10人に1人はうつ病を発症する可能性があるのです。このように自分だけでなく家族や親族が精神障害を発症する可能性がこれほど高いことを認識できていれば差別的な発言はとてもできないはずです。仮に非常に幸運なことに，家族や親族に精神障害者がいないとしても，自分の周囲のスタッフの中には家族や親族に精神障害者がいるかもしれません。救急医療現場で**精神障害に対する差別的な発言は絶対に慎むべき**です。

❸ 「精神科医は大量服薬やリストカットを繰り返す患者をちゃんと治療しているのか？」

要諦

- 大量服薬やリストカットは境界型パーソナリティ障害の主要症状である。

救急医療スタッフへのメッセージ

「境界型パーソナリティ障害は治療が最も困難な精神障害であることを理解してほしい」

精神科医へのメッセージ

「境界型パーソナリティ障害に罹患している患者に向精神薬を処方するのであれば，大量服薬の可能性を考えてより安全な薬物を処方してほしい」

解説

　大量服薬やリストカットを繰り返す，いわゆるリピーターは「せっかく治療したのにまたか」「いい加減にしてほしい」と，救急医療スタッフが患者のみならず，治療を担当している精神科医に対しても陰性感情を抱く一因となっているばかりでなく，自殺企図患者全体のイメージを確実に損ねています。

　リピーターは境界型パーソナリティ障害に罹患していることが多いのですが，実は**大量服薬やリストカットは境界型パーソナリティ障害の主要症状**なのです。ICD-10では境界型パーソナリティ障害を含む情緒不安定性パーソナリティ障害の特徴の1つとして「激しく不安定な対人関係に入り込んでいく傾向のために，感情的な危機が繰り返され，自暴自棄を避けるための過度な努力と**連続する自殺の脅しや自傷行為**を伴うことがある」という記載があります。また，DSM-Ⅳでは境界型パーソナリティ障害の診断基準の1つとして「**自殺企図，そぶり，脅かし，または自傷行為の繰り返し**」という記載があります。

大量服薬やリストカットは，自殺企図の手段の中では救命率の高い手段（柔らかい手段）であり，確信的自殺というよりは**パラ自殺または自己破壊的行動**であることが多いといわれています（☞p 73）。ただし，**境界型パーソナリティ障害は自殺既遂のリスク因子**でもあり（自殺既遂率は 10% 前後），境界型パーソナリティ障害による自殺がすべてパラ自殺または自己破壊的行動ではありません。境界型パーソナリティ障害に罹患している自殺企図患者の中には，縊首や高所からの墜落などの救命率の低い手段（硬い手段）による確信的な自殺企図によるものも含まれるので注意が必要です。

　救急医療スタッフはリピーターに遭遇すると，「精神科医はちゃんと治療していないんじゃないか」と疑心暗鬼になりがちです。ところが，境界型パーソナリティ障害の治療は容易ではありません。どんな努力をしても自分の性格が一朝一夕で変わらないことは，誰の経験でも明らかなように，境界型パーソナリティ障害の治療にも長い歳月が必要なのです。救急医療スタッフには**境界型パーソナリティ障害は治療が最も困難な精神障害**であることを理解してほしいと思います。

　それならばと救急医療スタッフは「何度も大量服薬しているのに，なぜ向精神薬をまた処方するのか」と疑問をもたざるをえません。しかし，前述したように自殺企図や自傷行為の繰り返しは主要症状なのであって，**向精神薬を取り上げれば市販薬の大量服薬やリストカットなど別の手段をとることは容易に予測**できます。それに，抗うつ薬が境界型パーソナリティ障害のうつ状態を改善するなど，向精神薬が一定の効果を上げているのは事実です。ただし，筆者ら救急医療スタッフが，三環系抗うつ薬や短時間型のバルビツール酸などを大量服薬して死亡した境界型パーソナリティ障害に罹患している自殺企図患者に遭遇するにつけ，「本当に死ぬつもりで飲んだのかなあ」と思わざるをえないことがたびたびあります。精神科医には**境界型パーソナリティ障害に罹患している患者に向精神薬を処方するのであれば，大量服薬の可能性を考えてより安全な薬物を処方**してほしいと思います。

❹ 「精神障害者はなぜ身体合併症を重症になるまで放っておくのか？」

要諦

- 精神障害者は自覚症状を訴えなかったり，自覚症状の訴えが曖昧で正確に伝えられないことがある。
- 発見されたときはすでに身体合併症は重症で手遅れになりやすい。

救急医療スタッフへのメッセージ

「積極的に身体合併症のある精神障害者を受け入れて，精神科施設とギブアンドテイクの良好な関係を築きたい」

CASE 41 〈非閉塞性腸管虚血〉

【患者】 65歳，男性
【現病歴】
　32歳時に統合失調症を発症し，15年前より某精神科病院にて入院加療され，抗精神病薬である**クロルプロマジン 100 mg/日**，**プロペリシアジン 50 mg/日**，**リスペリドン 6 mg/日**，**ジプレキサ 5 mg/日**，抗コリン薬である**ビペリデン 2 mg/日**，ベンゾジアゼピン系睡眠薬を処方されていた。前日の夜から朝まで計7回の下痢を認めた。腹痛や嘔気などの訴えはなかった。夕方よりコーヒー残渣様の嘔吐を2度認めた。点滴および酸素投与を施行しながら経過観察していたが，20時に顔面蒼白および口唇チアノーゼを認めた。22時には昏睡となり収縮期血圧が50 mmHg台と低血圧を認めたため救急施設に搬送された。

【来院時現症】
　意識レベル JCS 200
　瞳孔 4.0 mm 同大，対光反射迅速
　血圧 106/F mmHg，心拍数 122/分（整）
　呼吸数 18/分，体温 37.3℃
　腹部の膨隆，打診にて鼓音，聴診にて腸蠕動音の消失を認めた。

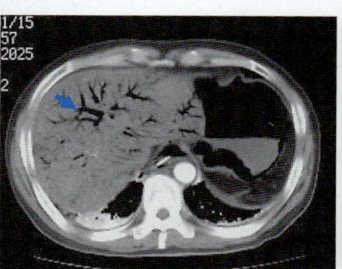

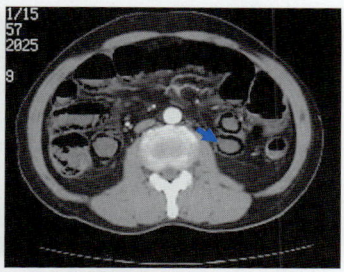

図63 来院時の腹部造影CT（門脈ガス像と腸管壁内ガス像）

【来院時検査所見】
　動脈血ガス：**代謝性アシドーシス**（pH 6.98，HCO_3^- 11.6 mmol/L，BE −20.0 mmol/L）
　末梢血：**白血球増多**（27,500/μL）
　血液生化学：**高アミラーゼ血症**（326 IU/L），**高CPK血症**（448 IU/L），
　　腎機能障害（BUN 34 mg/dL，Cr 2.52 mg/dL）
　　炎症反応の増加（CRP 3,517 μg/dL）
　腹部単純X線：**著明な腸管ガス像**
　腹部造影CT：**著明な門脈ガス像および腸管壁内ガス像**（腸管壊死の所見）（図63）
　緊急腹部血管造影：**上腸間膜動脈の辺縁動脈の攣縮**

【経過】
　腹部CT所見より**広範な腸管壊死**を疑い，緊急腹部血管造影検査を施行した。その結果，主幹動脈には血栓などによる閉塞はなく上腸間膜動脈の辺縁動脈の攣縮を認めたため**非閉塞性腸管虚血**と診断した。全身状態が悪く手術は不可能と判断し，腹腔動脈および上腸管膜動脈にカテーテルを留置し塩酸パパベリンを動注した。しかし，次第に状態が悪化し，入院10時間後に死亡した。

解説

　救急医療現場には時として「身体合併症をどうしてここまで放っておいたのか」とびっくりさせられる精神障害者が受診します。本症例のように下痢や嘔吐などの他覚症状には気付かれていても，精

神障害者は自覚症状を訴えなかったり,自覚症状の訴えが曖昧であったりして正確に伝えられないことがあります。また,たとえば,抗精神病薬を服用している精神障害者が麻痺性イレウスをきたしていても抗精神病薬は制吐作用があるため嘔気・嘔吐が出現しないことがあるように(☞p 148),向精神薬の薬理作用によって症状がマスクされてしまうこともあります。さらに,激しい痛みがあるはずの身体合併症があっても平然としている精神障害者にたびたび遭遇するので,**精神障害者は痛みの閾値が高いのではないか**(エビデンスはないものの救急医療スタッフの間でよく話題になります)と疑わざるえません。このように,精神障害者の身体合併症は重篤感が周囲に伝わりにくいという特徴があります。

本症例では精神科病院という医療施設にいながらも意識障害やショックなどの重篤な他覚症状をきたしてはじめて潜んでいた身体合併症の重大さに気付かれたのですが,発見されたときにはすでに**身体合併症は重症で手遅れになることがあります**。また,**身体合併症のある精神障害者の入院を受け入れる施設が少ないことも問題**です。精神科病院では身体合併症に対する十分な検査や治療行為ができないのに,転院させられずにいるうちに重症化してしまうこともしばしばあります。

筆者の勤務する三次救急施設は精神科のスタッフが常駐していることもあり,積極的に身体合併症のある精神障害者を受け入れています。この結果,近隣の精神科施設がわれわれの施設から精神障害者を快く受け入れてくれるという,ギブアンドテイクの良好な関係が築かれています。精神障害者の後方施設を確保したいのであれば,**救急施設は身体合併症のある精神障害者の入院を積極的に受け入れて精神科施設とギブアンドテイクの良好な関係を作ることが大切**です。

❺ 「抗精神病薬を服用している精神障害者の突然死の原因は？」

要諦

・抗精神病薬は誤嚥による上気道閉塞，致死性不整脈，肺動脈血栓塞栓症の危険因子である。

救急医療スタッフへのメッセージ

「抗精神病薬を服用している精神障害者の急変には肺動脈血栓塞栓症を鑑別疾患に加える」

解説

　統合失調症の患者は一般人口に比べて突然死のリスクが3倍であるという報告があります。一方，抗精神病薬を服用している患者は服用していない患者に比べて突然死のリスクが1.4倍であるという報告もあります。統合失調症にかかわらず抗精神病薬は突然死に関与していることは疑いのないようです。

　救急外来には抗精神病薬を服用している精神障害者が食物の誤嚥による窒息をきたして心肺機能停止状態となり搬送されることがたびたびあります。抗精神病薬の副作用として知られている錐体外路症状の1つに**薬剤性パーキンソン症候群**があります（☞ p 263）。薬剤性パーキンソン症候群の重篤な合併症が**嚥下障害**で，食物の誤嚥によって**上気道閉塞**をきたして突然死することがあるのです（☞ p 177）。また，抗精神病薬は致死性不整脈の危険因子であることは以前から指摘されています。抗精神病薬は膜興奮抑制（キニジン様）作用をもち，常用量であっても QTc 時間の延長，房室ブロック，torsade de pointes などの心室性不整脈をきたすことがあります。特に torsade de pointes などの心室性不整脈は，抗精神病薬を服用している患者の突然死の原因の1つです（☞ p 185）。

　ところで，筆者が三次救急施設に勤務するようになって驚いたことがあります。救急外来で**肺動脈血栓塞栓症**と診断された患者の中に，かなりの割合で抗精神病薬を服用している精神障害者が含まれ

ていたのです。また，抗精神病薬を服用している精神障害者であって来院時心肺機能停止状態で搬送されて死亡した患者を当大学の法医学教室で法医(承諾)解剖すると，死因が肺動脈血栓塞栓症と診断される症例がたびたびありました。そこで，筆者らは抗精神病薬を服用している患者に発症する肺動脈血栓塞栓症に関して臨床例および剖検例を対象として詳細に調べてみました。1996～2000年の間に当院に搬送されて，肺動脈血栓塞栓症と診断された44症例のうち，これまで一般に認識されていた肥満，悪性腫瘍，膠原病，糖尿病，外傷後，手術後などの肺動脈血栓塞栓症の危険因子を認めなかった16症例を対象として検討したところ，抗精神病薬を服用していたのは7例(44%)で，うち5例(71%)が女性でした。さらに，1998～2002年に当大学法医学教室において原因不明の突然死に対して施行された1,125例の剖検例のうち死因が肺動脈血栓塞栓症と診断された28症例(全体の2.5%)を対象として検討したところ，抗精神病薬を服用していたのは8例(29%)で，全例が女性でした。多因子検定では抗精神病薬を服用している女性は有意に肺動脈血栓塞栓症を発症するリスクが高いことが示されました。このように**肺動脈血栓塞栓症は抗精神病薬を服用している患者の突然死の原因の1つです**(☞ p171)。実は欧米では抗精神病薬は肺動脈血栓塞栓症などの静脈血栓塞栓症の危険因子であることは以前から指摘され，近年ではエビデンスも得られているのですが，わが国では肺動脈血栓塞栓症の発症頻度が欧米に比べてはるかに少ないこともあり，あまり関心をもたれなかったようです。

▶参考文献

【統合失調症の患者の突然死のリスクは一般人口の3倍】
1) Ruschena D, Mullen PE, Burgess P et al: Sudden death in psychiatric patients. Br J Psychiatry 172 : 331-336, 1998.

【抗精神病薬を服用している患者の突然の心臓死のリスクは3倍】
2) Straus SMJM, Bleumink GS, Dieleman JP et al: Antipsychotic and the risk of sudden cardiac death. Arch Intern Med 164 : 1293-1297, 2004.

【わが国では抗精神病薬を服用している女性は肺動脈血栓塞栓症の危険因子―臨床例から】
3) Kamijo Y, Soma K, Nagai T et al: Acute massive pulmonary thromboembolism associated with risperidone and conventional phenothiazines. Cir J 67 : 46-48, 2003.

【わが国では抗精神病薬を服用している女性は肺動脈血栓塞栓症の危険因子―剖検例から】
4) Hamanaka S, Kamijo Y, Nagai T et al: Massive pulmonary thromboembolism demonstrated at necropsy in Japanese psychiatric patients treated with neuroleptics including atypical antipsychotics. Cir J 68 : 850-852, 2004.

❻ 「交通外傷による PTSD の発症率は？」

要諦

・当院で入院加療された重症の交通外傷患者の PTSD の発症率は 8.5％ で欧米の報告と比較すると低い値であった。

精神科医へのメッセージ

「診断基準に沿って慎重に交通外傷による PTSD を診断すべきである」

解説

心的外傷後ストレス障害(PTSD)は，自然災害，事故，犯罪被害，ドメスティックバイオレンス(DV)，児童虐待などによって生命や身体を脅かし，精神的衝撃を与える出来事(トラウマ)を経験することによって生じる精神障害です。再体験，回避，過覚醒の 3 大症状が 1 ヶ月以上持続した場合に PTSD と診断されるのですが(☞ p 251)，交通外傷患者では診断基準に沿って慎重に診断されずに，安易に診断されるケースも多く，事故後の損害賠償をめぐり大きな社会問題となっています。

わが国における PTSD の罹患率については，これまでいくつかの報告があります。ドメスティックバイオレンスによって加害者と離れて生活している女性の PTSD の罹患率は 40％ と報告されているのですが，阪神淡路大震災後に仮設住宅で暮らしていた生存者では 4 年後の PTSD の罹患率は 9％ という報告があります。これは，犯罪や暴力の被害者に比べて，災害や事故の生存者では PTSD の罹患率は低いとする欧米での報告と一致しています。交通外傷患者に生じる PTSD の発症率については欧米ではいくつかの先行研究があります。受傷 4 ヶ月後に 17.5％ としているもの，6 ヶ月後に 25.4％ としているもの，1 年後に 16.5％ や 17％ としているものをはじめとして，その値は 8～46％ と大きなばらつきがあります。ところがわが国ではこれまで交通外傷による PTSD の発症率を調査

した研究はありませんでした。

そこで，筆者らは2002年4月～2004年3月の間に当院で入院加療された重症交通外傷患者を対象としてプロスペクティブに調べてみました。その結果，**受傷6ヶ月後のPTSDの発症率は8.5%**でした。これは，欧米における報告と比較すると低い値で，阪神淡路大震災の被災者における数字に近い値でした。わが国では交通事故に関連した障害や後遺症は自賠責保険ですべて補償されるために，交通事故の生存者の社会的・経済的ストレスが軽減されることに関連しているのではないかと考えています。いずれにせよ，精神科医は三次救急施設で入院加療された最も重症な交通外傷の患者でさえ，この程度の発症率であるということを念頭に入れて，**診断基準に沿って慎重に交通外傷によるPTSDの診断をしてほしい**と思います。

▶参考文献

【交通外傷患者のPTSDの発症率は受傷4ヶ月後で17.5%】
1) shalev AY, Freedman S, Peri T et al: Prospective study of posttraumatic stress disorder and depression following trauma. Am J Psychiatry 155 : 630-637, 1998.

【交通外傷患者のPTSDの発症率は受傷6ヶ月後で25.4%】
2) Harvey AG, Bryant RA: The relationship between acute stress disorder and posttraumatic stress disorder: a prospective evaluation of motor vehicle accident survivors. J Consult Clin Psychol 66 : 507-512, 1998.

【交通外傷患者のPTSDの発症率は受傷1年後で16.5%】
3) Ehlers A, Mayou RA, Bryant B: Psychological predictors of chronic posttraumatic stress disorder after motor vehicle accident. J Abnorm Psychol 107 : 508-519, 1998.

【交通外傷患者のPTSDの発症率は受傷1年後で17 %】
4) Mayou R, Bryant B, Ehlers A: Prediction of psychological outcomes one year after a motor vehicle accident. Am J Psychiatry 158 : 1231-1238, 2001.

【わが国の救命救急センターにおける交通外傷患者のPTSDの発症率は8.5%】
5) Hamanaka S, Asukai N, Kamijo Y et al: Acute stress disorder and posttraumatic stress disorder symptoms among patients severely injured in motor vehicle accidents in Japan. Gen Hosp Psychiatry 28 : 234-241, 2006.

索引

太字のページ数は重要な箇所を示す。

数字・欧文

数字・ギリシャ文字

1% ディプリバン注® 50, 97
3大精神障害 272
5% グルコース液 159~161
Ⅱ型糖尿病 118
α_1 アドレナリン受容体遮断作用 15, 19, 29, 95
β 遮断薬 32
β-ヒドロキシ酪酸 160

A

ACLS 113
active rewarming 112
after drop 現象 114
AIMS 169
ASD 8, 252
Auerbach 神経叢 152

C

cAMP 濃度 129, 130
cold diuresis 114
CYP2D6 阻害作用 32

D

DALYs 269
denervation hypersensitivity 167
down-regulation 19
——, 受容体の 104, 224
DSM 2
Duret 出血 87
DV 252

G

GABA 結合部位 22
GABA 作動性伝達機能 104
GABA 作動性ニューロン 24
$GABA_A$ 受容体 **22**, 104
—— の機能低下 104, 224

H

H_2 受容体拮抗薬 208, 209
HbA_{1c} 120

I

Ia 型抗不整脈薬 193
ICD 2

K

Knuckle sign 174

L

Low density area 172, 174

M

MDMA 78

N

NAD 159
NADH 159
NADH/NAD 比 159
needle-manometer 法 201
NSAIDs 130, 209

O

oily face 264, 265
Osborn(J)波 111, 112

P

passive rewarming 112
PCPS 113, 114, 179
PT 時間の延長 198
PT-INR 198
PTSD 3, 7, 8, 251〜253, 282

Q

QRS 時間の延長 189, 191, 192
QTc 時間の延長
　　6, 185, 186, 189, 191, 192

R

rewarming shock 113

S

saccadic 54, 59
SDA 16, 113, 134, 157, 257
shivering 6, 112
SNRI 20, 134, 193, 197, 248
　―― の作用機序 21
SSRI 20, 71, 134, 157, 193, 248
　―― の作用機序 20

T

T_2 強調画像 90
T 波の陰転化 100
torsade de pointes 6, 185, 186,
　　　　　　　　　 212, 233, 241
Triage DOA® 78, 135, 189, 230

U

up-regulation 18

W

Westermark sign 174

和文

あ

アカシジア 7, 9, 25, 35, 40, 260
アキネトン® 40, 259, 262, 265
アセチル CoA 160
アセチルコリンエステラーゼ 155
アセト酢酸 160
アセトン 160
アナフラニール® 190
アニオンギャップ開大性代謝性アシドーシス 160
アネキセート® 136
アミトリプチリン 190, 192
アモキサピン 95
アモキサピン濃度, 血中 93
アモキサン® 95
アルカローシス 163
アルコール 8, 104, 224, 272
　――, 血中 160
アルコール依存症 4, 104
アルコール結合部位 22, 104, 223
アルコール性ケトアシドーシス
　　　　　　　　　　　　5, 158
アルコール多飲 159
アルコール離脱痙攣 3, 103, 106
アルコール離脱症状 36
アルコール離脱振戦せん妄
　　　　　　8, 39, 107, 222, 224
アルコール離脱せん妄
　　　　　　　　8, 39, 222, 224
アレビアチン注® 187
アンフェタミン 78
アンフェタミン精神病 8, 229, 232
喘ぎ呼吸 168
青ざめた顔色 178
悪心 32, 34, 100, 150, 160

悪性高熱　124
悪性症候群　5, 27, 39, **122**, 201
悪夢　253
頭がくらくら　162
圧痛　144, 153
――, 心窩部の　158

い

イオントラッピング　140
イソプロテレノール　184, 187
イミドール®　95, 190
イミプラミン　183, 187, 190, 192
イミペネム　223
イライラ　79
インスリン, 血中　160
インテバン SP カプセル®　131
インデラル注®　82
インドメタシン　130
医療保護入院　**47**, 55
依存　40
易刺激性　29, 216
易怒性　29
胃壊死　146
胃拡張, 急性　144
胃穿孔　146
胃洗浄　137
胃破裂　146
異常血圧　124
異常舌運動　178
異常不随意運動尺度　169
意識(の)障害
　　　86, 91, 94, 124, 163, 192, 201, 211
意識の混濁　46, 210, 224
意識の変容　210
意欲低下　13, 231, 237, 240, 252
息切れ　168
息苦しさ　69
息をしづらい　162
咽頭移動時間の延長　178
咽頭反射の遅延　178

陰性 T 波　172
陰性症状　13, 14, 16, **237**〜240
―― の賦活・改善作用　13
飲酒　231
―― を中断　160
飲酒量　160

う

ウロキナーゼ　174
ウロキナーゼ注®　175
ウブレチド錠®　156
ウリナスタチン　223
イミペネム　223
ヴィーン F®　126, 146, 151
うつ状態　32, 34, 162, 252
うつ病　32, 34, **244**, 245, 272
――, 単極性　245
―― の病因のメカニズム　18
―― のモノアミン仮説　18
うつ病エピソード　46
うつ病性昏迷　246
右軸偏位　172
右心系拡大　174
呻き声　168
運動過多　238
運動緩慢　265
運動興奮　246
運動失調　100
運動麻痺　201

え

エクスタシー　78
エタノール　23
エフェドリン　79
壊疽　146
永遠妄想　47, 247
塩酸トラゾドン　214
塩酸ミアンセリン　214
嚥下開始の遅延　178
嚥下困難　257
嚥下障害　5, 178, 279

お

オランザピン 118
悪寒 6, 112
応急入院 47
嘔吐 32, 34, 80, 98, 100, 145, 150, 158, 160
横紋筋融解症 78〜80, 92, 124

か

カーバメート 155
カタボン Hi 注® 175
カタルシス状態 247
カタレプシー 238, 240
カテーテル・インターベンション 174
カリウム補正 160
カルバマゼピン 133, 137, 141, 148, 181〜183, 216, 219
カルバマゼピン誘発性完全房室ブロック 182
カルバマゼピン誘発性徐脈性不整脈 181
カルバミル基 155
下肢のムズムズ感 262
下大静脈フィルター 174
下腹部の膨隆 153, 154
加温 112
加温酸素 111
加温生理食塩水 111
加湿酸素 111
可逆的 178, 264
仮面様顔貌 264, 265
過覚醒 252, 253
過活動 79
過換気症候群 5, 162
過換気誘発試験 165
過剰刺激 209
過食 145
過鎮静(傾向) 200, 201

過眠 230
寡動 25, 211
回避 252, 253
解体型統合失調症 238
解離 252
解離性痙攣 2, 64, 65
解離性昏迷 2, 59, 60
解離性障害 2〜4, 60, 163
外尿道括約筋 154
拡散強調画像 90
覚せい剤取締法 82
覚醒剤 229, 231
—— の通報義務 83
覚醒剤中毒, 急性 36, 39, 77
覚醒周期の障害 211
確信的な自殺企図 76
片肺換気 179
活性炭の投与 137, **138**
完全房室ブロック 181, 182, 185
肝障害 79, 80
陥没呼吸 178
寒冷利尿 114
換気障害 168
間歇的空気加圧法 174
間接的交感神経作動薬 79
間代性痙攣 64
感覚遮断 209
感情調整作用 17
感情鈍麻 13, 237〜240
感情(の)障害 32, 34, 211, 237
感情の平板化 238
感情表出の低下 217
関係妄想 46
緘黙 124, **263**, 264
鑑別不能型統合失調症 238
眼圧の上昇 20
眼球上転発作 26, 257
眼瞼結膜の貧血 195
顔面蒼白 80
顔面のしびれ感 162

き

キシロカイン注® 187
キニジン様作用 20, 182, 186, 191
危険動作 207, 223
気管挿管 179
気分易変性 29
気分障害 32, 34, 272
奇異な行動 237
拮抗薬 138
脚ブロック 100
吸気時の喘鳴 178
吸収の阻害 138
急性アモキサピン中毒 93
急性胃拡張 144
急性覚醒剤中毒 36, 39, 77
急性向精神薬中毒，環系抗うつ薬以外の 133
急性三環系抗うつ薬中毒 189, 194
急性ジストニア 7, 9, 26, 40, 201, 255, 257
急性腎不全 124
急性ストレス障害 8, 252
急性大動脈解離 79, 80
急性低ナトリウム血症 84
急性尿細管壊死 124
急性肺動脈血栓塞栓症 6
巨大結腸症 152
巨大膀胱 157
拒食 124
拒絶症 238, 240
虚無感 74
虚無妄想 46, 47, 247
恐怖 70, 210, 211, 224
胸水貯留 196
胸痛 70, 168, 173
境界型パーソナリティ障害 3, 4, 8, 73, 74, 272, 274
興味の喪失 246
凝固異常 80, 196
筋強剛 25, 100, 122, 124, 177, 178, 264, 265
──, 歯車様の 263
筋緊張 100
── 異常 257
筋原性酵素の上昇 122, 201
筋固縮 80
筋弛緩作用 23, 35
筋弛緩薬 209
筋トーヌスは低下 84
筋肉
── の挫滅 201
── の腫脹 201
── の疼痛 201
筋肉内圧の上昇 201
筋膜切開術 202
筋攣縮 80, 163
緊急筋膜切開術 201
緊急措置入院 47
緊張型統合失調症 238
緊張病性興奮 47
緊張病性昏迷 2, 12, 27, 31, 54, 55, 201, 237, 260
緊張病性症状 240

く

クエチアピン 200
クリアクター注® 175
クロカプラミン 177
クロミプラミン 190, 192, 195, 196
クロルフェニラミン 209
クロルプロマジン 110, 113, 133, 148, 171, 186, 187, 200, 256, 276
グリコーゲン 159
苦痛の表情 178
苦悶様，表情は 255
繰り返し血液透析法 101

け

ケトン 158

ケトン血症 118
ケトン体 160
下痢 80
解毒薬 138
経静脈的ペースメーカー 182〜184
経皮的心肺補助法 113, 114
痙性斜頸 26, 258
痙攣 80, 94
痙攣重積発作 39, 106
痙攣発作 35, 86, 91, 95, 100, 106
軽症低体温症 112
傾眠 100, 207, 210, 223
警察官 45
―― の応援 48
―― の応援を要請 48, 49
―― の通報 45
警察官職務執行法 48
警察に届け出 78, 81
警職法 49
激越 246, 247
激昂 79
血圧低下 15, 20, 29
血液灌流法 138, 140, 141
血液吸着法 141
血液浄化法 140
血液透析法 99, 138, 140
血液のうっ滞 173
血液をアルカリ化 193
血管攣縮 80, 163
血腫, 脳挫傷に伴う 216
血小板凝集の亢進 173
血清ナトリウム 86
血清ナトリウム値の補正 87
血清バソプレシン濃度 130
血栓吸引 174
血栓溶解療法 174
血中 β-ヒドロキシ酪酸 159
血中アセト酢酸 159
血中アモキサピン濃度 93
血中アルコール 160

血中インスリン 160
血中ケトン体 159
血中遊離脂肪酸 160
血中リチウム濃度 100
血統妄想 46, 47
血糖値 120
血尿 195
見当識障害, 軽度の 106
幻覚 12, 27, 31, 44〜46, 80, 210, 211, 232, 237, 240
―― , 一過性の 106
幻奇症 238
幻視 **46**, 211, 224, 225
幻声 240
幻聴 **46**, 224, 231, 232, 238
―― が再燃 231
言語新作 240
言語的介入 48, 232
言語不明瞭 100
現実逃避 60, 65, 66
減張切開術 201, 202

こ

コリン作動性活動 256, 262
コリン作動性ニューロン 24, 256
小刻み歩行 25
小人幻視 46, 225
呼吸が促迫 166
呼吸が不規則 166
呼吸苦 171
呼吸困難 168, 173, 178, 257
呼吸性アシドーシス 167
呼吸性アルカローシス 162, 163
呼吸性ジスキネジア 5, **166**, 167
呼吸抑制 35, 37, 39
誇大妄想 46, **47**
鼓音 148
誤嚥, 薬剤性パーキンソン症候群に合併した 177
誤嚥性肺炎 5, 133, 168, 178

口渇 15, 20, 26, 29, 40, 80, 86, 91, 117～119, 129, 258
口腔移動時間の延長 178
口唇チアノーゼ 195
口唇のしびれ感 163
口部ジスキネジア 168
交感神経興奮症状 80
交感神経症状，著しい 78
交叉耐性 23, 104, 224, 226
交通外傷 282
向精神薬 12
　── による尿閉 153
　── による麻痺性イレウス 148
考想化声 240
考想吹入 240
考想奪取 240
考想伝播 240
抗うつ薬 17
　── による薬物相互作用 195
　── の作用機序 18
　── の必須薬 21
　──，ワルファリンとの相互作用 197
抗凝固療法 174
抗菌薬 209
抗痙攣作用 23, 35
抗幻覚作用 27, 31
抗コリン作用 258
抗コリン薬 26, 149, 154, 208, 209, 259, 262, 265
抗攻撃性 17
抗精神病薬 12
　── による糖尿病性ケトアシドーシス 117
　── による肺動脈血栓塞栓症 171
　── の作用機序 13
　── の必須薬 17
　── の臨床効果 16
抗てんかん薬 209

抗パーキンソン薬 24
　── の必須薬 26
抗ヒスタミン薬 209
抗不安作用 23, 35
抗不安薬 22
　── の必須薬 23
抗不整脈薬 32, 209
抗妄想作用 27, 31
抗リン脂質抗体 173
抗利尿ホルモン分泌異常症 86
攻撃性 29, 216, 219
後弓反張 26, 65, 258
降圧薬 209
高CK血症 124, 277
高アミラーゼ血症 277
高血圧 80, 225, 226
高血糖 5, 16, 31, 118
高浸透圧血症 129
高浸透圧脳症 130
高浸透圧脳症状 129
高体温 77, 78, 80, 100, 124
高炭酸ガス血症 167
高ナトリウム血症 129, 130
高プロラクチン血症 173
高ミオグロビン血症 57, 124
高力価抗精神病薬 124
高齢 167, 168, 208
喉頭蓋の不規則運動 178
喉頭鏡 179
喉頭ジストニア 257
硬膜外血腫 216
興奮 39, 79, 124, 163, 207, 261, 262
興奮状態 57, 77, 238
国際疾病分類 2
黒色便 195
心の風邪 247
骨格筋欠陥説 123
困惑 211
昏睡 80, 100
昏迷 55, 124, 238, 240

さ

サイレース®
　　　37, 108, 227, 234, 242, 249, 254
サイレース注®
　　　62, 67, 213, 234, 242, 249
左心不全　80
左肺音の減弱　195
作業せん妄　225
作用機序
——, SNRI の　21
——, SSRI の　20
——, 抗うつ薬の　18
——, 抗精神病薬の　13
——, ベンゾジアゼピン系薬物の
　　　22
嗄声　178
再体験　252, 253
細胞外液　151
細胞内外の浸透圧較差　86
細胞膜安定化作用　99
催幻覚薬　12
催眠作用　13, 15, 20, 23, 29, 35, 37, 39
催眠薬　209
罪業妄想　46, 47, 247
罪責感　246
錯視　224, 225
錯乱　79, 100
叫び声　216
錯覚　210, 211
三環系抗うつ薬　19, 149, 154, 196, 197, 209
三環系抗うつ薬中毒, 急性
　　　189, 194
三環系抗うつ薬類　135
散瞳　80, 225
残遺型統合失調症　238

し

シナプス伝導を抑制　99
シメチジン　209
ショック　146
シンナーの乱用　229
ジアゼパム　24, **35**, 70～72, 94, 95, 104, 107, 163, 223, 226, 251, 253, 258, 261, 262
ジギタリス　209
ジスキネジア　79
——, 遅発性　5, 167
ジノプロスト　151
ジフェンヒドラミン　209
ジプレキサ　276
ジメンヒドリナート　209
しびれ感　162
——, 四肢末梢の　163
——, 手足の　163
四環系抗うつ薬中毒　93
四肢の振戦　128
四肢末梢のしびれ感　163
四肢を抑制　218, 223, 226
糸球体濾過率　130
姿勢異常　257
思考錯乱　211
思考障害　237
思考の変調　210
思考抑制　246
視床下部　123
自我障害　237
自己破壊的の行動　74
自殺　239, 274
—— とうつ病　247
—— の硬い手段　239
自殺企図　76, 248, 257, 268, 272, 274
自殺既遂　76, 247
—— のリスク因子　275
自殺念慮　76, 246, 268
—— の賦活　32

自傷行為　74, 229, 274
　―― の繰り返し　274
自発性の低下　217
自閉　237, 238
自律神経症状　106, 107, 225, 226, 246
児童虐待　252
持続的筋緊張　257
舌の振戦　178
失見当識　207, 210, 211, 223～225
失神　163, 171, 173, 186
　―― を繰り返す　185
失調性呼吸　167
嫉妬妄想　46
射精遅延　32, 34
腫脹　200
受容体遮断作用，ビペリデンによる　25
受容体の down-regulation　104, 224
受容体の過感受性　167
宗教妄想　46, 47
臭化ジスチグミン　153, 155
執着気質　245
重症低体温症　112
重炭酸ナトリウム　140
縮瞳　94
出血　197
出血症状　198
出血性ショック　260
循環気質　245
循環器用薬　209
循環不全　80
準備因子　208
助産婦手位　163
除脈　100
徐脈性心房細動　111
徐脈性不整脈　6, 182, 183
小動物幻視　46, 225
小離脱　105, 106
消化管ガス像，拡張した　150
消化管出血　80

消化器系薬　209
症状の夜間増悪　211
焦燥　29, 106, 107, 211, 217, 245
焦燥感　100, 246, 261, 262
障害調節生存年　269
衝動行為　236
衝動性　219
　―― の亢進　217
上気道狭窄　5, 177, 178
上気道閉塞　5, 177, 178, 279
上腸間膜動脈の辺縁動脈の攣縮
　　　　　　　　　　　　277
常同症　238
情緒不安定　229
情動易変性　231
情動の変動　210
静脈血栓塞栓症　173
食物塊　145
食欲低下　246
心窩部痛　158
心気妄想　46, 247
心筋異常伝導　191
心筋梗塞　79, 80
心室細動　191
心室性頻拍　191
心室性不整脈　6, 186, 191, 192
心的外傷後ストレス障害
　　　　　3, 7, 8, 251, 252, 282
心的外傷体験　252
心電図異常　100
心肺機能停止　173, 186
心拍数　181
心理的ストレス　231
身体合併症　276
身体的ストレス　209
身体への被影響体験　240
身体抑制　211, 232
神経細胞の興奮　99
神経性過食症　3～5, 145
神経性無食欲症　3～5, 145

振戦　80, 100, 122, 128, 225, 226, 264
　——, 四肢の　128
　——, 手指の　25, 98, 107
振戦せん妄　3, 7, **222**, 225
深部腱反射の消失　84, 111
深部静脈血栓症　173
新鮮凍結血漿の輸血　196
人格の荒廃　238
人格変化　231, 232
腎不全　80

す

スコポラミン　209
ステロイド　209
ストレス　209
頭重感　163
頭蓋内病変　208
頭痛　163
水疱形成　201
睡眠
　—— の遮断　209
　—— の分散　209
　—— のリズム障害　209
睡眠時の体位変換　201
睡眠周期の障害　211
睡眠障害　209, 210, 246
睡眠薬　22
　—— の必須薬　23
錐体外路系　24
錐体外路症状　7, 13, 25, 27, 256, 258
　—— の治療　258
　—— の発症機序　24

せ

セルシン®　**35**, 108, 227, 254
セルシン錠®　72
セルシン注®　82, 97, 108, 164, 227, 259, 262
セレネース®　27, 50, 82, 213, 227, 234, 242

セロトニン 5-HT$_2$ 受容体遮断作用
　　13, 16, 31, 257
セロトニン介在性血小板凝集　199
セロトニン症候群　7
セロトニン・ドパミン拮抗薬　16
セロトニン・ノルエピネフリン再取り込み阻害薬　20
せん妄　3, 7, 8, 26, 27, 40, 46, 79, 128, **206**, 258
　—— の準備因子　208
　—— の症状　211
　—— の前駆症状　210
　—— の誘発因子　209
生理食塩水　130
　—— の大量輸液　129
制吐作用　149
制吐薬　209
性機能障害　32, 34
性欲減退　246
精神運動緩慢　217
精神運動興奮　16, 17, 27, 29, 37, **44〜47**, 78, 210, 224, 225, 232, 238, 240
精神運動性障害　211
精神運動抑制　246
精神科救急医療情報センター　51
精神科救急医療体制, 現実の　52
精神科救急医療体制, 理想的な　52
精神科救急施設　51
精神障害
　——, 救急医療で遭遇する代表的な　3
　——, 救急病棟入院後に生じる　8
　——, 救急病棟入院時に活発な精神症状がある　8
　——, 向精神薬の副作用により受診する　5
　——, 身体合併症により受診する　3

——, 身体疾患と判断されて受診する 2
—— の診断と統計の手引き 2
精神治療薬 12
精神的ストレス 163
精神発達遅滞 60
精神保健及び精神障害者福祉に関する法律 45, 49
静座不能 261, 262
切創痕 73
赤血球 MAP 196
摂食障害 3, 4, 5, 145
舌運動開始の遅延 178
舌突出 26, 258
選択的セロトニン再取り込み阻害薬 20
全身蒼白 195
全般性間代性痙攣 84, 89
全般性強直間代性痙攣 94, 98, 103, 106
前屈姿勢 25, 264, 265
前頭側頭型認知症 166
前頭葉眼窩部 217
前頭葉穹窿部 217
前腕のしびれ感 200

そ

ソフトドリンク 117, 118
ソルラクト® 126, 146, 151
ゾテピン 153
措置入院 45, 47
双極性障害 3, 4, 245
早朝覚醒 246
躁うつ病 3, 245
躁性興奮 47
躁病エピソード 47
造影剤のコントラストのむら 172, 174
臓器の虚血症状 163
束縛 209

側頭葉 217

た

タスモリン® 40
ダイアップ坐薬® 35
ダントリウム® 126
多飲 89, 118, 119, 128, 129
——, 水の 89
多源性心室性頻拍 186
多幸 211
多動 54, 211
多尿 119, 128, 129
多弁 54, 79
大量服薬 74, 274
大量輸液 123
代謝性アシドーシス 118, 158, 277
体温の低下 15
体幹(を)抑制 216, 218, 223, 226
体重減少 246
体重増加 5, 16, 31, 118, 120
体動 60
体動活発 216
体動著明 207, 223
対光反射緩慢 110
耐性 104, 224
大酒家 103, 158, 222
大離脱 7, 106, 107, 222, 224
第二種向精神薬 37
脱水 55, 124, 125
脱水状態 57, 99, 101
単極性うつ病 245
単純型統合失調症 239
炭酸水素ナトリウム 193
炭酸リチウム 98, 128, 153, 209
蛋白結合率 197
弾性ストッキング 174

ち

チアノーゼ 178
チオリダジン 185, 187

チトクローム P450　197
知覚異常　201
知覚の変容　210
知覚麻痺　201
致死性不整脈　279
遅発性ジスキネジア　5, 167
痴呆状態　218
秩序愛　245
窒息　49
　―― のサイン　179
窒息感　70
中時間作用型　37
中心加温　113
中心性橋脱髄　92
中枢神経興奮作用　79
中枢神経興奮症状　80
中枢神経興奮薬　12
中枢神経作用薬　209
中枢神経毒性　95
中枢性抗コリン作用　40
中枢性コリン作用　258
中枢性セロトニン 5-HT$_2$ 受容体遮断作用　112
中枢性セロトニン再取り込み阻害作用　94, 95, 192
中枢性体温調節機能　112
中枢性ドパミン D$_2$ 受容体遮断作用　112
中枢性ドパミン受容体遮断説　123
中枢性ノルエピネフリン再取り込み阻害作用　94, 95, 192
中枢性ムスカリン受容体遮断作用　26, 256
中途覚醒　246
中等症低体温症　112
注意の障害　211
注察妄想　46, 231
昼夜逆転　210, 211
超短時間作用型　39
腸管壊死　277

腸管ガス像　277
腸肝循環　139
腸蠕動音の消失　148
直接因子　208
直腸温　111
鎮痙薬　209
鎮静作用　13, 15, 20, 29
鎮静薬　209
鎮痛薬　209

つ

追跡妄想　46, 231
通過症候群　217
通報義務，覚醒剤の　83

て

テグレトール®　220
テタニー症状　163
テトラミド®　95, 214
テレスミン®　220
デジレル®　214
デスメチルジアゼパム　35
デパケン®　220
手足のしびれ感　163
手指(の)振戦　25, 98, 107, 177, 178, 263
低栄養　124
低血圧　94, 100, 160, 191, 192
低血糖　158
低酸素血症　167, 171, 173
低体温(症)　5, 29, 94, 110, 133
低炭酸ガス血症　163, 171, 173
低張尿　130
低ナトリウム血症　86
低力価長時間作用型　35
電気的除細動　186, 187

と

トフラニール®　190
トラウマ　252, 253

トラゾドン　214
トリグリセリド　159
トリプタノール®　190
トリヘキシフェニジル　148
トレドミン®　**34**, 249
ドネペジル　166
ドパミン D_2 機能亢進，中脳-辺縁系の　12
ドパミン D_2 受容体遮断作用
　　　13〜16, 27, 29, 31, 123
ドパミン D_2 受容体の長期遮断　167
ドパミン機能低下，中脳-皮質系の　13
ドパミン作動性活動　256
ドパミン作動性ニューロン　24, 256
ドメスティックバイオレンス　252
ドルミカム®　**39**, 82, 97, 108, 126, 164, 213, 227, 234, 242, 249
徒手拘束　49
努力呼吸　168
疼痛　163, 200
統合失調症　2〜4, 7, 8, 231, **236**, 272
　――，解体型　238
　――，鑑別不能型　238
　――，緊張型　238
　――，残遺型　238
　――，単純型　239
　――，破瓜型　238
　――，妄想型　238
　――のドパミン仮説　13, 14
　――の病因のメカニズム　12
統合失調症後うつ病　239
糖尿病性ケトアシドーシス　5, 16, 118
　――，抗精神病薬による　117
洞性徐脈　182
洞性頻脈　189, 191
洞停止　100
洞房ブロック　182
動悸　70, 225

導尿　153, 155
突然死　173, 186, 279
突進歩行　264, 265

な

ナースコール，頻回に　207
ナトリウム欠乏状態　99
ナトリウム補正　85, 90

に

ニトプロ注®　82
ニトロプルシド　81, 160
ニボー像　150
ニューレプチル®　**29**, 220
入院形式　47
入眠効果　37
尿中ケトン体　160
尿道留置カテーテル　207
尿のアルカリ化　138〜140
尿閉　6, 34, 154
　――，向精神薬よる　153
任意入院　47
認知機能の障害　211
認知行動療法　253

ね

寝返り　201
念誦手位　163
捻転運動　257

の

ノボヘパリン注®　175
ノボリンR注®　120
ノリトレン®　191
ノルトリプチリン　190, 192
脳外傷後精神障害　3, 7, 8, 17, 29, 219
　――，急性期　215
脳幹出血　87
脳器質障害　167, 168
脳器質病変　106

脳血管炎 80
脳挫傷に伴う血腫 216
脳出血 79, 80
脳中リチウム濃度 99
脳浮腫 86
── , 著明な 84

は

ハロペリドール 14, 17, **27**, 49, 81, 110, 113, 118, 122, 148, 171, 207, 212, 223, 226, 230, 232, 240, 255
バソプレシン 129
バソプレシン抵抗性尿崩症 129
バルビツール酸 23, 209
バルビツール酸結合部位 22
バルプロ酸ナトリウム 219
バレリン® 220
パーキンソン症候群, 薬剤性 5, 7, 9, 25, 40, 178, **263**, 279
パーキンソン病治療薬 209
パーソナリティ障害 2, 60
パーロデル® 126
パキシル® **32**, 72, 249, 254
パニック障害 2, 3, 4, **32**, 69
パニック発作 2, 70
パラ自殺 74, 274
パロキセチン 21, **32**, 71, 157, 197, 252, 253
パンテノール 149, 151
パントール注® 151
破瓜型統合失調症 238
歯茎からの出血 195
歯車様の筋強剛 263
肺動脈血栓塞栓症 172, 173, 279
── , 抗精神病薬による 171
排ガスの停止 150
排泄の促進 138
排尿困難 80
排尿時痛 80

排尿障害 15, 20, 21, 26, 29, 34, 40, 154, 155, 258
排便の停止 150
発語の減少 211
発語の増加 211
発熱 148, 225, 226
白血球(の)増多 100, 124, 277
発汗 77, 80, 107, 122, 124, 225
発見妄想 47
発症機序, 錐体外路症状の 24
反響症状 238
反射の亢進 100

ひ

ヒスタミン H_1 受容体遮断作用 15, 20, 29, 95
ヒステリー弓 65
ヒドロキシジン 209
ヒューマリンR注® 120
ヒルナミン® **29**, 50, 234, 242, 249
ヒルナミン注® 234, 242
ヒロポン® 78
ビタミン B_1 159, 160
ビタミン K_1 196, 198
ビペリデン 26, **40**, 153, 255, 259, 261, 262, 264, 265, 276
日内変動 246
皮膚の発赤 201
肥満 118
非外傷性コンパートメント症候群 7, 55, 133, **200**, 201
非外傷性挫滅症候群 55, 133
非現実感 70
非定型抗精神病薬 134
非閉塞性腸管虚血 277
疲労 163
被害的な言動 216
被害妄想 46, **46**, 231, 232, 238
── が再燃 231
被毒妄想 46

悲哀感 246
微小妄想 46, **46**, 246, 247
左胸水貯留 196
必須薬
　——, 抗うつ薬の 21
　——, 抗精神病薬の 17
　——, 抗パーキンソン薬の 26
　——, 抗不安薬の 23
　——, 睡眠薬の 23
表面加温 113
病因のメカニズム, うつ病の 18
病因のメカニズム, 統合失調症の 12
病的多飲水 85, 91
広場恐怖 70
貧血 195, 196
貧困妄想 46, 247
頻回にナースコール 207
頻呼吸 80, 124, 158, 160, 168, 178
頻脈 80, 94, 124, 160, 225

ふ

フェニトイン 141, 187
フェノチアジン 187
フェノチアジン誘導体 **15**, **16**, 113, 149, 154, 186, 209, 219, 256
フェノバルビタール 94, 133, 137, 141
不眠 210
フラッシュバック 231, 251, 253
フルニトラゼパム 24, **37**, 61, 65, 66, 104, 107, 212, 223, 230, 232, 233, 240, 241, 245, 248, 251, 253
フルボキサミン 197
フルマゼニル 136, 138
ブジー 149
ブチロフェノン誘導体 **14**, **16**, 113, 256
ブロムペリドール 110
プロカインアミド 193

プロスタグランジン 130
プロスタルモンF注® 151
プロタノールL注® 187
プロプラノロール 81
プロペリシアジン 15, 17, **29**, 217, 219, 276
プロポフォール 50, 94, 96
プロメタジン 133, 153, 166
不安 29, 70, 79, 106, 107, 209, 210, 211, 224, 225, 245, 246, 261, 262
不安症状 35, 251
不安障害 163
不穏 39, 79, 124, 126, 207
不完全右脚ブロック 172, 173
不規則呼吸 168
不随意運動 167
不整脈 29, 80
不眠 37, 251, 261, 262
賦活・改善作用 16
部分運動発作 106
舞踏様症状 80
腹痛 144, 146, 150, 153, 160
腹部の圧痛 160
腹部膨満 144, 146, 150
腹部膨隆 148

へ

ヘパリン 172, 174
ベゲタミンA® 133
ベンゾジアゼピン系抗不安薬 71
ベンゾジアゼピン系薬物 60, 66, 81, 106, 125, 164, 208, 209, 226, 249
　—— の作用機序 22
ベンゾジアゼピン結合部位 22
ペーパーバッグ法 165
ペットボトル症候群 118
ペロスピロン 117, 120
閉胸式心マッサージ 114
閉所恐怖 70
便秘 15, 20, 26, 29, 40, 149, 246, 258

ほ

ホリゾン® 35, 39, 108, 227, 254
ホリゾン錠® 71, 72
ホリゾン注® 82, 97, 108, 164, 227, 259, 262
ホルター心電図 182, 183
歩行困難 128
保温 112
包囲襲来妄想 231
放歌 207
房室ブロック 6, 182, 185
膀胱 154
暴力行為 29, 219
暴力的 217
勃起不全 32, 34

ま

マギール鉗子 177, 179
マグネゾール注® 187
マプロチリン 95
マプロチリン中毒 93
麻痺性イレウス 6, 15, 20, 26, 29, 40, 149, 258
——, 向精神薬よる 148
麻薬 209
麻薬及び向精神薬取締法 82
膜興奮抑制作用 20, 182, 186, 191
末梢性 α_1 アドレナリン受容体遮断作用 112
末梢性抗コリン作用 26, 29, 86, 91, 258
慢性低ナトリウム血症 89, 91
——, 水中毒による 89
慢性リチウム中毒 6, 98

み

ミアンセリン 95, 214
ミアンセリン中毒 93
ミオクローヌス 100

ミダゾラム 24, 39, 78, 94～96, 104, 107, 123, 212, 223, 226, 230, 232, 240, 245, 248
ミダゾラム持続静注 99
ミルナシプラン 21, 34, 157, 196, 197, 245, 249
未熟性格 163
見捨てられ不安 74
水中毒 3
—— による急性低ナトリウム血症 84
—— による慢性低ナトリウム血症 89
脈あり心室性頻拍 190
脈拍の減弱 201
脈拍の消失 201

む

ムスカリン受容体遮断作用 15, 19, 29, 32, 95, 149, 150, 151, 154, 156
ムズムズ感, 下肢の 262
無為 238
無オーガズム 32, 34
無関心 237～239
無気力 252
無動 25, 124, 263～265
霧視 20

め

メイロン84® 140
メタボリン® 161
メタンフェタミン 78
メランコリー親和型性格 245
めまい 70, 163, 181
目の調節障害 20
滅裂な行動 238

も

モノアミン再取り込み阻害薬 19
モノアミン酸化酵素阻害薬 19

モノアミン伝達物質　18
モンテプラーゼ　172, 174
ものが見づらい　162
妄想　12, 27, 31, 44〜46, 80, 232, 237, 240
妄想型統合失調症　238
妄想知覚　240
門脈ガス像　277

や

夜間は不眠　210
薬剤性SIADH　86, 91
薬剤性SLE　173
薬剤性パーキンソン症候群　5, 7, 9, 25, 40, 178, **263**, 279
── に合併した誤嚥　177
薬物相互作用　6, 32, 196
──，抗うつ薬による　195
薬理学的相乗作用　23, 104, 224

ゆ

輸液　57
遊離脂肪酸　159
誘発因子　208

よ

予期不安　70
陽性症状　13, 14, 16, 17, 237, 238
抑うつ気分　246
抑制欠如　217
喜びの喪失　246

ら

ラポール　48, 232, 240

り

リープマン現象　224
リストカット　74, 274
リスパダール®　**31**, 213, 234, 242

リスペリドン　16, 17, **31**, 113, 117, 157, 166, 167, 177, 212, 230, 232, 241, 257, 259, 260, 262, 265, 276
リチウム濃度，血中　100
リチウム誘発性腎性尿崩症　6, **128**
リドカイン　187
リドクイック注®　187
リントン®　**27**, 50
離脱痙攣　5
離脱症状　7, 105, 224
離脱性ジスキネジア　167
流涎　264, 265
硫酸マグネシウム　187
両手のしびれ感　162

る

ルジオミール®　95

れ

レスリン®　214
レセルピン　168
レボトミン®　**29**, 50, 220, 234, 242, 249
レボトミン注®　234, 242
レボメプロマジン　15, 17, **29**, 49, 110, 148, 153, 171, 219, 232, 240, 245, 249
恋愛妄想　46, 47

ろ

ロヒプノール®　37, 62, 67, 108, 213, 227, 234, 242, 249, 254
蠟屈症　238

わ

ワルファリン　33, 195, 197, 198
── ，抗うつ薬との相互作用　197
── の代謝酵素　197